庄家骊古今名方应用验案精选

庄爱文 庄爱民 李荣群—主编

中医古籍出版社
Publishing House of Ancient Chinese Medical Books

U0314776

图书在版编目（CIP）数据

庄家骊古今名方应用验案精选 / 庄爱文，庄爱民，
李荣群主编 . —北京：中医古籍出版社，2020.8
ISBN 978-7-5152-1969-1

Ⅰ . ①庄⋯　Ⅱ . ①庄⋯　②庄⋯　③李⋯　Ⅲ . ①验方—
汇编　Ⅳ . ① R289.5

中国版本图书馆 CIP 数据核字（2020）第 130099 号

责任编辑　刘　婷
封面设计　韩博玥
出版发行　中医古籍出版社
社　　址　北京东直门内南小街 16 号（100700）
电　　话　010-64089446（总编室）　010-64002949（发行部）
网　　址　www.zhongyiguji.com.cn
印　　刷　廊坊市海翔印刷有限公司
开　　本　710mm×1000mm　1/16
印　　张　19.625
字　　数　250 千字
版　　次　2020 年 8 月第 1 版　2020 年 8 月第 1 次印刷
书　　号　ISBN 978-7-5152-1969-1
定　　价　88.00 元

前　　言

　　在当代中医药百草园中，本书整理者觉得家父庄家骊副主任中医师是一另类奇葩，他在读高中时为了给先祖父治病对中医药学产生了浓厚的兴趣，1964—1968年这4年高中学习生活中，后半程赶上了"文革"停课，在此期间他随心所欲地阅读了400多部医学、文学著作，自学了《内经》《伤寒》《金匮》、方药、中医内科学等，涉猎各家学说，如《医学衷中参西录》《医宗金鉴》《医林改错》《全国名医验案类编》《针灸大成》等中医经典之作，并以这样的经历告慰自己——曾经度过了一个非常难忘的年代。1968年上山下乡，他在农村利用"生命的三分之一"时间深夜苦读，在田间、地头为村民解除疾苦，后被恩师陈万邦先生（当地名医）看中，收徒当上了赤脚医生。下乡后的第11个年头，邂逅全国中医药人员选拔考试，在内蒙古呼和浩特地区的700余名考生中脱颖而出，名列前茅，被国家录取为"中医师"，之后在医疗实践中不断学习、思考，积累了丰富的临床经验。1985年9月—1987年7月在内蒙古医学院中医系进修，能重返校园，他如饥似渴地交错兼听83、84、85级三届中医本科班课程，外加夜间中医自学考试辅导班，两年内完成了本科20余门主科课程，参加本科结业考试 17 门，成绩优秀，给每一位任课老师留下了深刻的印象。1992 年取得内蒙古首届中医自学考试大专学历，作为一名"老三届"学生，终于圆了自己的大学梦。

我在读初中时就常随父临证，特别使我感兴趣的是他保存着从医 50 年来的大量医案，其中不乏应用古今名方之验案，且涉及病种广泛，记录相当完整，并常有随访患者之习惯，字里行间凝聚着老一辈中医的大量心血。我们作为学生和家人，随师临证，耳濡目染，亲聆教诲，获益匪浅，深感有必要对其宝贵的临床经验加以整理研究，故产生了编书付梓的念头。家兄庄爱民、先生李荣群意向同归，均参加了整理工作。此书刊行，旨在存真，意将古今名方再度实践之经验公诸社会，以飨读者，非著书立说之意。

中医的价值和生命力来源于临床，且不断发展日益完善，个案总结是中医传统的学习与提高之必要方法，医者由个案得到启示，经反复应用有效，从感性升华到理性认识，再回到实践，使之螺旋上升，从而使中医理论和临床水平都得以提高，临证实践诚为中医发展之动力所在。本书的主要内容是在精选优秀基层中医名家临床验案基础上，根据其说解，融以整理者的心得感悟，揭示验案之真谛，全书具有内容切合实用，理论联系实际及中医特色鲜明等特点。

按语所述均为个人粗浅体会，病例不多，其疗效难免存在某些偶然性，仅作为引玉之砖，祈望同道批评指正。

庄爱文

2019.9.9

目录

① 内　科

❷ 外　科

❽ 其　他

附　录

1

内科

1.1 慢性支气管炎急性发作（咳嗽）验案二则

案一　痰热郁肺

闫某某，女，48 岁。初诊：2009 年 12 月 20 日。

主诉：反复间断性咳嗽 8 年，加重 2 周。

诊查：罹患慢性咳嗽 8 年，每于冬季受凉或感冒后咳嗽、咳痰、气喘，2 周前因感受风寒，咳嗽，发热，体温达 38.5℃，自服感冒药等不效，遂于一周前住入本院内科病房。查 BRT：WBC 13.62×10^9/L，N 82%；胸片示：两肺纹理增粗，左下肺靠心缘处有阴影，诊断为慢性支气管炎急性发作。予克林霉素、阿奇霉素等静脉点滴 7 日，疗效不佳，遂建议转入中医科治疗。刻诊：休温 38.3℃，咳嗽气粗，痰多黄稠，口渴，小便少而黄，大便 2 日未行。听诊两肺呼吸音粗，有散在干啰音。舌红、苔白腻，脉滑数。

中医诊断：咳嗽。

西医诊断：慢性支气管炎急性发作。

辨证：外感风寒，郁而化热，痰热郁肺，肺失肃降。

治法：清泄肺热，宣肺止咳。

选方：麻杏甘石汤加味。

处方：麻黄 10g，炒杏仁 10g，石膏（先煎）30g，甘草 10g，金银花 15g，连翘 12g，桔梗 12g，黄芩 12g，浙贝母 10g，桑白皮 15g，前胡 12g，芦根 15g，知母 12g，全瓜蒌 10g。水煎服，4 剂。

二诊（2009 年 12 月 26 日）：服上方后，体温 36.4℃，咳嗽、痰黄稠、口渴均减轻，大便日一行，原方减全瓜蒌再服 14 剂。

三诊（2010 年 1 月 11 日）：诸症悉除;BRT 无异常;胸部 X 线透视:

肺纹理增强，左下肺靠心缘处已无阴影。

案二 外感凉燥

史某某，女，60岁。初诊：2014年11月29日。

主诉：咳嗽反复发作5年，加重1周。

诊查：慢性咳嗽病史5年，秋冬加剧，对油漆、汽油、花粉、烟草等过敏，近期咳嗽加重，曾在某医院诊断为慢性支气管炎急性发作。一周前发热恶寒，体温37.5℃，头微痛，无汗，口干，鼻塞，喷嚏时作，咳嗽咯痰，痰白、量少不易咯出。BRT：WBC $12.42×10^9$/L、N 81%，听诊两肺广泛性干啰音。舌淡红而干、苔薄白，脉浮紧。

中医诊断：凉燥咳嗽。

西医诊断：慢性支气管炎急性发作。

辨证：外感凉燥，肺失宣降。

治法：轻宣凉燥，宣肺化痰止咳。

选方：杏苏散合止嗽散加减。

处方：炒杏仁10g，苏叶10g，制半夏10g，前胡10g，桔梗10g，茯苓10g，枳壳10g，陈皮10g，甘草10g，荆芥10g，紫菀12g，百部10g，白前10g。水煎服，7剂。

二诊（2014年12月7日）：药尽咳嗽减轻，已无发热、头痛、口干，仍有鼻塞、喷嚏，舌燥、苔白，脉弦。选方：杏苏散、止嗽散合过敏煎加减。

处方：炒杏仁10g，苏叶10g，制半夏10g，前胡10g，桔梗10g，茯苓10g，陈皮10g，炙甘草10g，紫菀12g，百部10g，白前10g，银柴胡10g，防风10g，五味子10g，乌梅15g。7剂。

三诊（2014年12月14日）：咳嗽轻微，痰易咯出，鼻塞、喷嚏亦减轻，舌淡红、苔薄白，脉弦。今查BRT无异常。上方出入加减7剂以调理善后。

【按】外感咳嗽如迁延失治或年老体弱反复感邪，损伤肺气，肺失肃降，气不归根，终成反复发作之慢性支气管炎，属于中医"咳嗽""痰饮"范畴。

案一闫姓之咳嗽，中医辨证为痰热郁肺，亦属于温病学范畴，其病因病机多由脏腑阴阳失调，或正虚卫外不固，外感风寒，郁而化热，痰热郁肺，肺失肃降。治宜清泄肺热、宣肺止咳，方用麻杏甘石汤加味。此方出自《伤寒论》，由麻黄、杏仁、甘草、石膏组成，方中麻黄、石膏相制为用，宣肺而不助热，清肺而不留邪，使肺气肃降有权，喘咳可平；杏仁助麻、石清肺平喘；甘草益气和中，调和诸药。今加金银花、连翘清热解毒，辛凉透邪，黄芩、桑白皮清热肃肺，贝母、前胡、瓜蒌清肺化痰止咳，知母、芦根清热生津，润燥缓咳，桔梗宣肺祛痰。

案二史姓，为凉燥咳嗽，方用杏苏散合止嗽散加减。杏苏散，方出《温病条辨》，由苏叶、杏仁、半夏、茯苓、前胡、桔梗、枳壳、橘皮、甘草、生姜、大枣组成；止嗽散出自《医学心悟》，由桔梗、荆芥、紫菀、百部、白前、甘草、陈皮组成。案中苏叶、荆芥解表散邪，微发其汗；杏仁、桔梗宣肺达邪，利气止咳；半夏、茯苓祛湿化痰；枳壳、橘皮理气宽胸；前胡、紫菀、白前、百部化痰止咳、降气；甘草调营卫，和诸药。复诊考虑患者为过敏性体质，遂加入过敏煎，此方系名老中医祝谌予之经验方，对过敏性疾患疗效卓著，由防风、银柴胡、五味子、乌梅组成。方中防风辛温解表，散风胜湿；银柴胡甘寒益阴，清热凉血；五味子酸甘而温，益气敛肺，补肾养阴；乌梅酸涩收敛，化阴生津，四药配合，有收有散，有补有泄，有升有降，阴阳并调。

1.2 支气管哮喘（哮证）验案三则

案一 寒痰郁肺

郭某某，男，52 岁。初诊：2016 年 2 月 24 日。

主诉： 反复喘息痰鸣 4 年，加重 5 天。

诊查： 患哮喘病已 4 年，工作在火锅店且长期吸烟，既往无高血压病史，每遇冬春气候转变或感冒而发。近 5 日病情复发，来诊时喘息抬肩，气急不平，胸膈满闷，喉间痰鸣，漉漉有声，咳吐白色清痰，形寒，四肢不温。两肺呼吸音减弱，满布湿性啰音及哮鸣音。胸片提示：两肺透亮度增强，横膈降低。舌质淡、苔白滑，脉浮紧。

中医诊断： 哮证。

西医诊断： 支气管哮喘。

辨证： 寒痰伏肺，遇感复发，痰升气阻，肺气郁闭。

治法： 温肺散寒，化痰平喘。

选方： 射干麻黄汤加减。

处方： 麻黄 9g，射干 12g，干姜 6g，细辛 4g，制半夏 9g，紫菀 9g，款冬花 12g，五味子 9g，炒杏仁 9g，葶苈子 12g，橘红 9g，桑白皮 12g。水煎服，7 剂。

二诊（2016 年 3 月 3 日）：服药 7 剂，喘息渐平，上楼梯已不用休息，咳嗽与咳痰均减。听诊两肺呼吸音较前增强，湿性啰音减少，已无哮鸣音。守方继服。

三诊（2016 年 3 月 18 日）：再服 14 剂后，病去八九，呼吸自如，咳嗽、咳痰偶发。舌淡苔白，脉浮滑。自己要求停服中药。

随访（2017年3月17日）：从服上药后一年间感冒很少，哮喘未发，亦无咳嗽等。2周前感冒致旧疾再发，但程度较前明显减轻，仍宗前法治之，以上方出入今已服14剂，已无哮喘、咳痰。

案二　痰热蕴肺

王某某，女，39岁。初诊：1990年8月25日。

主诉：反复喘促痰鸣3年，加重1周。

诊查：近3年哮喘反复发作，曾在某医院住院，诊断为支气管哮喘。询问其病史，言曾有2次大的发作记忆犹新，第1次为掏炕土（北方农村之土炕灰）引起，第2次为家中养花多，花开正旺时复发，激素、氨茶碱等已成食饵。近1周因气候异常，新感外邪又致发病。刻诊：呼吸急促，气粗息涌不得卧，喉中痰鸣有声，咯痰黄稠不畅，胸胀，唯以呼出为快，烦闷不安，口干喜冷饮。听诊两肺广泛性哮鸣音。舌质红、苔黄腻，脉滑数。

中医诊断：哮证。

西医诊断：支气管哮喘。

辨证：伏痰宿于肺中，外感引发旧疾，痰热内蕴，肺气壅闭，不得宣降。

治法：清热化痰，宣肺定喘。

选方：定喘汤合葶苈大枣泻肺汤加减。

处方：蜜炙麻黄6g，白果仁9g，黄芩15g，桑白皮12g，款冬花9g，炒杏仁9g，制半夏9g，葶苈子9g，地龙12g，炒苏子12g，甘草9g，大枣5枚，浙贝母9g，金银花18g。水煎服，每日1剂。

二诊（1990年10月28日）：服上方14剂后，自觉较好，无哮喘、咳痰，胸中觉舒。近日又感冒，喉中痰鸣有声，咳呛阵作，痰吐稠黄胶黏，大便数日一解。舌质红、苔黄腻，脉弦滑，上方加减再进。

处方：蜜炙麻黄 6g，白果仁 9g，黄芩 15g，桑白皮 12g，款冬花 9g，炒杏仁 9g，制半夏 9g，炒苏子 12g，甘草 9g，全瓜蒌 12g，前胡 9g，紫菀 9g，桔梗 9g，地龙 12g，蝉蜕 6g。水煎服，每日 1 剂。

三诊（1990 年 11 月 12 日）：服上方 14 剂，喉中已无痰鸣音，无咳嗽，咳痰很少，口不干，大便正常。舌淡红、苔薄黄，脉沉滑。守方 7 剂。

四诊（1991 年 1 月 26 日）：自诉 2 月余未哮喘，5 日前感冒后，咳嗽，未出现哮喘，今以麻杏甘石汤合银翘散加减化裁，7 剂。

随访（1993 年 3 月）：电话为他人之病情咨询，顺告哮喘病至今未发。

案三　积痰蕴热

白某某，男，32 岁。初诊：2007 年 10 月 6 日。

主诉：咳喘痰鸣反复发作 2 年，加重近 2 月。

诊查：慢性咳嗽史 3 年，哮喘之疾反复发作 2 年，于今年 8 月份因感冒诱发，经抗生素药物与喘定等输液一月无大效。在某省级医院检查，诊断为：①支气管哮喘，②慢性支气管炎合并感染。刻诊：咳嗽阵作，喉中痰鸣如吼，呼吸短促，胸膈烦闷，咯痰黄稠，烦躁自汗出，口干喜冷饮，便秘。听诊：两肺干湿啰音，哮鸣音满布。BRT：WBC $12.3 \times 10^9/L$、N 78%。胸片提示：两肺纹理增多、紊乱、扭曲变形，肺野透亮度增强。舌红、苔薄黄，脉滑数。

中医诊断：①哮证，②咳嗽。

西医诊断：①支气管哮喘，②慢性支气管炎合并感染。

辨证：表寒未解，内已化热，积痰蕴热，肺气上壅。

治法：泻肺化痰，下气清热。

选方：麻杏甘石汤合葶苈大枣泻肺汤加减。

处方：麻黄9g，炒杏仁9g，石膏（先煎）30g，甘草9g，葶苈子9g，大枣5枚，制半夏9g，金银花18g，连翘12g，冬瓜子12g，黄芩12g，桔梗9g，桑白皮12g，炒牛蒡子9g，浙贝母9g。水煎服，每日1剂。

二诊（2007年10月21日）：上方服14剂后，喉中痰鸣、咳嗽、胸膈烦闷均见减轻，稍有气短，咯痰白色、黏稠，便秘好转。两肺干湿啰音减轻，哮鸣音散在。BRT无异常。考虑患者为过敏体质，遂用前方合过敏煎加减为治。

处方：麻黄9g，炒杏仁9g，石膏（先煎）30g，甘草9g，葶苈子9g，金银花15g，冬瓜子12g，桑白皮12g，防风10g，银柴胡10g，五味子10g，乌梅12g，制半夏9g，地龙12g，蝉蜕6g。水煎服，每日一剂。

三诊（2008年4月17日）：自诉服上方14剂后，哮喘、咳嗽5个多月未发。近日感冒后咳嗽6天，痰少，喉中无痰鸣音。听诊两肺散在干啰音，未闻及哮鸣音。舌红苔白腻，脉沉滑。遂用上方减葶苈子、地龙、蝉蜕，加连翘10g，黄芩12g，紫菀10g，浙贝母9g。水煎服，7剂。

随访：2009年1月路遇告知，服上方后哮喘、咳嗽均未复发。

医嘱：告其在饮食禁忌方面予以重视。

【按】哮证的主要病因是"伏痰"为患。李用粹《证治汇补》提出哮嗽"呀呷有声，名曰伏痰"，又说"哮即痰喘之久而常发者，因内有壅塞之气，外有非时之感，膈有胶固之痰，三者相合，闭阻气道，搏击有声，发为哮病"。脾肾亏虚，伏痰留饮蓄积体内是其"宿根"，而外感六淫之邪往往诱发本病的急性发作。其临床症状除呼吸急促外，特征为喉间有哮鸣、胸闷、咯痰不爽等现象。元代朱丹溪首创"哮喘"之名，提出"未发以扶正气为主，即发以攻邪气为急"，堪称本病治疗大纲。

案一郭姓所用射干麻黄汤，为《金匮要略》治疗"咳而上气，喉中水鸡声"之方，由射干、麻黄、生姜、细辛、半夏、紫菀、款冬花、五味子、大枣组成。斯方温肺化饮，故冷哮患者首先选用。方中麻黄宣肺气，射干开痰结，生姜、细辛、半夏、紫菀、冬花除痰下气，五味子收肺气，大枣养脾胃，使痰去气顺，自然咳出而喉中水鸡声亦除。此外，方中加橘红发表散寒、燥湿化痰，葶苈子、桑白皮泻肺平喘，杏仁为苦降平喘要药，李中梓《士材三书》曰"杏仁辛苦，辛能横行而散，苦能直行而降"，周岩《本草思辨录》中记载："杏仁直降而兼横扩……若证两有所需，杏仁亦两呈其用也"，故用杏仁既肃降又横扩，使肺气郁闭之势得以解除。

案二王姓，久病哮喘，近由外感引发急性发作，风寒外束，痰从热化，初诊辨证为痰热内蕴，肺气壅闭，不得宣降，表现为热哮。治以清热化痰、宣肺定喘，方用定喘汤合葶苈大枣泻肺汤化裁。定喘汤出自《摄生众妙方》，由麻黄、白果、桑白皮、苏子、杏仁、黄芩、款冬花、半夏、甘草组成，功用清热化痰，宣肺定喘；葶苈大枣泻肺汤出自《金匮要略》，由葶苈子、大枣组成，功用泻肺行水，下气平喘。案中麻黄宣肺散邪以平喘，白果敛肺定喘而祛痰，一散一收，既可加强平喘之功，又可防麻黄耗散肺气，黄芩、桑白皮清热肃肺，苏子、杏仁、半夏、款冬花化痰降逆平喘，葶苈子、大枣以泻肺中痰水，金银花助以清化肺热，浙贝母清热化痰止咳，更加地龙，取其平喘、解痉之功，据有关资料报道，蚯蚓中有一种含氮物质对支气管有显著扩张作用，是扩张支气管、平喘的良好药物；[1] 甘草调和诸药。

案三白姓，支气管哮喘合并慢支感染，哮喘与咳嗽同急，虽与案二同属热哮，但其积痰蕴热，肺气上壅甚于案二，故初诊急用麻杏甘石汤合葶苈大枣泻肺汤化裁，以泻肺化痰，下气清热。麻杏甘石汤（方见1.1篇）是治疗"汗出而喘，无大热者"的一首方剂，方中加入金银花、连翘加强清热解毒，以清化肺热，黄芩、桑白皮清热肃肺，桔梗祛痰宣肺，贝母、冬瓜子清肺化痰止咳，牛蒡子疏风解毒通便。众药合力，以达泻肺化痰、下气清热之功。复诊咳嗽、哮喘渐平，遂加入过敏煎（方见1.1篇），另加蝉蜕，亦为脱敏而设，且能疏散风热，开宣肺气，地龙平喘、解痉。

此外，哮喘由于是一种过敏性疾病，在饮食禁忌方面应予重视。对部分易致过敏的食物，如虾、蟹、鱼、蛋、火腿、蒜苗及辛辣、油煎食品之类要严格控制，再如烟酒、花粉等亦在禁忌之列。

1.3 小青龙汤、射干麻黄汤加减治疗慢支、肺气肿合并感染（喘证、肺胀）

权某某，男，80岁。初诊：2015年11月26日。

主诉：慢性咳喘20年，加重1周。

诊查：罹患慢性咳喘20余年，每于冬季受凉后咳嗽、咳痰、气喘加重。一周前因身热头痛、喘咳气逆入院。体温39.2℃，BRT：WBC 15.2×10^9/L，N 82%，胸透：肺纹理粗乱模糊，右心扩大，肋间隙增宽，右下肺片状阴影。西医诊断为慢性支气管炎、肺气肿合并感染，给予抗感染、化痰平喘等治疗一周，热退，头痛消失，咳喘未平，遂邀中医科会诊。刻诊：恶寒面肿，喘息气促，端坐呼吸，频频痰嗽，胸闷窒塞，朝夕加重，痰多稀白，纳差少饮。听诊心音低钝、遥远，肺动脉第二心音亢进，广泛性干啰音，右下肺湿啰音。舌淡、苔滑润，脉弦紧。

中医诊断：①喘证，②肺胀。

西医诊断：①慢性支气管炎，②肺气肿合并感染。

辨证：寒饮郁肺，肺气不宣。

治法：解表蠲饮，止咳平喘。

选方：小青龙汤加减（并停用抗生素等西药）。

处方：炙麻黄9g，桂枝9g，白芍10g，炒杏仁10g，细辛4g，制半夏10g，干姜3g，甘草10g，五味子6g，川贝母9g，橘红9g。水煎服，3剂。

二诊（2015年11月29日）：恶寒已却，喘息渐平，已能平卧，咳嗽亦减，胸闷渐舒，咽喉充血、疼痛，咳痰变黄、变稠，咯痰不爽。舌尖、边红，苔微黄腻，脉细弦数。辨证：寒饮郁肺化热。治法：宣肺清热，祛痰止咳。选方：射干麻黄汤加减。

处方：射干 9g，麻黄 9g，制半夏 10g，紫菀 10g，五味子 9g，金银花 15g，黄芩 10g，桑白皮 15g，川贝母 9g，前胡 12g，桔梗 10g，炒杏仁 10g，瓜蒌皮 9g。水煎服，7 剂。

三诊（2015 年 12 月 6 日）：已无喘息，咽痛、咳嗽、胸闷减轻，咳痰变白，痰量减少。舌苔白腻，脉细滑。上方减瓜蒌皮、桔梗，加银柴胡 10g，防风 10g，乌梅 15g。带药 7 剂出院。

四诊（2015 年 12 月 14 日）：今来医院复查，咳嗽、咳痰轻微，无喘息；BRT：WBC $8.3 \times 10^9/L$、N 68%；胸透：右下肺阴影已缩小，听诊两肺散在干啰音，上方出入再进 7 剂。

随访（2015 年 12 月 28 日）：服后而安。

【**按**】慢性支气管炎是临床常见病多发病，属于中医"咳嗽""痰饮""咳喘"范畴，迁延失治易发展为肺气肿，属中医之"肺胀"，反复感染（感邪），又与温病学之"风温""冬温"相关。

本案患者慢性咳喘 20 余年，年老体弱反复感邪，损伤肺气，肺失肃降，气不归根，今又由外邪诱发，初诊时喘息气促不得卧，痰多稀白。《金匮要略》载："咳逆倚息，短气不得卧，其形如肿，谓之支饮。"本案证属寒饮郁肺、肺气不宣，符合小青龙汤证。小青龙汤，方出《伤寒论》，由麻黄、桂枝、芍药、细辛、干姜、甘草、半夏、五味子组成。方中以麻黄、桂枝辛温解表，宣肺平喘，细辛温肺散寒，五味子敛肺止咳，细辛辛以助其肺用，五味子酸以敛其肺体，一张一敛，开阖得宜，则咳喘可平；干姜温脾化湿以杜痰源，半夏祛痰，白芍养血敛阴，甘草益气和中。案中加入杏仁降气平喘，川贝母、橘红止咳化痰，共奏解表蠲饮、止咳平喘之功。

二诊时虽恶寒已却，咳喘渐平，但现咽喉充血、疼痛，咳痰变黄、稠且不爽，舌尖边红，苔微黄腻，脉细弦数等寒饮郁肺化热之征，故仍以宣肺祛痰、下气止咳之法为基础。予射干麻黄汤减款冬花、细辛、生姜之温性药物，加金银花清热解毒；黄芩、桑白皮、前胡清热肃肺；川贝母、瓜蒌皮清肺泄热，化痰止咳；桔梗、杏仁宣肺利气，止咳平喘。虽以射干麻黄汤为基础，但全方突出了宣肺清热之效。

三诊时肺热得清、喘咳渐平，遂减瓜蒌皮、桔梗，加入过敏煎，其意为支气管炎大多患者均系过敏体质，欲以过敏煎改变之，可预防其再发或减少其发病次数，而达到中医治病求本之旨。

1.4 清肺化痰、利水逐瘀治疗肺气肿、
肺心病（肺胀、水肿）

李某某，女，56岁。初诊：2009年12月18日。

主诉：咳喘4年，下肢反复水肿2年，加重1周。

诊查：患慢性支气管炎有18年病史，每届冬季则甚。4年来咳甚则喘，不能平卧，双下肢水肿2年。一周前因外感风寒，出现喘急胸满气粗，胸胁胀满，走路气短加重，低热恶寒，有汗不多，咳吐黄痰，质稠量多，心烦口渴，食欲不振等症，遂来本院住院。BRT：WBC 12.1×10^9/L，N 76%。胸透：右心偏大，两肺大片阴影，纹理不清晰，双侧膈肌低平。心电图示：①窦性心动过速，②肺型P波，③心室肥大。刻诊：症同前述，体温37.3℃，心率108次/分，血压136/86mmHg。精神不振，眼睑浮肿，口唇紫绀，颈静脉怒张，桶状胸。听诊：心律规整，心音低钝、遥远；两肺呼吸音减低，可闻及干、湿啰音。肝大，剑突下3cm、肋下2cm，两下肢凹陷性水肿。舌体胖、质紫暗、苔黄微腻，脉沉细而数。

中医诊断：①肺胀，②水肿。

西医诊断：①慢性支气管炎、肺气肿合并感染，②慢性肺源性心脏病。

辨证：痰热郁肺，肺肾气虚，痰浊饮邪，瘀血交结。

治法：清肺化痰，降逆平喘，健脾利水。

选方：麻杏甘石汤合五苓散加减。

处方：麻黄8g，石膏（先煎）30g，炒杏仁10g，甘草10g，泽泻15g，猪苓10g，茯苓10g，炒白术10g，桂枝6g，桑白皮15g，葶苈子12g，黄芩12g，浙贝母10g，前胡10g，金银花15g，连翘10g。水煎服，

每日 1 剂。

二诊（2010 年 1 月 2 日）：上方服 14 剂，已无低热畏寒，咳喘渐平，已能平卧，水肿消散，痰色转白，量亦减。心率 96 次 / 分，两肺干湿啰音减轻。BRT：WBC 9.8×10^9/L、N 69%。辨证：外感渐除，痰热瘀血，留阻肺气，瘀滞心脉。治法：活血行气逐瘀，清肺化痰止咳。选方：血府逐瘀汤合二陈汤加减。

处方：生地 10g，当归 10g，赤芍 12g，川芎 10g，桃仁 10g，红花 10g，柴胡 8g，枳壳 10g，甘草 10g，桔梗 10g，怀牛膝 10g，制半夏 10g，橘红 10g，茯苓 10g，黄芩 12g，炒杏仁 10g，浙贝母 10g。水煎服，7 剂。

三诊（2010 年 1 月 9 日）：咳喘、水肿消失，精神亦佳，心率 84 次 / 分，口唇已无紫绀，两肺湿啰音消失、可闻及干啰音，肝大亦缩。舌胖、质红苔白，脉沉细，今停药出院。

【按】肺源性心脏病与中医"肺胀"类似，由多种慢性肺系病证如久咳、喘、哮等反复迁延而成。病理基础为久病肺虚、痰浊潴留，导致肺气胀满不能敛降，进而累及心、脾、肾诸脏。病理因素主要为痰浊、水饮、蓄血互为影响，兼见同病。病理性质多属标实本虚，痰瘀阻肺，气阴耗伤。

本案患者慢性支气管炎 18 年病史，近年咳喘、水肿，已迁延而发展为肺气肿、肺心病。病由痰浊潴留，肺失治节，心血营运不畅，而致肺病及心，痰瘀阻碍肺气，瘀滞心脉。正如《丹溪心法》所说："肺胀而咳，或左或右不得眠，此痰夹瘀血碍气而病。"肺胀病久，今卫外不固而外感风寒之袭，邪犯于肺而触动内伏之痰浊，进而化热，痰热郁肺，久病喘咳，肺、脾、肾三脏交亏，阳气虚衰，通调、转输、气化失职，水饮内生；或因瘀阻血脉，"血不利则为水"，水饮泛溢肌肤，而致面浮肢肿、胸胁胀满。急则治其标，初诊即以麻杏甘石汤辛凉宣泄，清肺平喘，五苓散利水渗湿。案中加入金银花、连翘加强清热解毒，以清肺热；桑白皮、黄芩清热肃肺，贝母化痰止咳，前胡降气祛痰，宣散风热，葶苈子泻肺平喘，共奏清肺化痰、降逆平喘、健脾利水之效。

复诊时外感渐除，痰热瘀阻证仍存，遂以血府逐瘀汤合二陈汤加减。血府逐瘀汤出自《医林改错》，由桃仁、红花、当归、生地黄、川芎、赤芍、牛膝、桔梗、柴胡、枳壳、甘草组成，乃桃红四物汤合四逆散加桔梗、牛膝而成。二陈汤出自《太平惠民和剂局方》，由半夏、橘红、茯苓、甘草、生姜、乌梅组成。案中桃红四物汤活血化瘀而养血，四逆散行气和血而舒肝，桔梗开肺气，载药上升，合枳壳则升降上焦之气而宽胸；牛膝通利血脉，引血下行，二陈汤燥湿化痰、理气和中。另加黄芩清肺，浙贝母化痰止咳，杏仁宣肺止咳，达到了行气活血逐瘀、清肺化痰止咳之目的。

1.5 炙甘草汤合枕中丹治疗频发性室性早搏（心悸）

患者冯某某，女，36 岁。初诊：1993 年 9 月 20 日。

主诉：心悸 2 年，伴结、代脉。

诊查：自诉 2 年来经常心悸心慌，烦躁失眠，纳谷不馨，夜寐多梦，头昏，记忆力减退，性情易激动、恼怒，口干。曾至数家医院就诊，诊断为心律失常（频发性室性早搏）、神经官能症，中西药治疗乏效。刻诊：患者形体瘦弱，面色无华，神疲乏力。血压 106/70mmHg，听诊：心率 60 次 / 分，律不齐，无杂音。心电图检查：各导联均见提前出现之宽大畸形的 QRS－T 波群，其前无 P 波，其后代偿完全，诊断为①窦性心动过缓与不齐，②频发性室性早搏伴结性逸搏。舌淡红少津、边有齿痕、苔薄白，脉沉细、结代频现。

中医诊断：①心悸，②不寐。

西医诊断：①心律失常（频发性室性早搏），②神经官能症。

辨证：阴阳气血失调，心神动悸不安。

治法：益气滋阴复脉，宁心益智安神。

选方：炙甘草汤合枕中丹化裁。

处方：炙甘草 30g，桂枝 6g，党参 12g，生姜 3 片，阿胶（烊化）10g，生地 15g，麦冬 12g，麻仁 10g，大枣 6 枚，龙齿（先煎）15g，牡蛎（先煎）20g，石菖蒲 10g，远志 10g，炒枣仁 15g，合欢花 12g。水煎服，4 剂。

治疗经过：服药 4 剂后，心悸、心慌大减，夜寐得安，头昏减轻，饮食有增，脉沉细、无结代，血压 116/76mmHg，听诊心律已无不齐，乃嘱原方续进 3 剂，诸症悉除。于 1993 年 10 月 1 日复查心电图：窦性心律，心率65次/分，已为正常心电图。

随访（1995年11月）：自诉停药后病无复发。

【按】心主血脉，体阴而用阳，心病日久，气血两亏，阴阳失调，心脉失于充盈鼓动，气血运行之机不利，故脉应之而结代；血不养心，则心神不安。本案患者频发性室性早搏2年余，用炙甘草汤合枕中丹化裁7剂而获效。炙甘草汤又名复脉汤，《伤寒论》云"伤寒，脉结代，心动悸，炙甘草汤主之"，其方由炙甘草、生姜、人参、生地、桂枝、阿胶、麦冬、麻仁、大枣加清酒和水共煎而成；枕中丹出自《备急千金要方》，其方由龟板、龙骨、远志、菖蒲组成。今用炙甘草汤原方去清酒，宗枕中丹意，以牡蛎代龟板，龙齿易龙骨，另加炒枣仁、合欢花。案中重用炙甘草，《本经》谓其"通经脉，利气血，复心阳"，补中益气，使气血生化有源，以复脉之本；人参、大枣补气滋液，配生地、麦冬、阿胶、麻仁养心血，滋心阴，以充养血脉；桂枝振奋心阳，配生姜更能温通血脉。并以菖蒲、远志宁心益智，龙齿、牡蛎潜镇，炒枣仁养心血，合欢花开郁，数药合力共达安神之目的，故惊宁脉复而病愈。现代药理实验研究表明，甘草的主要成分"18β-甘草次酸钠"和酸枣仁的主要成分"总黄酮"具有抗心律失常作用。[2]动物实验还证明，麦冬注射液或腹腔注射可有效地预防或对抗由药物所诱发的实验性心律失常，麦冬对心肌的保护和抗心律失常作用可能与其能明显增加营养性血流量有关。[3]

1.6 炙甘草汤加减治疗冠心病合并频发性房性早搏
（胸痹、心悸）

袁某某，女，72岁。初诊：2012年11月2日。

主诉：胸闷、心悸2年。

诊查：曾患高血压病、冠心病、脑动脉硬化、心律不齐、慢性支气管炎等。2年前突发胸闷，伴心悸心慌，时感气短，全身乏力，偶发头晕，多汗难寐，常因生气、劳累致病情反复。刻诊：血压140/80mmHg，心率118次/分，面白少华，咽干口燥，胸闷如窒，下肢微肿，常怕日晒。今心电图检查示：①窦性心动过速及不齐，②频发性房性早搏，③ST-T部分改变，④下壁心肌缺血。舌质红、苔薄白，脉促，脉来乍强乍弱。

中医诊断：①胸痹，②心悸。

西医诊断：①冠心病，②频发性房性早搏。

辨证：气血不足，气阴两虚。

治法：补气育阴，养血复脉。

选方：炙甘草汤加减。

处方：炙甘草18g，人参9g，生地黄15g，麦门冬12g，火麻仁10g，阿胶（烊化）9g，桂枝9g，生姜3片，大枣5枚，五味子10g，丹参12g，当归10g，三七粉（冲服）4g，炒枣仁12g，红花9g。水煎服，7剂。

二诊（2012年11月9日）：服上方后血压120/80mmHg，胸闷心悸、心慌气短、咽干口燥、多汗难寐均有好转。轻度腹泻，上方减火麻仁续服。

三诊（2012年11月24日）：再进上方14剂，除轻度头晕外，余症逐渐减轻，心率96次/分，脉来乍强乍弱改善。心电图示：①窦性心律不齐，②频发房性早搏（较上次频率减少），③④项同上次。初诊方改人参为太子参 9g，减火麻仁、桂、姜、大枣，加白芍 15g，赤芍 12g，川芎 10g，菊花 10g。

四诊（2012 年 12 月 24 日）：服上方 28 剂，诸症进一步好转，心率 84 次 / 分，脉沉细，已无乍强乍弱。今复查心电图示：①窦性心律，②心肌劳损。遂停服中药，嘱其服复方丹参滴丸巩固疗效。

随访（2016 年 1 月）：因感冒、咳嗽来诊，言前症未复发。

【按】本案证属气血不足，气阴两虚。气虚不能化气生津，宣通脉气；阴虚则精不足，不能荣养心血。故以炙甘草汤加减补气育阴，养血复脉。方中以炙甘草冠诸首位为君，具有通经脉，利血气之功；大枣合阿胶、生地、麦冬、火麻仁滋阴养血。但阴主静，无力自动，必凭借阳药主动者，以推之挽之，上入于心以推动血管内之血运行，故用人参、桂枝、生姜益气通阳以建其功。更加丹参、当归、三七、红花活血化瘀以助心脉，五味子、炒枣仁敛汗、安神定惊，而使促脉平，心悸止。三诊中，减桂、姜、大枣辛温之品，加白芍养血敛阴，赤芍、川芎活血化瘀，菊花平肝以止头晕。

1.7 瓜蒌薤白半夏汤合血府逐瘀汤加减治疗冠心病 心绞痛（胸痹）

聂某，男，82岁。初诊：2016年4月9日。

主诉： 间断性左前胸痛6年，复发1周。

诊查： 因间断性左前胸痛6年，胸中绞痛频作2年多次住院，近期经某院诊断为冠心病、不稳定型心绞痛、陈旧性下壁心肌梗死、心功能Ⅱ级（NYHA分级）、陈旧性脑梗、前列腺肥大。经治好转，出院时心电图提示：①Ⅲ、avF导联QRS波群呈QS型，②部分导联ST-T改变；心脏彩超提示：①节段性室壁运动异常，②主动脉瓣反流（轻度），③左室舒缩功能减低，④心包少量积液；头颅CT提示：脑内多发脑梗、脑缺血。近一周心前区疼痛再次发作，并向左胁、左后背放射。查血压98/60mmHg，心率65次/分，律齐，心音低钝，心底部P2＞A2，各瓣膜听诊区未闻及病理性杂音。刻诊：胸闷如窒，气短喘促，下肢浮肿，尿少淋沥，纳少倦怠，卧床不起，大便数日一解。口唇、舌质紫暗可见瘀点、苔浊腻，脉来弦涩。

中医诊断： ①胸痹，②心痛。

西医诊断： ①冠心病，②心绞痛。

辨证： 心阳不振，痰浊凝聚，心血痹阻。

治法： 温通心阳，宣痹通络，活血化瘀。

选方： 瓜蒌薤白半夏汤合血府逐瘀汤加减。

处方： 全瓜蒌15g，薤白9g，制半夏9g，桃仁9g，红花9g，当归12g，川芎12g，赤芍12g，柴胡9g，枳壳9g，延胡索9g，降香9g，丹参12g，茯苓12g，泽泻12g，桂枝9g，炒白术9g。水煎服，7剂。

二诊（2016年4月16日）：服上方3剂后，心前区疼痛顿挫，7剂后已无疼痛，余症均见好转，饮食增加，血压106/66mmHg，心率76次/分。守前法再投下方：

处方：全瓜蒌15g，薤白9g，制半夏9g，当归12g，川芎12g，赤芍12g，桃仁9g，红花9g，柴胡9g，枳壳9g，丹参12g，黄芪15g，葶苈子12g，人参9g，肉桂（后下）6g，甘草9g。水煎服，7剂。

三诊（2016年4月23日）：心前区无疼痛，前述诸症均已明显好转，体力有所恢复，已能下床活动，心电图示较前好转。口唇、舌质转红，已无瘀点，苔白腻，脉沉细。上方加减续服，每日1剂。

后记：续服21剂，停药后病情稳定。患者于1年后患间质性肺炎、风湿性血管病、下肢动静脉栓塞等病，经住院治疗无效于2017年10月病逝。至病逝前冠心病、心绞痛一直未发。

【按】冠心病、心绞痛属中医"胸痹""心痛""厥心痛""真心痛"等范畴。《金匮要略》载"胸痹不得卧，心痛彻背者，瓜蒌薤白半夏汤主之"，王清任用血府逐瘀汤治疗胸痹、心痛，这些说明治疗胸痹、心痛方面前贤已为我们开辟了广阔的途径。

本案患者年高，多脏腑受损，心阳不振，痰浊凝聚于胸，以致血行不畅，心血痹阻，不通则痛，故以瓜蒌薤白半夏汤合血府逐瘀汤加减温通心阳、宣痹通络、活血化瘀。瓜蒌薤白半夏汤由瓜蒌实、薤白、半夏、白酒组成，功用通阳散结、祛痰宽胸。案中用血府逐瘀汤（方见1.4篇）去生地黄、牛膝、甘草活血祛瘀、行气止痛，遵气为血帅、气行则血行之旨；瓜蒌涤痰散结，利气宽胸；半夏辛散消痞，化痰散结；薤白通阳散结；加入延胡索、降香、丹参活血理气，通利心脉；茯苓、泽泻利水渗湿，白术健脾运化水湿，桂枝助膀胱气化，寓五苓散之意。

　　二诊浮肿及诸症均见好转，故减利水渗湿之剂，加保元汤扶助心脾之阳，以益心气，该方出《景岳全书》，由人参、黄芪、炙甘草、肉桂组成。心绞痛的病机是心脏气血不利，不通则痛，心以血为体，以阳为用，血液之运行有赖于心脏阳气的鼓动，所以心绞痛的发病既与心血不足有关，又与心阳衰弱有关，故温煦心阳对心肾气虚或阳虚的老年患者特别重要。另外，方中以川芎、黄芪、葶苈子、丹参为伍，据有关报道，4味药均有增强心肌收缩力、增加心脏输出量、扩张血管、改善心力衰竭的作用。[4]

1.8 天麻钩藤饮合黄精四草汤治疗原发性
高血压病（眩晕）

张某某，女，55 岁。初诊：2008 年 2 月 18 日。

主诉：头晕、头痛 5 年。

诊查：有高血压病史 5 年，血压常波动于 150～180/100～110mmHg 范围内，经常头晕头痛。经某院检查，心电图示左心室肥厚，诊断为高血压病（Ⅱ 期）。屡用复方利血平、心痛定、尼群地平、卡托普利等药以维持血压正常，剂量逐日增加而疗效日趋下降，遂求助中医治疗。刻诊：血压 170/100mmHg，眩晕头痛，情绪急躁，心烦易怒，恼怒之后头胀痛加重，口干口苦，面色潮红，噩梦纷纭，溲赤便干，双脚轻度浮肿。舌红苔黄，脉弦而滑。

中医诊断：眩晕。

西医诊断：原发性高血压病（Ⅱ 期）。

辨证：肝阳上亢，肝风上扰。

治法：平肝熄风，清热活血，补益肝肾，利水降压。

选方：天麻钩藤饮合黄精四草汤加减。

处方：天麻 10g，钩藤（后下）15g，石决明（先煎）20g，山栀 10g，黄芩 12g，川牛膝 12g，杜仲 12g，益母草 15g，茯神 15g，黄精 15g，夏枯草 15g，豨莶草 15g，车前草 15g，三七（研末冲服）4g。水煎服，7 剂。

二诊（2008 年 2 月 26 日）：血压 150/96mmHg，眩晕、头痛明显减轻，噩梦减少，大便正常，双脚水肿渐消，舌红、苔薄黄，脉如前。守方续服。

三诊（2008 年 3 月 13 日）：再服 14 剂，血压 130/92mmHg，诸症均有明显减轻，双脚已无水肿，舌淡红、苔薄白，脉滑。遂开上方 15 剂，嘱其加工为丸药缓进，每日 2 次，每次 1 丸（10g）。

医嘱：注重调理情志，避免紧张，充分睡眠，适当锻炼，忌肥甘咸，控制进食，减轻体重等综合措施，践行三分吃药，七分调理，服中药期间停用降压药。

随访（2009 年 1 月）：上方制成丸药服半年，血压平稳，常维持在 130/86mmHg 上下。

【按】高血压病属于中医"眩晕""头痛""痰湿"等范畴，多因情志过极，饮食不节，内伤虚损所致。发病初期以实证为多，实热上扰致头晕头痛，病久热必伤阴致阴虚阳亢，后期阴损及阳，阴虚日久，必致阳虚。《临证指南医案》华岫云按曰："《经》云诸风掉眩，皆属于肝，头为六阳之首，耳目口鼻皆系清空之窍，所患眩晕者，非外来之邪，乃肝胆之风阳上冒耳，甚则有昏厥跌仆之虞。"

本案为肝阳上亢、肝风上扰之患，素体阳盛，阴阳平衡失调，阴亏于下，阳亢于上，阳化风动，血随气逆，上冲巅顶，则见眩晕诸症。天麻钩藤饮，方出《杂病证治新义》，由天麻、钩藤、石决明、山栀、黄芩、川牛膝、杜仲、益母草、桑寄生、夜交藤、朱茯神组成，功用平肝息风，清热活血，补益肝肾。黄精四草汤为国医大师董建华之经验方，由黄精20g，夏枯草、益母草、车前草、豨莶草各15g组成，经药理实验证实，该五味药均有利尿降压作用。[5]案中以天麻、钩藤、石决明平肝息风，山栀、黄芩清热泻火，使肝经之热不致偏亢；夏枯草平肝阳，黄精益脾养阴，益母草、车前草、豨莶草化瘀血，通经络，利水湿而降压；牛膝引血下行，配合杜仲补益肝肾，以平肝之逆；茯神安神定志，三七活血化瘀。诸药相伍，共奏清肝平肝、清热通经、补益肝肾、利尿降压之功，既潜降上亢之阳，又配以育阴之品。

1.9 参赭镇气汤合真武汤加减治疗高心病哮喘（哮喘）

庄某某，男，70 岁。初诊：1968 年 6 月 9 日。

主诉：劳累性喘促、水肿 1 年，加重 1 天。

诊查：既往有高血压病史 10 余年，常服利血平、益寿宁、芦丁、维生素 C 等，1 年前出现劳累性气短、两下肢水肿，进而发展为端坐呼吸，夜间阵发性呼吸困难，心悸，喘促，全身浮肿等。胸透提示左右心扩大。经某医院诊断为：①高血压心脏病，②充血性心力衰竭（Ⅱ度），③心源性哮喘。经静注氨茶碱，口服地高辛、利尿药等曾得以缓解，后因出现恶心、呕吐遂自行停药，且每次看病除乘坐公交车外仍需走路往返 3 公里，致使心衰渐重。昨夜突现呼吸急促，呼多吸少，动则更甚，心悸失眠，喉中哮鸣有声，痰多咯吐不爽，倚息不得平卧。刻诊：面色晦滞带青，言语断续无力，四肢不温，烦躁汗出，周身浮肿，以下肢为重，饮食不进。听诊心音低钝，心律不齐，主动脉第二音亢进，心率 120 次 / 分，两肺可闻及湿啰音及哮鸣音。舌质紫暗、苔白腻，脉寸关浮大无根、两尺沉弱无力、兼见促代。

中医诊断：①喘证，②水肿，③哮证。

西医诊断：①高血压心脏病，②心衰（Ⅱ度），③心源性哮喘。

辨证：病久心肾阴阳两虚，喘逆迫促，有将脱之势。

治法：急以补肾纳气平喘，益气复脉，回阳救逆。

选方：张锡纯参赭镇气汤合真武汤加减。

处方：人参 9g，生赭石（先煎）12g，生山药 30g，山茱萸 15g，生龙骨（先煎）15g，生牡蛎（先煎）15g，白芍 12g，炒苏子 9g，熟地 15g，制附子（先煎 2 小时）9g，炒白术 9g，茯苓 12g，肉桂（后下）6g，黄芪

15g。水煎服，3剂。

二诊（1968年6月12日）：上方服1剂后呼吸急促、心悸减轻，喉中已无哮鸣，四肢渐温，烦躁、汗出减轻，小便增多，言谈自如，时能平卧，饮食少进，家人喜不胜喜。送进2剂后已无心悸，失眠好转，呼吸渐觉平稳，已无烦躁、汗出，小便多，周身浮肿已消大半，饮食能进，扶杖可行。舌淡、苔白微腻，脉已无促、代，寸、关浮大，两尺沉弱。仍守其法，再加活血化瘀之剂，将上方加减如下：

处方：人参9g，生赭石（先煎）12g，生山药30g，山茱萸15g，生龙骨（先煎）15g，生牡蛎（先煎）15g，白芍12g，熟地15g，制附子（先煎2小时）9g，炒白术9g，茯苓12g，桂枝9g，葶苈子12g，红花9g，丹参12g，五味子12g。水煎服，7剂。

三诊（1968年6月19日）：服后静坐时呼吸平稳，未再发哮喘，周身浮肿见消，饮食恢复正常，行走自如，能独自扶杖上街。舌淡、苔白微腻，脉寸关浮滑、两尺沉弱。效不更方，遂以上方出入续服。

后记：上方继服14剂后，呼吸平稳，哮喘未发，无浮肿，饮食起居正常。翌年突发脑出血，经住院抢救无效病逝，病逝前未再发生过哮喘与水肿。

【按】本案患者西医诊断为高血压心脏病、心力衰竭、心源性哮喘，属于中医"心悸""喘证""哮证""水肿"等范畴。本案病机复杂，本虚标实，其本为心、肺、脾、肾四脏皆虚，心阳不足，其标为痰浊、水湿、瘀血互结。脾阳不运，则不能鼓动营血，因而造成瘀血内停、血流不畅，而见心悸，气短，颜面晦滞带青，全身浮肿，舌质紫暗，脉弱无力、促代等右心衰竭之症状；肺气不足，不能肃降，肾阳不足，水液不能蒸化，聚而为痰为饮，上逆射肺，而见气逆喘促，呼多吸少，言语断续无力，动则更甚，四肢不温，舌苔白腻等左心衰竭之症状。病久心肾阴阳两虚，喘逆迫促，有将脱之势，症见烦躁汗出，脉寸关浮大无根，两尺沉弱无力，兼见促、代。此即张锡纯所言"知为阴阳两虚之证，盖阳虚则元气不能自摄，阴虚而肝肾又不能纳气，故作喘也"，遂以参赭镇气汤合真武汤加减治之。参赭镇气汤，方出《医学衷中参西录》，由野山参、赭石、芡实、山药、山茱萸、龙骨、牡蛎、白芍、苏子组成。真武汤，方出《伤寒论》，由茯苓、芍药、白术、生姜、附子组成。

　　案中人参、黄芪有补气强心、健脾之功；制附子大辛大热，温肾暖土，以助阳气；生赭石压力最胜，能镇胃之冲气上逆，开胸膈，坠痰涎，人参借赭石下行之力，挽回将脱之元气，以镇安奠定之；熟地黄、山药以补肾，山茱萸、龙骨收敛浮越之正气，茯苓甘淡渗利，健脾渗湿，以利水湿；白术健脾燥湿，以扶脾之运化，白芍敛阴、利小便，缓急止痛，肉桂温补肾阳，温荣营血，苏子清痰降逆，使逆气转而下行，引药力速于下达，牡蛎助赭石镇降平喘。二诊方中加红花、丹参活血化瘀以通心脉；桂枝化气利水，通阳复脉；葶苈子消痰平喘，利水消肿，现代研究报道其有强心作用；五味子敛肺滋肾、生津敛汗、平肾虚喘促，合熟地黄、山药、山茱萸、茯苓寓都气丸意。全方共奏补肾纳气、益气复脉、活血化瘀、振奋心阳之功，使病情得以转机。

1.10 补阳还五汤、解语丹加减治疗脑梗死后遗症
（中风、眩晕）

辛某某，男，64岁。初诊：2018年10月18日。

主诉：右侧偏瘫、言语謇涩2周。

诊查：既往高血压病史10余年，糖尿病史5年，体质尚丰，2周前无明显诱因骤然倒仆，言语謇涩，伴流涎，偶有饮水呛咳及吞咽困难，遂由120急救车送某院住院治疗。经核磁共振检查显示：①左侧基底节区及右侧半卵圆中心新发脑梗死，②脑内多发腔隙灶。确诊为脑梗死（急性期）、高血压III级（极高危组），经治疗好转，昨日出院，今日来中医门诊求治。刻诊：血压170/86mmHg，头昏头晕，搀扶跛行，双足擦地碎步移动，右侧上、下肢无力，活动受限，表情呆滞，反应迟钝，言语謇涩，言少，吐字不清，回答问题迟缓，身困乏力，食少纳呆，口眼左㖞，吃饭不便，食物易漏出，舌质暗、苔白微腻，脉沉弦。

中医诊断：①中风（中经络），②眩晕。

西医诊断：①脑梗死后遗症，②高血压（III级）。

辨证：气虚血滞，脉络瘀痹，风痰上阻，经络失和。

治法：益气化瘀，通络活血，熄风除痰，宣窍通络。

选方：补阳还五汤加减。

处方：黄芪30g，当归12g，川芎12g，赤芍12g，桃仁10g，地龙10g，红花10g，郁金12g，石菖蒲10g，远志10g，丹参12g，制乳香9g，制没药9g，土鳖虫9g，鸡血藤30g。水煎服，14剂。

二诊（2018年11月1日）：服上方后自己已能独立行走，右下肢较前能抬高，口角较前略正，言语较前清楚，饮食增加，身困乏力好转。

瘀血始化，络脉渐通，血压未见下降，上方减鸡血藤，加钩藤（后下）12g，石决明（先煎）20g。续服。

三诊（2018年11月15日）：服上药14剂，步履自如，每天走路3公里，进食不再漏出，精神好转，主动与人交谈，但仍有吐字不清、讲话不连贯，血压156/84mmHg，已无头昏头晕。治法：平肝息风，除痰宣窍，活血通络。选方：解语丹合补阳还五汤加减。

处方：白附子9g，石菖蒲12g，远志12g，天麻10g，全蝎（研末冲服）2g，胆南星9g，郁金12g，黄芪30g，当归12g，川芎12g，赤芍12g，桃仁10g，地龙10g，红花10g，丹参12g。水煎服，每日1剂。

治疗经过：上方共服56剂，血压140/82mmHg，讲话连贯，吐字清楚，且无头昏头晕，走路已完全恢复正常，遂停止治疗，血压服西药控制。

【按】脑梗死属中医"中风""卒中"等范畴，是中老年人的多发病。中老年人多气血亏虚，阴阳失调，加之情志过极、酒食不节、劳累过度，气血更耗，气虚则生血无能、行血无力，而致气滞血瘀，阻痹经脉，遂成本病，故气虚不能行血，是本病的始动因素，这类缺血性中风多属中医风中经络的范畴。清代王清任认为中风属于气虚血瘀，创用以补气为主，活血化瘀为辅的补阳还五汤来治疗本病。

本案辨证为气虚血滞，脉络瘀痹，风痰上阻，经络失和。治以益气化瘀，通络活血，息风除痰，宣窍通络。方用补阳还五汤化裁。补阳还五汤，方出王清任《医林改错》，由黄芪、当归、赤芍、地龙、川芎、红花、桃仁组成。该方以黄芪补脾益气，以助血行，量大力专，以图峻补；当归活血，有祛瘀而不伤好血之妙；川芎、赤芍、桃仁、红花活血化瘀；地龙通经活络。现代有关临床研究认为本方的疗效机理可能是：改善血液流变异常，改善微循环；增强机体免疫力及心血管功能，并有一定的强壮作用。[6]赵新先等观察到补阳还五汤可降低动脉粥样硬化家兔血中胆固醇、甘油三酯水平，对动脉粥样硬化斑块有显著的消退作用。[6]此外，案中又加入丹参、乳香、没药、土鳖虫、鸡血藤助以活血通经，使血行得畅，经脉得通，此为治本之举；石菖蒲、郁金、远志祛痰利窍以通络。二诊加钩藤、石决明平肝潜阳以降压。三诊见其语言仍有不利，遂改用解语丹合补阳还五汤加减。解语丹，方出《医学心悟》，由白附子、石菖蒲、远志、天麻、全蝎、羌活、胆南星、木香、甘草组成。方中天麻、全蝎、胆南星、白附子平肝息风祛痰；远志、石菖蒲、木香宣窍行气通络；羌活祛风，以治风痰阻络之证，本案减羌活、木香、甘草而用之。

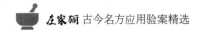

1.11 定痫丸合白金丸加减治疗原发性癫痫（痫症）

史某某，女，12岁。初诊：2001年5月14日。

主诉：四肢抽搐反复发作1年。

诊查：患儿在一年前上课回答问题时突然两目直视，片刻尖叫一声，跌倒在课桌旁，两目上视，口吐白沫，四肢抽搐，昏不知人，小便失禁，2～3分钟苏醒后，翻身而坐，神志清楚。自诉发病前头痛眩晕，眼冒金花，胸闷，全身乏力，恶心欲呕，此后发病时的情节不能回忆，未经治疗。一周后又有一次发作，时值中午，其母在场，发作情况与上次类似。随后在某医院检查，脑电图提示有痫样放电波，脑CT无异常，内科及神经系统检查无阳性体征，诊断为"原发性癫痫"，用抗痫西药一度好转。一月后又有类似发作，每遇忘记服药后数日或受到惊吓、学习紧张时发病，一年内曾发作10余次。今来诊时正值刚发作后，情况与首次相似，患儿神疲乏力，头晕胸闷，记忆力下降，学习时精力不集中，小便失禁一次。查体：头颅五官、心肺无异常，腹软、平坦，肝、脾未触及，四肢、神经系统无异常。舌苔白厚腻，脉滑数。

中医诊断：痫证。

西医诊断：原发性癫痫（大发作型）。

辨证：风痰闭阻清窍。

治法：涤痰宣窍，息风定痫。

选方：定痫丸加减。

处方：明天麻6g，川贝母6g，制半夏6g，茯苓6g，胆南星6g，石菖蒲6g，全蝎（去尾）2g，炒僵蚕6g，陈皮6g，远志6g，钩藤6g，郁金6g，竹茹6g，甘草6g。水煎服，7剂。

二诊（2001年5月21日）：患儿精力充沛，已无头晕、胸闷，舌红、苔白腻，脉浮滑。效不更方，继服前方7剂。医嘱：抗痫西药逐渐减量，半年后停服。

三诊（2001年5月29日）：患儿服前药后未见"抽风"发作，记忆力恢复，学习时精力较前集中。遂改前药为丸剂方，用定痫丸合白金丸加减：

处方：明天麻20 g，川贝母20 g，制半夏20 g，茯苓20 g，茯神20 g，胆南星20 g，石菖蒲20 g，全蝎（去尾）20 g，甘草20 g，炒僵蚕20 g，琥珀15 g，陈皮20 g，远志20 g，麦冬20 g，郁金40 g，白矾20 g，钩藤30 g，蜈蚣10条，地龙30 g，天竺黄20 g，生地黄15 g，白芍30 g，丹皮15 g，知母15 g，牡蛎50 g，石决明15 g。共磨粉加蜜制丸，每次1丸（10 g），每日2次服。

随访（2004年12月7日）：患儿连服2年丸药，停药后至今未有癫痫发作。2019年6月再次随访，旧疾一直未犯，大学毕业已参加工作数年。

【按】痫证，又名"癫痫"，俗名"羊痫风"，是一组由脑过度放电所致反复突然发作性短暂脑功能异常的慢性疾病。其发作来去迅速，醒后如常人，发病率较高。中医认为本病由于风、火、气、痰导致心、肝、脾、肾脏腑失调，引起一时性阴阳紊乱，气逆痰涌，火炎风动，蒙蔽清窍而突然发作。

患儿发作前有头痛眩晕，眼冒金花，胸闷乏力，恶心欲呕等症，均为风痰上逆之先兆症状。突然仆倒，两目上视，口吐白沫，四肢抽搐，昏不知人，醒后如前为痫证大发作型的典型症状。患儿发病诱因为惊恐，《素问》说"恐则气下""惊则气乱"，多次惊恐造成气机逆乱，进而损伤脏腑，肝肾受损，则易致阴不敛阳而生热生风。小儿脏腑娇嫩，元气未充，神气怯弱，或素蕴风痰，更易因惊恐而发生此证。《景岳全书》指出：小儿痫证，"有从胎气而得者，有从生后受惊而得者，盖小儿神气尚弱，惊则肝胆夺气而神不守舍，舍空则正气不能主而痰邪是以乱之"。肝风内动，痰随风动，风痰闭阻，心神被蒙，则痫证发作。肝郁则脾不健运，痰浊内生，风痰上涌而吐涎沫。舌苔白厚腻，脉滑数均为肝风挟痰浊之象。证属风痰闭阻清窍，先用定痫丸化裁服汤剂，后改汤为丸合白金丸加减。定痫丸，方出《医学心悟》，由明天麻、川贝母、半夏、茯苓、茯神、胆南星、石菖蒲、全蝎、甘草、僵蚕、琥珀、灯草、陈皮、远志、丹参、麦冬、辰砂、竹沥、姜汁组成，功用涤痰息风；白金丸，方出《外科全生集》，以白矾、郁金各等分为细末，皂角汁和而为丸，功用行气解郁，祛痰开窍。案中以半夏、陈皮、贝母、茯苓、胆南星、白矾祛痰降逆；全蝎、僵蚕、蜈蚣、钩藤、地龙熄风止痉；天麻化痰息风；琥珀、茯神镇惊安神，以助解痉定痫之功；石菖蒲、远志、天竺黄既化痰浊，又能开心窍安神，有提神醒脑作用；石决明、牡蛎平肝潜阳；麦冬、生地黄、白芍、丹皮、知母和肝滋阴；郁金凉血清心、行气开郁；甘草调和诸药，共奏豁痰宣窍，息风定痫之效。

1.12 黄连温胆汤加减治疗神经官能症（不寐）

刘某某，男，40岁。初诊：2008年7月1日。

主诉：失眠1年。

诊查：患者1年前因生气后心中常闷闷不乐，继而胸闷，多梦易醒，难以入睡，甚至通宵不得合目，伴有头重目眩、恶食嗳气、心烦口苦、恶心痰多。经多家医院数次检查未发现器质性病变，常服谷维素、维生素B6、舒乐安定、脑力宝等乏效。舌红、苔黄腻，脉滑数。

中医诊断：不寐。

西医诊断：神经官能症。

辨证：木郁不达，胃气失和，湿留生痰，痰热扰心。

治法：清热化痰，和中安神。

选方：黄连温胆汤加减。

处方：黄连10g，制半夏10g，竹茹10g，炒枳实10g，茯神12g，陈皮10g，甘草10g，炒枣仁15g，龙齿（先煎）10g，珍珠母（先煎）15g，合欢花12g，石菖蒲12g，牡蛎（先煎）15g。水煎服，7剂。

二诊（2008年7月9日）：服上方后入睡较前容易，每晚能睡3小时左右，仍胸闷、嗳气、头晕目眩、心烦口苦，舌尖边红、苔薄黄，脉沉滑，守方续服。

三诊（2008年7月24日）：原方迭进14剂后睡眠较好，每晚能睡6～7小时，余症皆却若失。

【按】 患者因生气后肝气不舒，木郁不达，脾土壅滞，湿留生痰，痰热上扰，心神不安，变生夜不能寐等诸症。痰热、痰湿是导致不寐的常见病理产物，《丹溪心法》曰"痰之为物，随气升降，无处不到"，《景岳全书》有云："痰火扰乱，心神不安，思虑过伤，火炽痰郁而致不眠者多矣。"若痰与热相裹，不易速去，内扰心神，必致顽固性失眠；痰湿壅遏于中，气失舒展，故见胸闷；清阳被蒙，故头重目眩；痰食停滞则气机不畅，胃失和降，故症见嗳气、恶心、不思饮食；心烦、口苦、舌红、苔黄腻、脉滑数，均为痰热之症。治以清热化痰、和中安神，方予黄连温胆汤加减。该方出自《六因条辨》，由黄连、半夏、陈皮、茯苓、甘草、生姜、竹茹、枳实组成。案中以黄连清泻心火；半夏、枳实、陈皮燥湿化痰，开胃降逆；茯神健脾宁神；竹茹清热化痰，止呕除烦；甘草调和诸药。虑其原方清热化痰之力虽佳，然安神之功尚不足，故加炒枣仁养心安神，合欢花解郁安神，龙齿、珍珠母、牡蛎重镇安神，远志、石菖蒲宁心安神，祛痰开窍。此方共服 21 剂而夜寐得安，痰热证皆除。

1.13 六君子汤合平胃散加减治疗慢性浅表性胃炎合并十二指肠溃疡（胃脘痛）

石某，男，44岁。初诊：2005年11月11日。

主诉：反复胃脘疼痛伴泛酸8年，加重1年。

诊查：患者8年前1次饮酒后出现胃脘部疼痛不适，经治缓解，其后病情反复，饥时易发，食后减轻。常服雷尼替丁、维敏胶囊、奥美拉唑等疗效不佳。诊见：胃脘部痞满疼痛，畏寒喜暖，泛酸，恶心，嗳气，消瘦乏力，神疲，纳食不馨。胃镜检查示：胃体中、下部与胃窦黏膜充血、水肿、红斑；幽门黏膜充血、水肿；十二指肠球部黏膜充血，见霜斑样溃疡，HP(+)。舌淡、苔白腻，脉沉细。

中医诊断：胃脘痛。

西医诊断：慢性浅表性胃炎、十二指肠溃疡。

辨证：脾胃气虚，湿浊困脾。

治法：益气健脾，燥湿和胃，佐以制酸、收敛生肌。

选方：六君子汤合平胃散加减。

处方：党参12g，炒白术12g，茯苓10g，甘草10g，姜半夏10g，陈皮10g，苍术12g，厚朴10g，浙贝母10g，海螵蛸（先煎）15g，白芍15g，延胡索12g，黄芪15g，白及10g，三七末（冲服）3g，煅瓦楞子（先煎）15g。水煎服，7剂。

二诊（2005年11月18日）：胃脘痞满疼痛、泛酸、恶心、嗳气均减轻，纳食增加，上方去半夏，加荜茇10g。7剂。

三诊（2006年2月16日）：服后症状继续好转，上方略做加减，共服60余剂。复查胃镜示：胃体、胃窦、幽门均正常，十二指肠溃疡已愈合，HP(-)。

随访（2007年3月）：胃痛未见复发。

【按】慢性胃炎是由不同病因所引起的一种胃黏膜慢性炎症，根据病理分类方法可分为浅表性、萎缩性等；胃与十二指肠溃疡，又称消化性溃疡，以慢性周期性发作并有节律性的上腹部疼痛为特点，两者均属中医"胃脘痛"范畴。

本案慢性浅表性胃炎合并十二指肠溃疡，辨证为脾胃气虚、湿浊困脾，治以益气健脾、燥湿和胃、制酸收敛生肌，方用六君子汤合平胃散加减。六君子汤，方出《妇人大全良方》，由人参、白术、茯苓、甘草、陈皮、半夏组成，功用健脾益气、培中土之虚，兼化痰湿、止呕。平胃散，方出《太平惠民和剂局方》，由苍术、厚朴、陈皮、甘草组成，功用燥湿运脾，行气和胃。海螵蛸合浙贝母即乌贝散，载于《实用中药学》；海螵蛸合白及为乌及散，载于1958年9月《上海中医杂志》，二方均为治疗胃及十二指肠溃疡、胃酸过多之验方。此外，加黄芪益气补虚，合白及生肌愈疡；煅瓦楞子助乌贝散制酸收敛；白芍养血柔肝，缓急止痛；三七活血化瘀，祛瘀生新；延胡索行气止痛；荜茇温中止痛。全方健脾益气，燥湿和胃，调畅气机，制酸收敛，扶正祛邪。现代药理研究发现，甘草、白术、白芍、苍术、陈皮、茯苓、厚朴、党参、黄芪、白及、荜茇、海螵蛸等有抗溃疡，保护胃黏膜的作用。[8、9]党参、甘草、白芍、厚朴、陈皮、延胡索、白术、茯苓、白及、黄芪等，均被证实有杀灭和抑制HP的作用。[10、11]

1.14 胆汁反流性胃炎（胃脘痛）验案三则

案一 胆胃郁热

王某，男，53岁。初诊：2005年8月20日。

主诉：胃脘痞胀伴嗳气5年，加重3个月。

诊查：嗜酒35年，胃脘痛5年余，3月前因饮酒后胃脘疼痛加重，呈烧灼样。刻诊：胃脘痞胀，食后尤甚，两胁胀满，嗳气，口干口苦，偶有呕吐黄色酸苦水，心烦易怒，便秘。胃镜检查示：胃黏膜红斑，皱襞水肿，胃液呈黄色，幽门可见胆汁反流。舌淡红、苔黄腻，脉沉滑。

中医诊断：胃脘痛。

西医诊断：胆汁反流性胃炎。

辨证：胆胃郁热，胆汁上犯。

治法：疏肝利胆，降逆和胃。

选方：四逆散合左金丸加味。

处方：柴胡10g，甘草10g，炒枳实10g，白芍15g，黄连10g，吴茱萸2g，法半夏10g，竹茹10g，金钱草15g，蒲公英20g，郁金10g，川楝子10g，厚朴10g，佛手10g。水煎服，7剂。

治疗经过：上方服7剂后，胃脘灼热、疼痛减轻，无呕吐、嗳气，大便正常，舌苔薄黄，脉沉弦。前方去黄连、吴茱萸，继服1月余，脘胁胀满、疼痛、口干口苦、心烦易怒均除。复查胃镜示：胃黏膜红斑、水肿消失，未见胆汁反流。

随访（2006年12月）：言胃病未见复发。

【按】胆汁反流性胃炎，中医多按"胃脘痛""呕吐""嘈杂""痞"等病辨证施治。张锡纯《医学衷中参西录》曰："肝气宜升，胆火宜降，然非脾气之上行则肝气不升，非胃气之下降则胆火不降。"中医认为，胆为六腑之一，宜通宜降，其通全借肝气之疏泄，其降有赖胃气之下行，胆汁才顺势下降。现代医学认为主要由于幽门功能不全或胃切除术后胆汁反流入胃，其中的胆盐、胆汁和胰液混合形成的溶血卵磷脂等破坏了胃黏膜屏障，使之充血、水肿、糜烂，从而引起胃炎发生。中医虽无胆汁反流性胃炎的病名，但对其病机却早有认识，如《灵枢》云："邪在胆，逆在胃，胆液泄则口苦，胃气逆则呕苦，故曰呕胆。"

本案患者长期饮酒，朝伤暮损，日积月深，以致胃气失于通降，胆胃郁热，胆汁反流，上逆为病。故见胃脘痞胀疼痛、两胁胀满、嗳气呕吐、心烦易怒等症。治以疏肝利胆、降逆和胃，予以四逆散合左金丸加味。四逆散，方出《伤寒论》，由炙甘草、枳实、柴胡、芍药组成，功用透邪解郁，疏肝理脾。左金丸，方出《丹溪心法》，由黄连、吴茱萸组成，功用清肝泻火，降逆止呕。案中柴胡疏肝利胆，解郁散结；白芍益阴养血，与柴胡相配一散一敛以免疏泄太过；枳实下气破结除痞，与柴胡合而升降调气；甘草甘温益气以健脾，与白芍酸甘化阴而缓急止痛；黄连苦寒泻火，少佐吴茱萸（5:1）辛热入肝（胆）降逆，以使胆胃和调；黄连、半夏辛开苦降，辅竹茹降逆和胃；金钱草、蒲公英清热利湿以健胃；郁金、川楝子疏肝利胆；厚朴行气燥湿而除脘腹胀满；佛手更具理气和中止呕之功。诸药相配，气机条达，以达到疏利肝胆、降逆和胃之目的。

案二 胃阴不足

宋某某，女，32岁。初诊：2014年6月21日。

主诉：胃脘灼热疼痛1年。

诊查：有胃病史4年，胃脘部疼痛加重1年，伴呕吐、嘈杂。近日曾在某三甲医院经胃镜检查示：胃底：黏液湖大量黄色混浊液；胃体：黏膜色泽淡红、花斑，红白相间，以红为主；胃窦：黏膜充血，红白相间，壁有少许分泌物附着，可见散在片状潮红及出血点；幽门：收缩欠佳，可见胆汁反流；十二指肠：球部、降部见多量胆汁，诊断为胆汁反流性胃炎伴糜烂、出血，幽门口关闭不全。病理诊断：胃窦黏膜轻度慢性炎。HP(－)。腹部B超检查无异常。刻诊：胃脘疼痛多于空腹时，灼热隐痛，疼痛时难入睡，痞满嘈杂，呕吐苦水，消瘦食少，口干欲饮，大便干结。舌红少津，脉沉细。

中医诊断：胃脘痛。

西医诊断：胆汁反流性胃炎。

辨证：久病中虚，生化乏源，虚火内炽，胃阴耗伤。

治法：养阴益胃，降逆止呕。

选方：益胃汤合芍药甘草汤加减。

处方：沙参15g，麦冬15g，生地黄15g，玉竹15g，石斛15g，白芍30g，甘草10g，山药15g，竹茹12g，制半夏9g，旋覆花（包煎）9g，代赭石（先煎）15g，炒枳壳12g，火麻仁15g。水煎服，7剂。

二诊（2014年6月28日）：胃脘疼痛减轻，呕吐苦水减少，大便得通，间日而行，仍口干欲饮，胃阴之伤未复，仍养阴止呕，以前方续进。

三诊（2014年7月20日）：再服20剂，灼痛初定，偶有隐痛、恶心，呕吐苦水已却，嘈杂痞满亦瘥，知饥索食，食后亦舒，大便转爽，上方减火麻仁、旋覆花、赭石，加黄精12g，佛手12g，续服以巩固疗效。

四诊（2014年9月18日）：上方服用50剂后，已无胃痛与呕恶，寐食俱调，腑气亦爽，舌淡红、苔薄白，脉沉细滑。近日胃镜复查：胃黏膜光滑，未见胆汁反流与糜烂、出血。

【按】胆汁反流性胃炎，系胃镜问世以来的新课题，由上而下的胃肠蠕动，以及使食物下行而不上逆，具有类似"单向阀"功能的贲门、幽门等运动，均为胃气通降的具体生理表现。古云"胆随胃降"，如胃失和降，则胆气不降，逆而犯胃，遂出现胆汁反流等症，此为"木克土"的表现之一，其临床表现各有不同。本案患者胃痛数年，胃脘灼热隐痛，呕吐苦水，嘈杂痞满，口干欲饮，大便干结，舌红少津。此系久病中虚，生化乏源，胃阴失其滋润，胃气通降失调，虚火上逆，肝木横乘，胆汁反逆于胃。治宜甘凉濡润、养阴益胃、酸甘化阴、降逆止呕，方用益胃汤合芍药甘草汤加减。益胃汤，方出《温病条辨》，由沙参、麦门冬、生地黄、玉竹、冰糖组成。芍药甘草汤，方出《伤寒论》，由芍药、甘草组成。案中沙参、麦冬、生地黄、玉竹、石斛滋养胃阴、生津润燥，麦冬和石斛能保护胃黏膜，协同健胃；白芍与甘草酸甘化阴，缓急止痛；炒枳壳行气宽中，除胀消痞；竹茹、半夏、旋覆花、代赭石降逆止呕，下气和胃；山药补脾益阴；火麻仁润肠通便。众药合力，使胃阴得滋，胆胃随降，黏膜可护，呕逆辄止，实为治本之策。

案三 寒热互结

白某某，女，52岁。初诊：2017年11月16日。

主诉： 脘腹疼痛伴呕恶9个月。

诊查： 4年前因患胆石症行手术治疗，术中由幽门切开取石。现脘腹疼痛伴呕吐9个月。2017年3月14日在某医院做胃镜检查示：胃底：黏膜水肿；胃体：黏膜水肿，色泽呈橘红色，表面大量黄色胆盐沉积，有大量黄色胆汁潴留；胃窦：黏膜红白相间，以红为主，表面少许黄色胆盐沉积；余（－）。HP（＋＋）。胃镜诊断：胆汁反流性胃炎。刻诊：脘腹闷痛，胀满，恶心时作，口干，呕吐苦水，泛酸，烧心，腹泻频作，肠中漉漉有声。舌淡苔薄黄，脉弦数。

中医诊断：胃脘痛。

西医诊断：胆汁反流性胃炎。

辨证：寒热互结，升降失常。

治法：辛开苦降，降逆除痞。

选方：半夏泻心汤加减。

处方：制半夏9g，黄芩9g，黄连6g，干姜6g，太子参9g，炙甘草9g，大枣4枚，炒白术9g，炒枳壳9g，白芍12g，郁金9g，竹茹9g，延胡索9g。水煎服，14剂。

二诊（2017年12月3日）：服上方后脘腹胀闷减轻，已无呕恶，腹泻、肠鸣减少，仍有泛酸、烧心，减竹茹、延胡索，加海螵蛸（先煎）15g，浙贝母9g。14剂。

三诊（2017年12月19日）：临床症状基本消失，守上方续服7剂。

随访（2019年1月17日）：服上药后自觉症状消失，遂自行停药。近日胃镜复查：慢性轻度非萎缩性胃炎，未见胆汁反流入胃现象，HP（－）。

【按】《金匮要略》谓："呕而肠鸣，心下痞者，半夏泻心汤主之。"本案胆囊术后中气受戕，气机升降失调，胆汁不循常道，寒热互结，脘腹窒塞，故见脘腹闷痛胀满、呕恶时作、泛酸烧心、腹泻肠鸣，舌淡、苔薄黄、脉弦数，符合半夏泻心汤证，遂予其加减治之。寒热互结，气不升降，则上为恶心呕吐，下为腹泻肠鸣。如此者，当除其寒热，复其升降，补其脾胃为法。此时如一味温补则寒邪未散而胃火更炽；纯用清胃，胃热未除而中寒更甚。案中以半夏为君，辛以开泄痞结，苦以降逆止呕；黄连、黄芩苦寒降泄除其热，干姜辛温开结散其寒，太子参、炙甘草、大枣甘温益气补其虚。七味相配，寒热并用，苦降辛开，补气和中。另加白术健脾化湿，枳壳破气消积除痞，补中寓消，补而不滞；郁金、延胡索行气解郁，利胆祛瘀，竹茹降逆止呕。

经体外药敏试验研究证明，半夏泻心汤对 HP 有一定抑杀作用，在健脾药改善整体抗病环境的同时，可通过抑杀 HP 的药物起到祛"邪"的直接作用，故有较好的治疗效果，其单味主药黄芩、黄连的 HP 药敏作用明显。[12]

1.15 慢性萎缩性胃炎（胃痞）验案五则

案一 脾虚气滞、肝胃不和

王某某，女，47岁。初诊：2013年4月12日。

主诉：胃痛痞胀伴便溏10年。

诊查：胃病起于10年前，自诉经常生气。2013年1月22日曾在某三甲医院做胃镜检查示：胃底：可见散在点片状糜烂；胃体：红白相间，以红为主，可见散在点片状糜烂；胃窦：红白相间，以白为主，幽门口上方可见片状不规则糜烂，活检2块，HP（＋）。病理诊断：（胃窦）轻度慢性萎缩性胃炎，腺体轻度肠化。刻诊：胃痛及胀，连及两胁，绵绵无时，喜按喜温，嗳气则舒，脘痞食少，神倦便溏，泛吐清水。舌淡、苔白、边有齿痕，脉细弦。

中医诊断：胃痞。

西医诊断：慢性萎缩性胃炎。

辨证：脾虚气滞，肝胃不和。

治法：健脾行气，疏肝和胃。

选方：香砂六君子汤合柴胡疏肝散加减。

处方：党参15g，炒白术10g，茯苓10g，炙甘草10g，陈皮10g，制半夏10g，柴胡10g，枳壳10g，白芍10g，香附10g，砂仁（后下）10g，木香10g，黄芪12g，桂枝10g，炮干姜5g。水煎服，每日1剂。

二诊（2013年5月14日）：服上药30剂后，胃痛及胀减轻，嗳气、脘痞、神倦、泛吐清水亦有好转，纳谷尚可，仍有便溏。因患者煎药困难，遂以前方减炮干姜、半夏，加良姜10g，延胡索10g，丹参10g，共为末，每服15g。小量水煮沸10分钟后服，1日2次。

三诊（2013年12月23日）：服散剂已7个月，患者胃痛、胁痛、嗳气、便溏及泛吐清水等症均已消失，纳谷增多，精神好转。今复查胃镜示：胃窦黏膜红白相间，以红为主，余未见异常，诊断为慢性浅表性胃炎，HP（-），遂停药。

随访（2017年11月）：停药后无胃部不适，近期体检查胃镜无异常。

【按】慢性萎缩性胃炎（CAG）是一种常见的慢性消化道疾病，属中医"胃痞""胃脘痛""嘈杂""呃逆"等范畴。该病临床常见分型有：脾虚气滞、肝胃不和、气虚血瘀、胃阴不足、寒热错杂、气滞血瘀、痰瘀互结等。本案属脾虚气滞、肝胃不和复合型病例，其型在CAG中占半数以上。

脾胃主受纳和运化水谷，从临床症状来看，本案胃痛绵绵，喜按，脘痞食少，神疲便溏，泛吐清水，此脾胃气虚之状。就其胃黏膜的微观辨证而言，胃镜下可见胃黏膜以白为主，提示组织缺血缺氧，病理所见腺体轻度肠化，其为脾胃之气血不足，胃络失养，萎弱不荣，亦当属脾胃气虚之象。再者，患者经常生气，痛胀连及两胁，嗳气则舒，此肝气横逆犯胃，阻碍气机运行，又使脾胃运化失常。故治以健脾行气、疏肝和胃，予香砂六君子汤合柴胡疏肝散加减治之。

香砂六君子汤，方出《医方集解》，由人参、白术、茯苓、甘草、陈皮、半夏、香附、砂仁组成，功用健脾和胃，理气止痛。柴胡疏肝散，方出《景岳全书》，由柴胡、川芎、香附、枳壳、白芍、陈皮、甘草组成，功用疏肝行气，和血止痛。案中加入黄芪、桂枝、炮干姜，寓黄芪建中汤意，以助温中补气，和里缓急，共筑健脾行气、疏肝和胃之效。黄芪建中汤，方出《金匮要略》，由黄芪、芍药、桂枝、炙甘草、生姜、大枣、饴糖组成。复诊以良姜代炮干姜，寓良附丸意；减半夏，加延胡索、丹参活血行气止痛。案中甘温健脾为主，又有辛散之药，行气疏肝，补中兼通，通而不伐，适合 CAG 之虚痛虚痞，奏效甚捷。

案二　气虚血瘀

梁某某，男，51 岁。初诊：2017 年 4 月 16 日。

主诉：上腹部疼痛、胀满 3 年。

诊查：患者上腹部疼痛，痛多于胀，痛有定处，遇寒加重，得热则舒，嗳气频频，食少纳呆，饥饿时身软、汗出。口唇颜色偏暗，舌质暗红、舌下静脉瘀紫，脉沉涩。2017 年 1 月 11 日在某三甲医院做检查，胃镜示：萎缩性胃炎伴隆起糜烂，HP（－）；病理示：胃窦增生样息肉伴少数腺体呈低级别上皮瘤变及轻度肠化。

中医诊断：胃痞。

西医诊断：慢性浅表—萎缩性胃炎。

辨证：脾胃气虚，血络瘀滞。

治法：补中益气，活血祛瘀。

选方：俞尚德"萎缩性胃炎基础方"加减化裁。

处方：炙黄芪 15g，太子参 12g，炙甘草 12g，白芍 15g，桂枝 10g，当归 10g，莪术 10g，三七粉（分吞）4g，白花蛇舌草 15g，茯苓 12g，败酱草 15g，延胡索 10g，制乳香 4g，白及 6g，制没药 4g。水煎服，每日 1 剂。

二诊（2017 年 5 月 9 日）：服上方 21 剂，上腹部疼痛、胀满减轻，纳食增加，嗳气时发，改桂枝为肉桂 10g。续服。

三诊（2017 年 6 月 5 日）：续服 21 剂后，诸症明显好转，遂以上方改散剂服用。每服 15g。加小量水煮沸 10 分钟后服，一日 2 次。

四诊（2018年2月5日）：前散剂服用7个月，今复查胃镜示：慢性非萎缩性胃炎；病理示：胃窦炎性息肉，未见肠化及异型增生。

【按】本案患者上腹部疼痛、胀满3年，久病必虚，症见食少纳呆、身软、汗出；久病必瘀，又见痛有定处、舌质暗红、口唇颜色偏暗、舌下静脉瘀紫之象。故以补中益气、活血祛瘀为法，用浙江省名老中医俞尚德先生"萎缩性胃炎基础方"加减化裁，其原方[13]为：炙黄芪10～30g，党参15～20g，炙甘草15～20g，白芍30～50g，桂枝6～10g，当归10g，莪术10g，红花5g，（或三七粉3g，分吞），白花蛇舌草（或七叶一枝花、或败酱草）15～20g，茯苓30g。

案中以黄芪、太子参、茯苓益气健脾；白芍、甘草酸甘化阴，和营止痛；桂枝、肉桂温中散寒；当归、莪术、三七、没药活血行瘀；白及、乳香等生肌去腐，使隆起之糜烂亦趋消失；佐以白花蛇舌草、败酱草清热解毒，以促进糜烂、上皮内瘤变及肠化的逆转；延胡索行气活血止痛。气为血帅，气行则血运，由于久病气虚是萎缩性胃炎的主要病机，为血瘀之主导，治疗必以益气行瘀为主。现代药理研究认为，黄芪等补气药可增强网状内皮系统的吞噬功能，增加病原微生物诱生干扰素的能力，增强机体免疫力；肉桂有扩张血管，调节外周循环的作用；活血药可降低血黏度，加速红细胞电泳，使血液流动改善，变红细胞聚集为分散，加速病变部位侧支循环的建立，进而促进病变部位细胞修复及萎缩的腺体再生。[14]

案三　胃阴衰少、脾失健运

石某某，女，55岁。初诊：2016年6月23日。

主诉：胃脘胀痛、纳差5年余，加重1年。

诊查：5年来胃脘胀痛、灼热、纳差，近1年来频繁发作，喜吃辛辣煎炸等刺激性食物。2016 年 3 月 15 日在某院做胃镜检查，见胃窦部黏膜菲薄，红白相间，以白为主，黏膜下血管网透见，黏膜欠光滑，呈颗粒感，HP（－），诊断为慢性萎缩性胃炎。病理诊断：（胃窦）轻、中度慢性炎，伴轻度肠上皮化生，局灶腺上皮轻度异型增生。经服莫沙必利、温胃舒等药效果不佳。刻诊：形体消瘦，口干咽燥，心烦少寐，中脘饱闷，灼热不舒，嗳气频频，脘痛绵绵，喜温喜按，胃呆纳少，体虚乏力。舌红、舌体瘦小乏津，脉细弱。

中医诊断：胃痞。

西医诊断：慢性萎缩性胃炎。

辨证：胃阴衰少，脾失健运。

治法：酸甘化阴，健脾助运。

选方：参苓白术散合益胃汤加减。

处方：太子参 15g，炒白术 12g，茯苓 10g，甘草 10g，薏苡仁 15g，山药 15g，莲子肉 12g，砂仁（后下）6g，沙参 12g，麦冬 12g，玉竹 10g，石斛 12g，白芍 15g，乌梅 12g。水煎服，每日 1 剂。

二诊（2016 年 7 月 15 日）：服上方 21 剂后，诸症减轻，以上方出入继服。

三诊（2017 年 7 月 18 日）：上方加减续服 4 个月，诸症悉平。今日胃镜复查，仅见胃窦部黏膜红白相间，以红为主，余无异常，诊断为慢性非萎缩性胃炎。

随访（2018 年 6 月）：患者胃病至今未见复发。

【按】本案慢性萎缩性胃炎，证属胃阴衰少，脾失健运。叶天士曰："纳食主胃，运化主脾，脾宜升宜运，胃宜降宜和，太阴湿土得阳始运，阳明燥土得阴始安，以脾喜刚燥，胃喜柔润也。"脾与胃相反相成，共同担当对饮食的纳化与吸收。本案脾胃同病，阴土与阳土俱虚，故健脾温阳之剂宜温而勿燥，免伤阴液；滋阴养胃之剂宜润而勿腻，以免滞气。予参苓白术散合益胃汤化裁。参苓白术散，方出《太平惠民和剂局方》，由人参、茯苓、白术、山药、莲子肉、薏苡仁、砂仁、桔梗、白扁豆、甘草、红枣组成，功用益气健脾，渗湿止泻。益胃汤（方见 1.14 篇），功用养阴生津。今减二方之桔梗、红枣、生地黄、冰糖，加石斛、白芍、乌梅之润而不腻之品，使得酸甘化阴，阴生阳化，脾健胃润。二方搭配，气阴同补，脾胃兼顾，刚柔相济，病损转愈。

案四 胃阴亏虚，病久入络

杨某，男，58 岁。初诊：2004 年 10 月 21 日。

主诉：胃脘痛 5 年，加重 1 年。

诊查：患者饮食不规律，胃脘痛病史 5 年，未经规范治疗，近 1 年来症状日渐加重。某院胃镜检查示：胃底、胃体多发密集红斑；胃角黏膜粗糙，呈颗粒状；胃窦黏膜花斑状，红白相间，以红为主，呈鹅卵石样颗粒不平。病理检查示：（胃角、胃窦）慢性浅表—萎缩性胃炎（中度活动性），部分腺体肠化，HP（＋）。诊断为慢性浅表—萎缩性胃炎。刻诊：胃脘痞满胀闷，灼热纳差，痛时拒按，固定不移，口干无津，口淡无味，倦怠消瘦，面色晦暗。舌质有紫斑，苔少，脉弦涩而数。

中医诊断：胃痞。

西医诊断：慢性浅表—萎缩性胃炎。

辨证：胃阴亏虚，胃失和降，病久入络。

治法：养阴益胃，理气和胃，活血通络。

选方：沙参麦冬汤合丹参饮加减。

处方：沙参12g，麦门冬10g，玉竹12g，甘草10g，丹参15g，檀香5g，砂仁（后下）5g，白芍12g，山药12g，石斛10g，黄精10g，百合10g，佛手10g，炮穿山甲10g，山慈菇10g，太子参15g。水煎服，每日1剂。

治疗经过：服21剂后，胃脘疼痛、灼热减轻，纳食稍增，口干少津，精力有加。原方去黄精、百合，加半枝莲、白花蛇舌草各15g，继服21剂。胃脘已无灼热、疼痛，但仍痞胀不适，尤以食后胀闷明显，稍有倦怠乏力，面色萎黄，舌质紫斑颜色变浅，舌苔薄白，脉弦细。前方去白芍、甘草、檀香，加炒麦芽、焦山楂各15g，乌梅、五味子各10g。又服21剂，纳食佳，体重增加，唯食后胃脘稍胀、泛酸，余症已除。前方去炒麦芽、焦山楂、乌梅、五味子，加炒白术12g，调治3月，精神、体力好转，胃脘无不适。2005年9月25日复查胃镜示：胃窦轻度浅表性炎症，HP（－）。

随访（2018年8月）：胃脘痛未再复发，精神、饮食均可。

【按】慢性萎缩性胃炎是浅表性胃炎的进一步发展，病机较复杂。本例表现为胃阴亏虚、胃失和降、瘀血阻络等虚实错杂证，故治以养阴益胃、理气和胃、活血通络，予沙参麦冬汤合丹参饮加减化裁。沙参麦冬汤，方出《温病条辨》，由沙参、麦冬、玉竹、甘草、桑叶、扁豆、花粉组成，功用清养肺胃，生津润燥。丹参饮，方出《时方歌括》，由丹参、檀香、砂仁组成，功用活血化瘀、行气止痛。案中沙参、麦冬、太子参、玉竹、山药、石斛、百合、黄精甘凉（平）濡润，养阴益胃；佛手顺气和中，防阴柔之品过于滋腻，呆滞气机；白芍、甘草抑木扶土，柔肝缓中；久病血瘀入络，以炮穿山甲、山慈菇、丹参活血化瘀，合檀香、砂仁行气宽中止痛；炒麦芽、焦山楂消食导滞，助胃气运转，调畅枢机；半枝莲、白花蛇舌草清热化湿解毒；乌梅、五味子酸甘合化，使"酸得其助而阴生"；白术补气健脾。经实验及临床验证，石斛、白芍、丹参、甘草、乌梅、山楂、白术等均有杀灭和抑制 HP 的作用。[10、11]

案五　气虚血瘀，兼有湿热

翁某，男，59 岁。初诊：2004 年 7 月 13 日。

主诉：胃脘隐痛 3 年，加重 2 月。

诊查：患者 3 年来常胃脘隐痛，绵绵不休，纳呆，食入作胀。近 2 月胃脘部持续疼痛，痛有定处，曾口服丽珠胃三联、雷尼替丁、康胃素等治疗无效而来求诊。胃镜检查示：胃底黏膜呈花斑状；胃体黏膜红白相间，可见多个痘疣状改变；胃窦黏膜粗糙，呈颗粒状；HP（＋）。病理检查示：（胃窦）黏膜慢性中度萎缩性胃炎。诊见：面色萎黄，形体消瘦，倦怠乏力。舌暗红有瘀斑、苔浊腻，脉沉细而弦。

中医诊断：胃痞。

西医诊断：慢性萎缩性胃炎。

辨证：气虚血瘀，兼有湿热。

治法：益气活血，清热利湿。

选方：俞尚德"萎缩性胃炎基础方"加减。

处方：黄芪 15g，太子参 15g，甘草 10g，白芍 15g，当归 10g，莪术 10g，三棱 10g，红花 10g，三七末（冲服）4g，白花蛇舌草 15g，延胡索 12g，丹参 12g，蒲公英 15g，半枝莲 15g，炒白术 12g，薏苡仁 30g。水煎服，7 剂。

治疗经过：服 7 剂后，胃脘部疼痛稍减，痛时缩短，进食略增。续服 20 周后，胃脘已无疼痛，饮食增加，倦怠乏力减轻，舌红、浊腻苔已化。上方略作加减，继服 15 周后，患者面色红润，体重增加，舌淡红、苔白微腻，脉沉缓，无自觉症状。2005年8月27日胃镜复查为轻度浅表性胃炎，HP（－）。

随访（2007年9月）：停药至今患者健康状况良好，胃脘痛未复发。

【按】本案慢性萎缩性胃炎久病入络，症见脘痛绵绵，痛有定处，舌暗红有瘀斑等血瘀征；并见面色萎黄，消瘦，纳呆，脉沉细等脾胃气虚之候；HP阳性作为湿热毒邪是慢性萎缩性胃炎的重要致病因子，舌苔浊腻，系湿热内蕴之象。故以俞尚德"萎缩性胃炎基础方"（方见本篇案二）加减化裁，健脾益气、活血祛瘀、清热利湿解毒。

案中黄芪、太子参、白术、甘草益气健脾，白芍和中缓急，合延胡索、当归行气活血止痛；红花、三七末、丹参、莪术、三棱活血化瘀，使邪去正复，瘀去新生；白花蛇舌草、蒲公英、半枝莲、薏苡仁清热利湿解毒。现代药理研究认为，活血化瘀可以改善胃黏膜血液循环，促进其修复；经实验及临床观察，黄芪、甘草、白芍、蒲公英、延胡索、丹参、白术等，对HP有杀灭和抑制作用。[10、11]HP是慢性胃病的一个重要致病因子，西药杀灭HP方面存在诸多问题：抗生素的不良作用，变异菌株的治疗将更加棘手；抗生素本身也可引起消化道不适症状，导致患者对治疗失去信心；引起肠道菌群失调，进而导致胃肠功能紊乱等。而中药的优势在于通过包括抗HP在内的多靶点作用而起多重效应，从而促使机体整体状态的改善而有利于疾病的康复[15]

1.16 慢性溃疡性结肠炎（肠风）验案三则

案一 肝脾不和，湿热内蕴

成某，女，54 岁。初诊：2015 年 1 月 28 日。

主诉：脘腹胀满，腹泻黏液血便 2 年。

诊查：患者于 2013 年初开始左下腹隐痛，脘腹胀满，大便日 3 ～ 4 次，甚至 7 ～ 8 次，黏液血便，泻下急迫，泻而不爽，每因情绪不快而加重，曾先后用中西药物治疗效果不显。近日在某医院做肠镜检查示：降结肠、乙状结肠黏膜充血、水肿、糜烂，血管纹理欠清，有数处大小不等表面披有白苔伴有出血的溃疡面，诊断为慢性溃疡性结肠炎。经便常规检查及培养除外痢疾及肠结核等。刻诊：脘腹胀满，嗳气纳差，大便日 3 ～ 5 次，泻前腹痛，所下黏液血便，肛门灼热，小便短赤，口渴口苦，精神抑郁，失眠易怒。舌质红、苔黄腻，脉弦滑。

中医诊断：肠风。

西医诊断：慢性溃疡性结肠炎。

辨证：肝脾不和，湿热内蕴。

治法：抑肝扶脾，清热利湿。

选方：葛根芩连汤、白头翁汤合痛泻要方加减。

处方：葛根 20g，黄连 6g，黄芩 12g，甘草 6g，白头翁 20g，秦皮 15g，黄柏 10g，白芍 20g，焦白术 10g，广陈皮 6g，防风 10g，薏苡仁 20g，白及 10g，马齿苋 20g。水煎服，每日 1 剂。

二诊（2015 年 3 月 9 日）：服上方 40 剂，胸胁胀闷、精神抑郁稍有好转，腹痛腹泻、所下黏液血便亦有减轻，仍失眠，左下腹在凌晨时有痛感，站立时即消失。上方减马齿苋，加地榆 20g，炒枣仁 12g，龙齿（研末冲服）7g。每日 1 剂。

三诊（2015 年 4 月 25 日）：上方进服 40 剂后，诸症渐除，偶因饮食不当大便次数增多，夹有黏液，但便血、腹痛皆无，失眠好转。

治疗经过：再以上方加减服用 2 月余，诸症渐除，复查肠镜仅见乙状结肠黏膜轻度充血水肿，溃疡面全部愈合。

随访（2019 年 8 月 15 日）：4 年来旧疾未见复发。

【按】慢性溃疡性结肠炎系一种病因尚不十分清楚的结肠和直肠慢性非特异性炎症性疾病。以腹泻、黏液脓血便、腹痛等为主要临床表现，似可归入中医"肠风""脏毒""泄泻""休息痢""肠癖""滞下""腹痛""血证（便血）"等范畴。现代医学认为与自身免疫、遗传因素有关，常因肠道感染、饮食不节、精神刺激等因素所诱发，治疗十分棘手，尚无特效方法。中医认为湿邪内蕴、气血壅滞、脾肾亏虚、肝脾失调等乃本病的发病关键所在。临床多表现为本虚标实，上寒下热之象。故用药宜攻补兼施，寒温并用。《景岳全书》云："若饮食失节，起居不时，以致脾胃受伤，则水反为湿，谷反为滞，精华之气不能输化，乃致合污下降而泻痢作矣。"《脾胃论》说："若不达升降浮沉之理，而一概施治，其愈者幸也。"以上论述，说明以泄泻为主要临床表现的疾患其主要病机是脾胃的升降功能失调，而调整与恢复脾胃的这一生理功能又是治疗之关键。

本案患者因肝脾不和，湿热内蕴，致运化失常，清浊相混，下注肠道而生泄泻。脘腹胀满，精神抑郁，嗳气纳差，失眠易怒，腹泻每因情绪不快而加重，脉弦，乃肝脾不和之症；泻下急迫，泻而不爽，黏液血便，肛门灼热，小便短赤，口渴口苦，舌红、苔黄腻，脉滑，为湿热内蕴之象。治以抑肝扶脾、清热利湿，方用葛根芩连汤、白头翁汤合痛泻要方加减化裁。葛根芩连汤，方出《伤寒论》，由葛根、甘草、黄芩、黄连组成，功用表里双解，清胃肠热。白头翁汤，亦出《伤寒论》，由白头翁、黄柏、黄连、秦皮组成，功用清热解毒，凉血止痢。痛泻要方，方出《丹溪心法》（一云系刘草窗方），由白术、白芍、陈皮、防风组成，功用补脾泻肝。案中用葛根芩连汤之四味：葛根解表清热、升发脾胃清阳之气而治下利，芩、连之苦寒清胃肠之湿热，甘草甘缓和中、协调诸药；白头翁汤之四味：白头翁清血分热毒，连、柏清泻下焦湿热，秦皮收涩止痢；痛泻要方之四味：白术燥湿健脾，白芍养血泻肝，陈皮理气醒脾，防风散肝舒脾，补脾土而泻肝木，调气机以止痛泻；另加薏苡仁健脾利湿，马齿苋凉血解毒，白及收敛止血、生肌愈疡。全方共达抑肝扶脾、清热利湿之目的。

案二　肝郁脾肾两虚

张某某，女，66 岁。初诊：2011 年 12 月 23 日。

主诉：腹痛、腹泻 5 年，生气、遇冷加重。

诊查：患者腹痛、腹泻史 5 年余，时剧时缓，常伴腹胀、胁痛，时有里急后重，大便日行 3 ～ 5 次，伴有脓血或黏液，经用多种抗生素及中成药四神丸、结肠炎丸治疗曾有效，但疗效短暂。经某医院肠镜示：左半结肠黏膜局灶性片状出血，局部有息肉形成；乙状结肠黏膜见一亚蒂息肉，大小约 8mm，余黏膜见散在红色隆起，表面呈绒毛状，顶端白色隆起，诊断为溃疡性结肠炎。钳切左半结肠与乙状结肠 2 枚息肉，病理诊断为增生性息肉伴急性炎。刻诊：腹胀喜暖，生气及遇冷则泄泻加重，左下腹及脐下 2 指处压痛，腹泻日行 3 ～ 4 次，凌晨肠鸣始作，泻后即安，大便溏薄，夹有黏液脓血，面色㿠白，肢末不温，腰膝酸软，急躁易怒，少食肢倦。舌淡、苔薄白，脉沉细无力。

中医诊断：肠风。

西医诊断：慢性溃疡性结肠炎。

辨证：肝郁湿滞，寒湿伤脾，病久及肾。

治法：调肝理脾益肾。

选方：痛泻要方、参苓白术散合四神丸加减。

处方：白芍 12g，炒白术 12g，防风 12g，广陈皮 9g，党参 15g，茯苓 12g，山药 15g，炙甘草 9g，莲子肉 12g，砂仁（后下）6g，薏苡仁 20g，补骨脂 12g，肉豆蔻 9g，吴茱萸 6g，五味子 9g，醋柴胡 9g。水煎服，每日 1 剂。

治疗经过：上方加减服用 40 余剂，腹胀、腹痛、肠鸣减轻，大便日行 2 次，偶见黏液。复查肠镜示：结肠未见出血灶，散在红色隆起减少，数枚息肉行钳切。上方加减续服 2 月后，诸症渐除，大便正常。加减药物曾用：诃子、益智仁、地榆炭、乌梅炭、肉桂、白及、焦三仙等。翌年年底体检复查肠镜，唯余乙状结肠一处黏膜轻度充血水肿，未见息肉。

【按】慢性溃疡性结肠炎，病情轻重不一，证型各异。本案患者急躁易怒，情志因素对发病影响颇大，《景岳全书》载："凡遇怒气便作泄泻者，必先以怒时夹食，致伤脾胃，故但有所犯，即随触而发，此肝脾二脏之病也。盖以肝木克土，脾气受伤而然。"脾为釜，命门似薪，脾胃腐熟水谷赖肾阳之温煦，命门火衰，下关不固而发滑泻不止。李中梓《医宗必读》有曰："肾主二便，封藏之本，况虽属水，真阳寓焉……此火一衰，何以运行三焦，熟腐五谷乎。故积虚者必挟寒，脾虚者必补肾。《经》云：寒者温之是也。"本案肝郁脾虚，病久及肾，为肝脾肾三脏合病，故以痛泻要方抑肝扶脾；参苓白术散益气健脾、渗湿止泻；四神丸温肾健脾、固涩止泄，三方合一，以达调肝理脾益肾之目的。四神丸，方出《证治准绳》，由肉豆蔻、补骨脂、五味子、吴茱萸、生姜、红枣组成。方中补骨脂壮火益土以补命门，肉豆蔻温脾益肾而涩肠止泻，吴茱萸暖脾胃而散寒除湿，五味子温涩固肠，生姜散寒行水，大枣滋养脾胃。

案三 肝脾失调，寒热错杂

赵某某，女，63岁。初诊：2007年10月5日。

主诉：间歇性腹痛、腹泻3月余。

诊查：腹痛、腹泻3月余，每逢进食生冷油腻刺激食物或情绪变化而发病，并伴心烦、恶心、呕吐。1月前因饮食不调致腹痛、腹泻再发，在某医院做肠镜检查示：乙状结肠黏膜充血、水肿，散在点状较浅溃疡，血管纹理欠清晰，诊为慢性溃疡性结肠炎。刻诊：腹胀腹痛，肠鸣泄泻，大便日行4～5次，泄下始安，排便不爽，杂有白色黏液，口苦口干，胸胁满闷，心烦呕恶，纳差乏力。舌胖、质淡红、苔薄黄、脉弦细。

中医诊断：肠风。

西医诊断：慢性溃疡性结肠炎。

辨证：肝脾失调，寒热错杂。

治法：补虚泻实，寒热并用。

选方：半夏泻心汤合痛泻要方加减。

处方：姜半夏9g，炒黄连8g，黄芩10g，太子参10g，炮干姜9g，甘草9g，白芍15g，广陈皮9g，炒白术10g，防风10g，茯苓15g，木香9g，焦三仙各15g。水煎服，7剂。

二诊（2007年10月13日）：服后腹痛稍减，肠鸣泄泻减少，大便日行3～4次，便下白色黏液减少，上方减焦三仙，加泽泻12g，薏苡仁20g，续服。

三诊（2007 年 10 月 29 日）：上方服 14 剂后，腹痛未发，泄泻再减为每日 2～3 次，便下已无白色黏液，口苦、心烦呕恶渐少，仍胸胁满闷，纳差乏力，舌淡脉细。此时湿热渐清，仍见肝实脾虚之象，增损寒热之药物续服。

处方：姜半夏 9g，炒黄连 6g，太子参 12g，白芍 15g，广陈皮 9g，炒白术 10g，防风 10g，茯苓 12g，山药 15g，砂仁（后下）6g，薏苡仁 20g，木香 9g，甘草 9g。水煎服，每日 1 剂。

四诊（2008 年 1 月 20 日）：上方加减服用 2 月余，诸症渐除，经肠镜复查无异常。

随访（2018 年 10 月）：言旧疾愈后未见复发。

【按】是患腹胀肠鸣，纳差乏力，舌淡胖，脉细，此脾虚之症；口干口苦，心烦，泄下始安，大便不爽，舌苔薄黄，此肠热之象；胸胁满闷，呕恶，脉弦，此肝气横逆所致。大便泻下有黏液，每多正虚邪实，正虚者，脾虚气弱；邪实者，多为湿热逗留。本案因饮食不节或忧思恼怒，导致脾胃亏虚，寒湿内生，肝木克土，肝脾失调，郁久化生湿热，寒热之邪，交织肠胃，邪毒阻络，正伤中虚，而致本虚标实、寒热错杂之证。治以补虚泻实，寒热并用，方予半夏泻心汤合痛泻要方加减。

案中以黄连、黄芩之苦寒降泄除其热；干姜、半夏之辛温开结散其寒，且能降逆止呕；白芍、防风养血舒脾以泻肝木；太子参益气健脾；陈皮、白术理气健脾；木香行气调中，助黄连止下利；茯苓健脾渗湿；焦三仙消食和胃。张景岳云"治泻不利小水，非其治也"，故二诊减焦三仙，加泽泻、薏苡仁利水渗湿。三诊湿热渐清，减黄芩、干姜、泽泻，再增山药培土益气以抑木，砂仁行气化湿以开胃。俾寒热升降调和，泄泻得止。

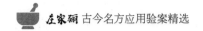

1.17 慢性溃疡性直结肠炎（肠风）验案三则

案一 湿热滞留，气滞血瘀

张某某，女，54 岁。初诊：2017 年 11 月 24 日。

主诉：左下腹疼痛 1 年余，偶伴黏液血便。

诊查：1 年前出现左下腹疼痛，便秘与腹泻交替，时有黏液血便。曾在某院住院治疗，肠镜检查示：退镜距肛门 20cm 处黏膜粗糙，可见溃疡 2 处，表面附着白脓苔，黏膜糜烂，触之易出血，直肠下段黏膜多发点状糜烂。便常规：WBC 10 ～ 20 个 /HP，RBC 15 ～ 20 个 /HP，外围黏液（++）。诊为溃疡性直结肠炎。刻诊：面色晦滞，左下腹疼痛、压痛，近期腹泻 1 日 2 ～ 3 次，便泻不畅，泻后痛减，夹黏冻及少量脓血，色暗红不鲜。舌暗红、边有瘀点、苔薄黄，脉沉滑。

中医诊断：肠风。

西医诊断：慢性溃疡性直结肠炎。

辨证：湿热滞留，气滞血瘀。

治法：健脾助运，清热化瘀。

选方："俞尚德溃结汤"加减。

处方：炒苍术 10g，黄芪 15g，炒白芍 15g，葛根 15g，败酱草 20g，红藤 15g，白及 10g，乳香 5g，甘草 10g，肉桂（后下）5g，地榆 20g，荆芥炭 10g，三七（研末冲服）4g，苦参 10g，忍冬藤 15g。水煎服，每日 1 剂。

二诊（2017 年 12 月 26 日）：服药 1 个月，左下腹疼痛稍减，每日大便 2 次左右，黏冻脓血时多时少，上方加白头翁 15g，每日 1 剂。

三诊（2018 年 1 月 30 日）：服上药 1 月，左下腹偶有疼痛，每日大便 1 次，时有黏冻脓血便出现，舌红、苔白微腻，脉小滑。选方：内服如前；另加中药灌肠，方用杭州市第四人民医院消化科灌肠 I 号方[13]，原方：

处方：蒲公英 30g，黄芩 30g，败酱草 30g，半枝莲 20g，薏苡仁 20g，红藤 30g，丹参 30g。水煎去渣成 300mL，每次 50mL 每日临睡前保留灌肠，1 月为一疗程。

治疗经过：内服外用连续 1 月余，大便日 1 次，成形，黏冻脓血消失，遂停止治疗。2018 年 5 月 14 日肠镜复查，原溃疡糜烂处已愈合。

【按】叶天士《临证指南医案》曰："初病在经，久病入络。"此案寒、热、湿滞之邪蕴结于大肠，气血壅滞，日久致血瘀络伤，传导受阻，不通则痛。症见面色晦滞，左下腹疼痛、压痛，便泻不畅，泻后痛减，夹黏冻及少量脓血，舌暗、舌边瘀点。辨为湿热滞留、气滞血瘀，治以健脾助运、清热化瘀，方予俞尚德溃结汤化裁，其原方[12]如下：生黄芪 15g，炒苍术 10g，甘草 10g，炒白芍 15～30g，肉桂 3～5g，葛根 15g（或桔梗 10g），荆芥炭 15g，生地榆 20～30g，白及 10g，乳香 3～5g，败酱草 20～30g，红藤 15g，三七粉 3g。随症加减：排黏液多者加秦皮、苦参、忍冬藤等，排便不畅者加肉苁蓉、升麻等，排便次数多者加诃子炭。

本案以黄芪益气健脾，苍术燥湿健脾，苦参清热燥湿，白芍、甘草酸甘化阴、缓急止痛、和营；肉桂温中散寒，败酱草、红藤清热解毒、祛瘀止痛，白及、地榆、荆芥炭收敛止血，生肌愈疡；三七、乳香活血行瘀，且后者去腐生肌，葛根升阳止泻，忍冬藤清热解毒。众药合力，共筑健脾助运，清热化瘀愈疡之功。

案二　脾胃虚弱

闫某某，男，27 岁。初诊：2013 年 9 月 1 日。

主诉：腹泻、便血 9 个月，伴神疲食少。

诊查：腹泻、便血 9 个月，每天 3～5 次不等，每因劳累、受冷或饮食不当（如稍进油腻食物等）而加重。肠镜示：乙状结肠、直肠黏膜充血、水肿、糜烂、出血，乙状结肠可见 2 处直径为 0.25～0.4cm 之溃疡面。大便潜血化验（＋），2 次培养无致病菌生长。确诊为慢性溃疡性直结肠炎。刻诊：大便溏泻，食欲不振，食后作胀，肠鸣漉漉有声，左下腹压痛，大便为不消化物，有时夹有黏冻或少量脓血，便前腹痛，便后疼痛缓解，体瘦，面色少华，神疲乏力，口淡无味。舌淡胖而嫩、苔白微腻，脉沉细弱。

中医诊断：肠风。

西医诊断：慢性溃疡性直结肠炎。

辨证：脾胃虚弱。

治法：益气健脾，渗湿止泻。

选方：参苓白术散加减。

处方：党参 15g，茯苓 15g，炒白术 12g，扁豆 30g，山药 15g，炙甘草 10g，莲子肉 12g，砂仁（后下）6g，炒薏苡仁 30g，广陈皮 10g，黄芪 15g，白头翁 12g，木香 10g，炒鸡内金 12g，焦神曲 15g。水煎服，每日 1 剂。

二诊（2013 年 9 月 15 日）：上方连服 14 剂，腹泻减为每日 2～3 次，胃纳增加，腹痛稍减，黏冻与脓血便减少，上方减鸡内金、焦神曲，加地榆 15g、泽泻 15g。继服。

三诊（2013 年 9 月 30 日）：再服 14 剂，大便成形，每日 1～2 次，

腹痛消失，已无黏冻与脓血便，食后无胀，肠鸣减少，精神有增，腻苔化薄，上方略做调整续服。

四诊（2013年12月22日）：上方加减服用2月余，诸症渐除，复查肠镜仅见直肠黏膜轻度充血水肿，结肠未见异常。

随访（2016年3月12日）：自诉停药2年旧病未发，体重、食欲较前增加，并言体检做肠镜未见异常。

【按】本案症脉相参，结合肠镜检查，确诊为肠风（慢性溃疡性直结肠炎）之脾胃虚弱型。脾胃乃后天之本，主腐熟、运化水谷，若脾胃虚弱，则水谷不能腐熟，《景岳全书》云："脾胃受伤，则水反为湿，谷反为滞""泄泻之本，无不由于脾胃。"李中梓亦曰："土德无惭，水邪不滥，故泻其成于土湿，湿皆本于脾虚。……经云，虚者补之是也。"故本案从脾胃虚弱入手治疗，方用益气健脾、渗湿止泻之参苓白术散加减。加入黄芪以助健脾益气之功，又补脾勿忘行滞，故于健脾利湿中配以木香、广陈皮、焦神曲、鸡内金等理气消导行滞之品，寓消于补，补不碍滞，消不伤正，使滞去肠和则泻可止。另加白头翁则清血分热毒以治黏冻脓血便。

慢性溃疡性直结肠炎的病因，现代医学认为与机体变态反应等因素有关。据现代药理研究分析，健脾祛湿方药中的党参、白术、扁豆、茯苓益气健脾祛湿，有调节机体变态反应功能的作用；甘草有类皮质激素作用，因此，可能有一定的抑制变态反应的作用。[16]

案三　肝郁乘脾

刘某某，男，63岁。初诊：2013年2月24日。

主诉：腹泻伴胸胁胀满2年。

诊查：2年来腹泻反复间歇性发作，时轻时重，发时每日3～5次，性情急躁易怒。近期在某医院肠镜检查示：乙状结肠一直肠黏膜充血、水肿，血管纹理欠清晰。诊为慢性溃疡性直结肠炎。刻诊：胸胁胀满，嗳气纳呆，消瘦，倦怠乏力，左下腹疼痛，肠中漉漉，痛则欲便，便后痛减，常在情志不舒时加重，大便夹有黏液。舌淡红、苔白，脉弦滑。

中医诊断：肠风。

西医诊断：慢性溃疡性直结肠炎。

辨证：肝郁乘脾，脾失健运。

治法：疏肝行滞，理脾化湿。

选方：痛泻要方合四逆散加减。

处方：白芍 20g，焦白术 10g，广陈皮 10g，防风 10g，赤芍 12g，柴胡 10g，炒枳壳 12g，炙甘草 10g，广木香 10g，白头翁 12g，茯苓 10g，焦薏苡仁 20g，炒苍术 12g。水煎服，每日 1 剂。

治疗经过：上方服用 1 月后，腹痛轻而未已，腹泻减为每日 2 次，纳谷渐香，乏力好转，药已中病，不必更张。原方略作增损，坚持服用 2 月，大便成形，诸症亦退，肠镜检查未见异常。

【按】《素问》曰："厥阴之胜……肠鸣飧泄，少腹痛。"本案泄泻常因抑郁恼怒，情志不和而发，其症腹痛肠鸣，泻后痛减，胸胁胀满，嗳气纳呆，中医谓之"肝气乘脾泻"或简称"肝泄"。其病机正如《医方考》在痛泻要方中述："泄责之脾，痛责之肝，肝责之实，脾责之虚，脾虚肝实，故令痛泻。"

患者腹泻 2 年，脾胃之气渐虚，加之情志不和，肝气失于条达，横逆乘脾，脾失健运，清浊不分，混杂而下。痛泻要方以白芍养血泻肝，防风散肝舒脾，白术燥湿健脾，陈皮理气醒脾，补脾土而泻肝木，调气机以止痛泻，为肝旺脾虚，腹痛泄泻之主方。再合四逆散之柴胡疏肝利胆，解郁散结，与枳壳相配—升—降调理脾胃之气机，与白芍相配—散—敛，以免疏泄太过，甘草甘温益气以健脾，与芍药酸甘化阴而缓急止痛。案中再加茯苓、薏苡仁健脾利水渗湿，苍术健脾燥湿，木香行气调中止痛，白头翁凉血解毒。众药合力，俾郁伸气畅则肠安，土健湿化而泻止。

1.18 四逆散合痛泻要方治疗肠易激综合征（泄泻）

续某某，女，64岁。初诊：2012年7月8日。

主诉：腹泻反复发作30余年，加重4月余，伴脘腹痞满。

诊查：反复腹痛、腹泻30余年，发病始于产后，从今年2月26日加重，发作多以饮食生冷油腻、受凉及情志不遂为诱因。曾行胃、肠镜及理化检查无异常，西医诊断为肠易激综合征，经多年治疗，虽有效，但不持久。刻诊：痛则欲泻，泻后痛减，稀水样便反复出现，发作时每日4～6次，有白色胶冻样物，无脓血，伴失眠纳差，脘腹痞满，时嗳气、乏力。舌淡苔白，脉沉细。

中医诊断：泄泻。

西医诊断：肠易激综合征（痛泻型）。

辨证：肝郁脾虚夹湿。

治法：健脾疏肝利湿。

选方：四逆散合痛泻要方加减。

处方：柴胡12g，炒枳实12g，炒白芍15g，炙甘草9g，防风10g，炒白术15g，陈皮9g，木香10g，藿香10g，佩兰10g，茯苓12g，泽泻12g，薏苡仁20g，山药12g，合欢皮15g。水煎服，每日1剂。

二诊（2012年7月23日）：服上方14剂后，腹痛、腹泻稍减，大便每日2～4次，为稀水样便，无白色胶冻样物，腹泻多在服中药后发生，舌脉如前。应责为脾虚，运化力弱，清浊不分，致药力下泻耳。辨证既明确，用药宜守方，多服渐可收功，续服前方。

三诊（2012年8月7日）：再服上方14剂，脘腹已无痞满疼痛，大便一日1～2次，不成形，嗳气、乏力减，仍失眠、纳差，上方减佩兰、藿香、泽泻，加党参 12g，炒枣仁 15g，芡实 15g，续服。

四诊（2012 年 8 月 22 日）：上方服 14 剂后，大便基本为一日一行，偶有腹部隐痛及腹泻，自诉多与贪凉及进食油腻食物有关，仍失眠、纳差。治法：泻肝健脾，和胃止泻，助运安神。选方：痛泻要方合参苓白术散化裁。

处方：防风 12g，炒白术 15g，陈皮 9g，炒白芍 15g，党参 12g，茯苓 12g，山药 12g，炙甘草 9g，莲子肉 15g，砂仁（后下）6g，薏苡仁 20g，焦三仙各 15g，炒鸡内金 10g，炒枣仁 15g，合欢皮 15g。水煎服，14 剂。

随访：2012 年 12 月 27 日电话随访，自诉服上方 14 剂后，未再治疗，大便正常，已无腹痛，饮食有加，睡眠亦佳。2018 年 9 月再随访，言旧疾未再复发。

【按】肠易激综合征是临床常见的胃肠功能性疾病，是一组包括腹痛、腹胀伴排便习惯改变（腹泻或便秘）、粪便性状异常（稀便、黏液便或硬便）等临床表现的症候群。唐容川《血证论》曰："木之性，主于疏泄，食气入胃，全赖肝木之气以疏泄之，而水谷乃化，设肝之清阳不升，则不能疏泄水谷，渗泻中满之证，在所不免。"本案病机为肝气郁滞，疏泄失常，木不疏土，导致脾虚运化失职，或兼饮食所伤，水反为湿，谷反为滞，清浊不分，混杂而下则形成泄泻。故治以健脾疏肝利湿，方用四逆散合痛泻要方加减。案中以四逆散（炙甘草、枳实、柴胡、白芍）透邪解郁，疏肝理脾，痛泻要方（白术、白芍、陈皮、防风）补脾泻肝。加入藿香、佩兰芳香醒脾化湿，茯苓、泽泻、薏苡仁健脾利水渗湿，山药健脾益气，合欢皮入肝、心二经，既可解郁又可安神。四诊时腹痛、腹泻渐止，遂以痛泻要方与参苓白术散合方化裁，达到了抑肝扶脾的最终目的。

1.19 藿朴夏苓汤加减治疗慢性胃肠炎之脾胃湿盛型
（胃痞、泄泻）

王某某，女，45 岁。初诊：2015 年 11 月 2 日。

主诉： 脘腹痞满 10 年，腹泻 1 年，发热呕恶伴腹痛 5 天。

诊查： 既往脘腹痞满 10 年，1 年前出现腹泻，时发时止。2 月前在本院做检查，胃镜示：胃体：红白相间，以红为主的花斑样改变；胃窦：可见散在充血性红斑、糜烂，余未见异常，诊断为慢性浅表性胃炎。肠镜示：降结肠、乙状结肠充血、水肿，血管纹理欠清，诊断为慢性结肠炎。10 月 28 日因发热、头痛、呕恶、脘腹疼痛，在门诊输液 5 天后症状稍减。刻诊：身热恶寒，头蒙而胀，脘腹痞满，食欲不振，餐后胀甚，神倦乏力，四肢困重，口黏而腻，不欲饮水，大便溏薄，一日 3 次，小便色黄。舌淡、苔白腻，脉濡而数。

中医诊断： ①胃痞，②泄泻。

西医诊断： ①慢性浅表性胃炎，②慢性结肠炎。

辨证： 外感寒湿引动内湿，肠胃气机受阻。

治法： 芳香化湿，解表祛邪。

选方： 藿朴夏苓汤加减。

处方： 藿香 12g，厚朴 9g，制半夏 9g，赤茯苓 9g，炒杏仁 9g，薏苡仁 30g，白蔻仁 6g，猪苓 9g，淡豆豉 12g，泽泻 9g，炒苍术 9g，陈皮 9g，佩兰（后下）9g，黄连 2g。水煎服，3 剂。

二诊（2015 年 11 月 5 日）： 药后已无身热恶寒，头身稍爽，脘腹痞胀减轻，饮食有增，舌苔薄，脉濡缓。遂以上方减炒杏仁、淡豆豉，加太子参 9g，炒白术 10g，山药 15g，炙甘草 9g，益智仁 9g。每日 1 剂。

三诊（2015 年 11 月 16 日）：上方服 10 剂后，自诉诸症大减，头身爽快，已无神倦乏力、四肢困重，脘腹痞胀继续减轻，渴而思饮，胃中知饥，食后觉舒，大便次数减少，已无溏泻，舌淡薄白，脉如前，守方续服。

四诊（2015 年 12 月 29 日）：续服 21 剂后，已无脘腹痞胀、腹泻等症，复查胃镜，胃窦已无充血性红斑及糜烂，余无异常；复查结肠镜，乙状结肠黏膜粗糙，轻度充血，无水肿，余无异常。

随访（2018 年 11 月）：患者自诉 3 年内病情无反复。

【按】慢性胃炎兼慢性结肠炎者甚为常见，两者发生有先后，症状表现有侧重，病情程度有差别。病位多在脾胃，或涉及肝肾。病机较为复杂，往往虚实兼夹。

本案患者胃病 10 年，虑其脾胃之气久虚，必生内湿，加之腹泻 1 年，更伤脾土，引起脾失健运，升降失调，饮食不化，清浊不分。今适逢外感寒湿之邪侵袭肠胃，引动内湿，内外合邪，致胃中气滞，消化不良，水反为湿，湿邪困遏脾胃之气，肠胃气机受阻。故见脘腹痞胀，食欲不振，神倦乏力，四肢困重，大便溏薄，舌苔白腻，脉濡而数等症。初诊用藿朴夏苓汤加味以解表、芳香化湿为治。该方出自《感证辑要》，由藿香、半夏、赤茯苓、杏仁、薏苡仁、白蔻仁、猪苓、淡豆豉、泽泻、厚朴组成。方中藿香、白蔻仁芳香化湿，行气宽中；半夏、厚朴行气化湿，散结除痞；薏苡仁、赤茯苓利湿而健脾，猪苓、泽泻淡渗利湿，杏仁宣利上焦肺气以助湿化，淡豆豉解表散邪。加入苍术燥湿健脾以助芳化湿邪，陈皮理气燥湿，佩兰助藿香芳香化湿；作为反佐，用黄连少量苦以燥湿。二诊之后，加太子参、炒白术、山药、炙甘草以健脾化湿，加益智仁温肾祛湿以止泻，先后共服 34 剂而致胃复肠安。

1.20 旋覆代赭汤合乌贝散加味治疗反流性食管炎
（呃逆）

王某某，男，34 岁。初诊：2017 年 10 月 8 日。

主诉：呃逆、胸骨后疼痛反复发作近 2 年。

诊查：呃逆、嗳气、反酸、胸骨后烧灼样疼痛反复发作近 2 年，每次发作均服用奥美拉唑、吗丁啉、胃复安等西药方得缓解，近期上述症状逐渐频繁。刻诊：呃逆频频，胸及胃脘部灼痛，烧心，伴嗳气、反酸、纳差、乏力。胃镜检查示：食管齿状线上方可见长条状充血、糜烂，诊断为反流性食管炎。舌淡、苔白微腻，脉沉弱。

中医诊断：呃逆。

西医诊断：反流性食管炎。

辨证：胃气虚弱，痰浊内阻。

治法：降逆化痰，益气和胃。

选方：旋覆代赭汤合乌贝散加味。

处方：旋覆花（包煎）9g，党参 12g，代赭石（先煎）15g，制半夏 9g，生姜 10g，大枣 5 枚，炙甘草 10g，白及 12g，海螵蛸（先煎）15g，煅瓦楞子（先煎）12g，浙贝母 10g。水煎服，7 剂。

治疗经过：复诊诉服药后胸骨后烧灼样痛稍减轻，呃逆次数减少，偶有嗳气、反酸，纳可，减代赭石为 12g，继服上方 40 剂，临床症状均消失。停药 2 月体检时复查胃镜，反流性食管炎已愈。

【按】反流性食管炎是胃或十二指肠内容物反流到食管，造成食管黏膜损伤的胃肠动力障碍性疾病。根据其症状特点，属于中医学"嘈杂""吞酸""吐酸""呃逆""胸痹"等范畴。叶天士《临证指南医案》指出"脾宜升则健，胃宜降则和"，反流性食管炎的形成和炎症的持续存在与胃失和降，浊气上逆食管，腐蚀食道黏膜相关，故治疗应以和胃降逆为本。胃气安和主通降功能正常，则有助于加强食管抗反流屏障，提高食管对胃反流的清除能力，改善胃排空与幽门括约肌功能，预防胃、十二指肠内容物反流。

本案属胃气虚弱，痰浊内阻，浊气上逆，胃失和降，治宜降逆化痰，益气和胃，方用旋覆代赭汤合乌贝散加味。旋覆代赭汤，出自《伤寒论》，由旋覆花、人参、生姜、代赭石、炙甘草、半夏、大枣组成，功用降逆化痰，益气和胃，原书用于"伤寒发汗，若吐若下，解后，心下痞硬，噫气不除者"。案中旋覆花性温而能下气消痰涎，降逆以除噫；代赭石体重而沉降（敛浮镇逆），善镇冲逆；半夏祛痰散结，降逆和胃；生姜配合半夏以降逆止呕，人参（本案以党参代）益气补虚，炙甘草、大枣助人参以益气和中，乌贝散（海螵蛸、浙贝母）合白及、煅瓦楞子制酸止痛。以上诸药合而用之，则升清降浊，呃逆、嗳气等症可除，反流可制。

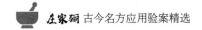

1.21 增液汤合五仁丸加减治疗习惯性便秘（虚秘）

白某某，女，60岁。初诊：2012年4月15日。

主诉：便秘10余年，伴口干欲饮。

诊查：宿有便秘之苦10余载，5～6日方得一行，便如羊屎，状若生产，常自服四消丸、三黄片、番泻叶等，只得一时之快，移时复秘。曾赴某院肛肠科，经肠镜检查未见器质性病变，诊为习惯性便秘。今已1周未通大便，脘腹多胀，屡欲更衣，努挣难下，虚坐而返，肛门下坠，腰膝软弱，头晕目眩，口干欲饮。舌红少津、舌苔花剥，其脉细数。

中医诊断：便秘（虚秘）。

西医诊断：习惯性便秘。

辨证：阴虚血燥，无水行舟，津枯肠燥。

治法：滋阴养血，增水行舟，润燥通便。

选方：增液汤合五仁丸加减。

处方：玄参12g，麦冬12g，生地12g，桃仁10g，炒杏仁10g，柏子仁10g，炒郁李仁12g，陈皮10g，火麻仁12g，当归12g，肉苁蓉10g，生首乌12g，白芍12g，枳壳10g。水煎服，5剂。

二诊（2012年4月21日）：服3剂后，始见干结大便；5剂后，便结渐软。

治疗经过：上方服用20剂后，大便每日一行，诸症渐消失，舌脉亦趋正常。遂以原方减枳壳，加怀牛膝10g，瓜蒌12g，开6剂，为末炼蜜为丸，每服1丸（10g），日服2次，服用2个月以巩固疗效。服药期间，大便正常，诸症悉除。

随访：停药后1年随访，便秘未再发生。

【按】习惯性便秘多属中医"虚秘"的范畴，常见于中老年人，经久难治，殊为棘手。虽属大肠传导功能失常，但与脾胃及肾脏的关系至为密切，其病机有燥热内结、气机郁滞、气血不足、阴液不足、阴盛阳衰等，但就老年便秘而言，以阴虚血少肠燥最为多见。《杂病源流犀烛》曰："大便秘结，肾病也。"《素问》云："北方色黑，入通于肾，开窍于二阴。"肾主水，乃胃之关也。肾虚津亏则肠道干涩难行，此属虚秘，与阳明腑实之实秘截然不同，故不可妄行攻下。

本案患者年至六旬，常苦便秘十余载，腰膝软弱、头晕目眩、口干欲饮，参其舌脉，证属肝肾阴虚、无水行舟、津枯肠燥。遂拟增液汤合五仁丸化裁，以滋阴养血、增水行舟、润燥通便。增液汤，方出《温病条辨》，由玄参、麦冬、生地组成，功用滋阴清热，润燥通便。五仁丸，方出《世医得效方》，由桃仁、杏仁、柏子仁、郁李仁、松子仁、陈皮组成，功用润肠通便。案中玄参咸寒润下，麦冬甘寒滋润，生地滋阴壮水，三者均属质润多汁之品，旨在滋阴润燥通便，助水以行停舟；桃仁、杏仁、柏子仁、郁李仁、火麻仁取其诸果仁质润多脂，以润燥滑肠；当归、白芍养血柔肝润燥；生首乌、肉苁蓉补肾益精血，皆有润肠通便之功；枳壳宽中下气。

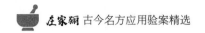

1.22 柴胡疏肝散加味治疗慢性胆囊炎（胁痛）

王某某，女，52岁。初诊：2006年12月4日。

主诉：右胁痛反复发作3年，加重1周，伴发热、呕恶。

诊查：患者于3年前因进油腻食物后诱发右胁痛，伴恶心、呕吐、发热，经某医院诊断为慢性胆囊炎急性发作，治疗后好转，之后经常反复发作。1周前无明显诱因突发右胁胀痛，恶心，呕吐黄色苦水，继而发热，体温38.2℃，遂入本院外科住院。经查BRT：WBC 11.8×10^9/L，N 0.79，L 0.13；肝功能，血、尿淀粉酶等均正常；腹部B超提示：胆囊壁毛糙、增厚，胆囊缩小，收缩功能不良。遂用静脉滴注氨苄青霉素、替硝唑3天后，体温正常，右胁痛减轻，应患者要求转中医科治疗。刻诊：右胁胀痛，疼痛向右肩背部放射，胆囊区有轻度压痛和叩击痛，无反跳痛及肌紧张，伴恶心、嗳气、口干、口苦、纳差，大便3日未行，小溲赤热。舌质红，苔白厚腻，脉洪滑而数。

中医诊断：胁痛。

西医诊断：慢性胆囊炎急性发作。

辨证：肝胆郁滞，气机不畅，湿热侵胆。

治法：疏肝利胆，理气解郁，清利湿热。

选方：柴胡疏肝散加减。

处方：柴胡10g，白芍30g，炒枳壳10g，甘草10g，川芎10g，香附10g，制半夏10g，黄芩10g，延胡索10g，郁金12g，金钱草30g，广木香10g，青皮10g，茵陈15g，蒲公英15g。水煎服，7剂。

二诊（2006年12月11日）：药后右胁胀痛、反射痛、胆囊区压痛及叩击痛均有减轻，大便每日一行，舌如前，脉洪滑。遂以上方减茵陈、蒲公英，加川楝子 10g，姜黄 10g，续服，并出院转门诊治疗。

三诊（2006 年 12 月 26 日）：上药续服 14 剂后，右胁已无疼痛、反射痛及压痛。腹部 B 超提示：胆囊较前增大，大小约 2.5cm×3.2cm，壁略显毛糙，厚约 0.5cm，未见异常回声，收缩功能良好，胆总管 0.4cm，余正常。守上方 7 剂以善后。

随访（2008 年 2 月 28 日）：患者因咳嗽来诊，得以随访，言右胁痛、呕恶等症至今未再复发，近期体检，腹部 B 超显示胆囊无异常。

【按】慢性胆囊炎多属中医"胁痛"范畴，多因肝失疏泄，胆热郁滞，气机不畅，胆汁瘀积而成。肝主疏泄，性喜条达，胆附于肝，胆贮藏与分泌胆汁的功能正常与否与肝主疏泄的功能密不可分。肝失疏泄，则胆腑通降失司，胆汁瘀滞不通。胆为腑，以通为用，故通腑利胆为正治之法。本案治以疏肝利胆，理气解郁，清热利湿，方用柴胡疏肝散（方见 1.15 篇）加减。案中柴胡疏肝，配香附、枳壳、青皮、广木香以行气；川芎、延胡索、郁金行气利胆，活血止痛；白芍养血柔肝，合甘草缓急止痛；半夏和胃降逆，散结消痞；黄芩、金钱草、茵陈、蒲公英清热利湿，清泄肝胆之热，二诊中加入川楝子、姜黄以加强行气活血的作用。

现代医学认为，本病与人体类脂质代谢障碍和胆囊排空功能障碍有密切关系，亦可能是急性胆囊炎治疗不彻底而造成的慢性细菌感染、浓缩胆汁或反流入胆囊之胰液的化学刺激所致。药理研究证明，柴胡、枳壳、茵陈、金钱草有解热、减轻大鼠慢性炎症的作用。柴胡还有很好的疏肝利胆作用，茵陈也有显著的利胆作用，可松弛胆道括约肌、加速胆汁排泄；在增加胆汁分泌的同时增加胆汁中固体物、胆酸和胆红素的排除量，减轻了对胆囊的刺激作用，从而起到显著的利胆之效。[17]

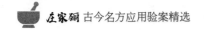

1.23 血管神经性头痛（偏头痛）验案四则

案一　风寒上犯，少阳经络痹阻

孙某某，女，51岁。初诊：2012年3月20日。

主诉：阵发性两侧头痛10余年，加重1周。

诊查：罹患阵发性头痛10余年，头痛常见两侧交替出现，经常不定时发作，曾经某医院检查，颈椎拍片、脑电图、脑血流图、脑CT、神经系统包括眼底检查均无异常发现，诊断为血管神经性头痛。自诉始发于沐浴后受风，以后发作常与受凉、精神紧张、激动、经期有关。1周前头痛复发，发作前眼前似有"飞蚊"闪动，数分钟后消失，随即出现右颞部、眼眶跳痛，继而扩展至右半侧头部，呈胀痛、刺痛，伴恶心、呕吐，疼痛3～4小时，服麦角胺咖啡因后缓解。刻诊：血压120/80mmHg，头面部畏风，口不渴，大便干，小便清。舌质暗、苔薄白，脉弦紧。

中医诊断：偏头痛。

西医诊断：血管神经性头痛。

辨证：风寒上犯，少阳经络痹阻。

治法：疏风活血止痛。

选方：川芎茶调散加减。

处方：川芎15g，荆芥10g，白芷10g，甘草10g，细辛3g，防风10g，薄荷（后下）10g，柴胡10g，蔓荆子12g，当归12g，白芍15g，延胡索10g，菊花10g。水煎服，每日1剂。

随访（2012年10月21日）：上方连续服21剂，服药期间未见头痛发作，遂自行停药，至今头痛未发。2018年4月再次随访：头痛旧疾未发已6年。

【按】血管神经性头痛包括偏头痛、丛集性头痛、紧张性头痛等，类似中医的"偏头痛"，可因精神紧张、过度疲劳等因素而诱发。女性头痛发作多在月经来潮前期，提示其发作多与体内雌激素水平有关。现代医学认为血管神经性头痛是一种以头部血管舒缩功能障碍及大脑皮层功能失调为主要特点的临床综合征。

本案当属《素问》"新沐中风，则为首风"者，其沐浴后受风，当时失于调治，风邪由风府入脑，余邪稽留所致。中医认为头为诸阳之会，脑为清灵之府，五脏六腑之精气皆上注于此，故外感、内伤诸种因素皆可令脑络阻痹，清阳不达，浊阴翳蔽，因而发生头痛。《素问》云"气上不下，头痛巅疾"；《类证治裁》亦说"头为天象，诸阳经会焉，若六气外侵，精华内痹，郁于空窍，清阳不运，其痛乃作"，亦即此理。

此患风寒之邪上犯头部经络，其疼痛常在头之两侧，包括颞部、眼眶，当属少阳之循经，证属风寒上犯经络，少阳经络痹阻，治以疏风活血止痛，方用川芎茶调散加减。川芎茶调散，方出《太平惠民和剂局方》，由川芎、荆芥、白芷、羌活、甘草、细辛、防风、薄荷、细茶叶组成，功用疏风止痛。案中川芎、白芷疏风止痛，其中川芎味辛性温，具活血、搜风、镇痛之功，是血中气药，走而不守，性善疏通，对风寒入络而引起的少阳、厥阴经头痛有效；佐以温通上达之白芷，善治阳明经头痛，使其辛窜走头，协助散邪止痛。细辛散寒止痛，长于治少阴经头痛；薄荷清利头目，搜风散热；荆、防辛散上行，疏散上部风邪。上述各药，辅助君药，以增强疏风止痛之效，并能解表。另加柴胡疏肝解郁，长于治少阳经头痛；蔓荆子疏散风热，清利头目，长于治颞部连眼眶处之头痛；白芍养血柔肝、敛阴，合甘草缓急止痛，当归养血活血，延胡索活血行气止痛，菊花疏风热、清头目。诸药合用，相得益彰，连服21剂，头痛渐告痊愈。

案二 肝郁不舒，痰血瘀滞

张某某，女，38 岁。初诊：2015 年 7 月 1 日。

主诉：阵发性左侧头痛 1 年，加重 5 日。

诊查：左侧头部阵发性疼痛，一般 1 月发作 1 次，多则 1 周 2 次，发病已 1 年，大多在月经前或情志不遂、劳累过度时发生，头痛一般持续 2 小时至 2 天不等，常服麦角胺及其他止痛药可缓解。曾在某医院检查，脑电图、脑 CT 无异常，眼底检查阴性，脑血流图提示：血管张力明显不稳定，两侧血流量不平衡，诊断为血管神经性头痛，据述服多种西药乏效。近 5 日症情加重，头痛持续时间为 2 小时至 3 天不等。刻诊：左侧头痛剧烈，以跳痛、胀痛为主，今已持续 3 小时，头晕目眩，恶心口苦，情绪焦躁，胸胁胀闷，夜寐不安，饮食无味，记忆力减退，血压 100/60mmHg。舌淡红、苔薄白，脉弦。

中医诊断：偏头痛。

西医诊断：血管神经性头痛。

辨证：肝郁不舒，痰血瘀滞，上扰少阳。

治法：疏肝解郁，化痰通络，活血止痛。

选方：散偏汤合逍遥散加减化裁。

处方：川芎 15g，白芍 12g，柴胡 10g，白芷 10g，白芥子 10g，香附 10g，郁李仁 10g，甘草 10g，当归 10g，茯神 12g，炒白术 10g，薄荷（后下）10g，石菖蒲 10g，远志 10g。水煎服，7 剂。

二诊（2015 年 7 月 8 日）：服后头痛、头晕明显减轻，胸胁渐舒，夜寐得安，食纳有加，已无恶心，情绪稳定，守方续服，每日 1 剂。

三诊（2015 年 7 月 29 日）：上方续服 21 剂，头痛、头晕消失，诸症渐除，今复查脑血流图正常，嘱其停药观察。

随访（2017 年 8 月 29 日）：言愈后未再复发。

【按】血管神经性头痛病程较长，时作时止，缠绵不断，多属内伤头痛。其病因多与肝、脾、肾三脏有关。肝依其主藏血、主疏泄条达等功能，在调整各脏腑功能方面居重要地位。情志等因素可直接导致肝的疏泄失调，从而引起脾失运化，痰湿滋生，痰浊上扰，阻遏清阳而致头痛，病久气滞血瘀也易致头痛。该患其头痛常因情志不遂而发，伴有情绪焦躁、胸胁胀闷、夜寐不安等情志变动之症状，证属肝郁不舒，痰血瘀滞。根据头痛部位，参照经络循行路线，头之两侧，属少阳循经，故知邪所犯为少阳。选用散偏汤合逍遥散加减治之。

散偏汤出自陈士铎《辨证录》，由川芎、白芍、郁李仁、柴胡、甘草、白芥子、香附、白芷组成，原文载"治郁气不宣，又加风邪袭于少阳经，半边头风，或痛在右，或痛在左，其痛时轻时重，遇顺境则痛轻，遇逆境则痛重，遇拂抑之事而更加风寒之天，则大痛而不能出户"。其所描述散偏汤所治症候，与现代医学之血管神经性头痛相近。逍遥散出自《太平惠民和剂局方》，由柴胡、当归、白芍、白术、茯苓、甘草、煨姜、薄荷组成，功用疏肝解郁，健脾和营。案中川芎行气开郁，活血止痛，为治头痛要药；柴胡疏肝解郁；白芍、当归养血柔肝，合郁李仁、甘草柔润缓急；香附、白芥子理气涤痰，散结和解；白术健脾去湿，使运化有权，气血有源；茯神、菖蒲、远志祛痰开窍、醒脑安神；白芷、薄荷芳香上达、辛窜走头，协助散邪止痛，不论风寒、风热、风湿均可使用，对年久头痛效果更佳。二方加减化裁而达到疏肝解郁、化痰通络、活血止痛之效。

案三　风痰上扰，清阳不升

白某某，男，34 岁。初诊：2011 年 1 月 29 日。

主诉：头痛昏蒙反复发作半年，加重 3 天。

诊查：2008 年 9 月因阵发性头痛在本院服中药 20 剂加针灸治疗后好转，近 2 年未发。近半年中旧疾已复发 3 次，本次头痛已持续 3 天，时轻时重，发作时伴有畏光流泪，恶心呕吐，平常嗜食甘甜、油腻之食物，常有忧思恚怒、心情郁闷。近日在某医院检查，神经系统（包括眼底）检查无异常，脑电图、脑血流图、脑 CT 均正常，确诊为血管神经性头痛。刻诊：头痛昏蒙，时轻时重，起于右侧前额连眉棱骨处，向上直至巅顶，以胀痛、钝痛为主，颈项拘急不舒。伴有胸脘满闷，呕吐痰涎，体胖身重，食少困倦，大便滞下不爽，血压 116/76mmHg。舌淡胖、苔白腻，脉弦滑。

中医诊断：偏头痛。

西医诊断：血管神经性头痛。

辨证：风痰上扰，清阳不升，气血瘀阻。

治法：化痰降逆，平肝息风，通络止痛。

选方：半夏白术天麻汤加减。

处方：制半夏 9g，炒白术 9g，天麻 9g，茯苓 12g，橘红 9g，白芍 12g，甘草 9g，炒苍术 9g，白芷 12g，藁本 9g，防风 12g，葛根 12g，羌活 9g。水煎服，7 剂。

二诊（2011 年 2 月 6 日）：药后头痛渐止，呕恶亦除，胸脘得舒，食纳有增，效不更方，续服 7 剂。

随访（2012 年 1 月 15 日）：因患者不在当地，今来探亲，得以随访，述服上药后头痛至今未发，全身状况良好，遂以上方加减留一方备用。

【按】该患饮甘餍肥，形体丰腴，痰湿素重，复被忧思恚怒所加，肝气郁结，中土失运，痰湿困脾，不御所胜，肝气横逆，乘而侮之，湿痰夹肝风上干清阳之位，经络瘀塞，壅遏为病，诚如叶天士谓"阳明脉虚，加以愁烦，则厥阴风动，木横土衰"也。脾失健运，痰浊中阻，上蒙清窍，清阳不展，风痰上扰清空，故头痛昏蒙；痰气交阻胸膈，浊阴不降，故胸脘满闷；痰浊上逆，则呕恶痰涎；肝郁脾困，则食少、大便滞下不爽。治宜健脾祛湿，化痰降逆，平肝息风，通络止痛，方用半夏白术天麻汤加减。

半夏白术天麻汤出自《医学心悟》，由半夏、白术、天麻、茯苓、橘红、甘草、生姜、大枣组成。案中半夏燥湿化痰，降逆止呕；天麻化痰息风而止头痛；白术、苍术健脾燥湿；茯苓健脾渗湿；橘红理气化痰；白芍养血柔肝，合甘草酸甘化阴，缓急止痛。头痛部位不同，所属经络不同，临床用药亦有差别，故白芷为头痛位于前额连眉棱骨处所设；痛在巅顶，加入藁本、防风；颈项拘急不舒，则加葛根、羌活。诸药相伍，使风息痰消，头痛自愈。

案四 肝胃俱热，上扰清阳

宋某某，男，24 岁。初诊：2012 年 5 月 25 日。

主诉：阵发性头痛反复发作 2 年，伴畏热。

诊查：患者 2 年来头痛常因饮酒、劳累、生气、上火等原因诱发。曾在某医院神经内科检查，眼底无异常，脑血流图、脑 CT 正常，脑电图示：广泛轻度异常，左、右颞前 Q 波较多，诊为血管神经性头痛。3 天前酒后生气头痛再发，始为前额痛，渐而发展为两颞部左、右交替疼痛，以后为全头胀痛。刻诊：头痛而胀，自觉有颅脑欲裂之感，面目红赤，如醉酒之状。畏热，痛处火辣热感，晨起稍减。心烦失眠，口苦口干，口渴欲饮，大便秘结，小溲黄赤，血压 136/84mmHg。舌质红、苔黄，脉弦数。

中医诊断：偏头痛。

西医诊断：血管神经性头痛。

辨证：肝胃俱热，上扰清阳。

治法：疏风清热，清胃降火。

选方：芎芷石膏汤合大黄黄连泻心汤加减。

处方：川芎12g，白芷12g，菊花9g，石膏（先煎）30g，黄芩12g，黄连6g，大黄（后下）9g，栀子9g，薄荷（后下）9g，连翘9g，防风9g，白蒺藜12g，怀牛膝9g。水煎服，7剂。

二诊（2012年6月2日）：药后头痛减轻，已无欲裂之感，大便通畅，血压、舌脉如前。虑其五志过极，肝火暴张，风阳上旋，血热上壅，治以清肝（胃）凉血，方用四逆散加味。

处方：柴胡9g，枳壳9g，白芍12g，甘草9g，黄芩12g，黄连6g，龙胆草9g，生地黄15g，丹皮9g，赤芍9g，野菊花9g，全蝎（研末冲服）2g，天麻9g，蜈蚣（研末冲服）1条。水煎服，7剂。

三诊（2012年6月10日）：服后头痛已瘥，尚有心烦失眠，遂以上方减全蝎、蜈蚣、野菊花，加炒枣仁15g，龙齿（先煎）9g，珍珠母（先煎）15g，续服7剂。

四诊（2012年6月18日）：服后病渐告愈，血压124/82mmHg，今复查脑电图无异常。

随访（2014年1月14日）：头痛未再复发。

【按】该患少壮阳旺之体，平素喜食酒醴厚味，复因五志过极，肝经久郁化热，波及于胃，肝胃俱热，血热上冲，上扰清阳，故初诊以芎芷石膏汤合大黄黄连泻心汤以疏风清热，清胃降火。芎芷石膏汤出自《医宗金鉴》，由川芎、白芷、石膏、菊花、藁本、羌活组成，功用疏风清热。大黄黄连泻心汤，功用泄热消痞，方出《伤寒论》，原载本方仅大黄、黄连二味药，林亿在方后注中认为"亦有黄芩"，又《千金翼方》注云"此方本有黄芩"，今从注家说。案中川芎行气开郁、活血止痛，白芷芳香上达、辛窜走头、散邪止痛，二药为治头痛要药；合菊花、石膏疏风清热；大黄、黄连、黄芩苦寒降火，通腑泄热；薄荷辛凉清解；栀子泻火除烦；连翘清热解毒；防风疏风止痛；白蒺藜平肝潜阳，祛风止痛；怀牛膝引血下行以降上炎之火。

肝为风木之脏，相火寄之，阴血藏之，肝体之柔，赖阴血以濡之，阴血之行，赖肝气以疏泄之。二诊时虽头痛减轻，仍虑其五志过极，而致肝失柔和，血失静谧，阳动莫制，肝火暴张，风阳上旋，血气皆菀于上，血热上壅，阻滞清空之络，故治以清肝（胃）凉血，方予四逆散加味。四逆散（炙甘草、枳实、柴胡、芍药）亦出自《伤寒论》，功用透邪解郁、疏肝理脾；案中加生地、丹皮、赤芍凉血散瘀；黄连、黄芩、龙胆草清肝胃之火；天麻平肝潜阳，合全蝎、蜈蚣通络止痛，野菊花清热解毒以止头痛。

1.24 牵正散合桂枝汤加减治疗舌颤（颤振）

寇某某，女，73 岁。*初诊：2013 年 5 月 11 日。*

主诉：下颌及舌头颤抖 1 月余。

诊查：患者 1 月前因生气后出现下颌及舌头颤抖，一天内少有停顿之时，清醒时自己即能感觉到。伴有失眠，每日靠服安眠药能睡 2～3 小时，入睡前自觉为一天颤动最甚时，入睡后即无感觉。经某医院检查肝功能、肾功能、血脂、血糖、甲状腺功能均无异常；脑 CT 无异常；肝、脾、胰 B 超无异常，胆囊已切除；颈部 B 超提示：双侧颈动脉内中膜不均匀增厚伴斑块，右侧椎动脉流速减低；甲状腺 B 超及同位素检查无异常。诊为舌颤，服用美多巴 1 月未有明显效果，常服降压药。刻诊：血压 150/90mmHg，意识清楚，身倦无力，体胖怠动，下颌及舌均不停地颤动。舌红、苔白腻，脉右沉滑、左沉弦。

中医诊断：颤振。

西医诊断：舌颤。

辨证：素体阴虚阳亢，风痰阻于经络，经隧不利。

治法：平肝祛风，化痰止痉。

选方：牵正散合桂枝汤加减。

处方：白附子 20g，僵蚕 30g，全蝎 20g，蜈蚣 28 条，白芍 30g，桂枝 20g，甘草 24g，大枣（去核）8 枚，天麻 20g，钩藤 24g，龙齿 20g，远志 20g，天竺黄 20g，郁金 24g。共为末，炼蜜为 60 丸，每日 2 次，每次 2 丸（18g）。

二诊（2013 年 5 月 26 日）：服上药 2 周，舌颤减轻，持续时间缩短，白天不在床上躺即无颤动，入睡后无感觉。仍失眠，每日能睡 3～4 小时，仍服安眠药。身倦减轻，舌脉如前，守方继服上药。

三诊（2013年6月10日）：上药迭进2周后，舌颤继续减轻，失眠好转，安眠药已减半服用，身无倦怠。

四诊（2013年6月25日）：继服上药2周后已无舌颤，自己忘记亦不提及舌颤之苦。

随访（2016年7月）：上方续服2周后停药，自诉病愈后未复发。

【按】舌颤，即舌头颤动，多因内风引起。《中医临证备要》说："伸舌时颤动不禁，为虚证及'类中风'证状之一。"[18]患者年过七旬，将息失宜，心火暴盛，肝肾亏虚，肝阳上亢，风中经络。张伯龙《雪雅堂医案》言"内动之中风，是为肝风自中而发，由于水亏木动，火炽风生。气血上奔，痰涎猝壅使然"，确切地指出了类中风的发病机制。

此症风中经络，风痰阻于口舌，经隧不利，足阳明之脉挟口环唇，受阻故发下颌及舌颤动。治法宜祛风痰、通经络、止痉挛，使风去痰消，经络可通，故用牵正散祛风化痰止痉，此方出自《杨氏家藏方》，由白附子、僵蚕、全蝎组成，张秉成《成方便读》云："故以全蝎色青善走者，独入肝经，风气通于肝，为搜风之主药；白附子辛散，能治头面之风；僵蚕之清虚，能解络中之风。"用桂枝汤解肌益阴，调和营卫，以缓急舌肌之痉挛，该方出自《伤寒论》，由桂枝、芍药、甘草、大枣、生姜组成。再助以蜈蚣、天麻、钩藤熄风止痉，远志、天竺黄祛痰定惊安神，龙齿镇惊安神，郁金行气解郁。考虑此症颇难一时取效，故采用研末蜜丸缓缓调服，从而达到缓攻搜剔以收全功。现代医学认为，舌下神经支配着舌头的运动，舌后根由舌咽神经支配，同时也支配舌后三分之二的感觉，舌颤与支配舌运动的舌下、舌咽神经和迷走神经的病理变化有关。

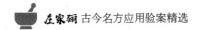

1.25 羚角钩藤汤加减治疗功能性震颤（颤振）

梁某某，男，42岁。初诊：2000年2月21日。

主诉：头部颤动3周。

诊查：患者在20天前无意中发现自己头部颤动，以后逐渐发作频繁，程度加重。近期常发生头痛，以前额与巅顶为重，且伴有头晕、失眠，自觉心中有紧张感。平日嗜酒，爱生气。经他院检查，甲状腺B超及同位素检查无异常，脑CT、脑血流图显示正常，西医诊断为功能性震颤，曾使用安定、安坦等治疗无效，故前来求诊。今查患者体质壮实，面部无改变，肢体无异常，血压130/90mmHg，头部不由自主颤动，咽干口苦。舌质红、苔少，脉沉弦。

中医诊断：颤振。

西医诊断：功能性震颤。

辨证：肝阳亢盛，肝阴不足。

治法：平肝熄风。

选方：羚角钩藤汤加减。

处方：羚羊角（冲服）3g，钩藤（后下）15g，白芍15g，生地黄12g，桑叶10g，菊花10g，茯神12g，明天麻10g，蜈蚣（冲服）1条，龙骨（先煎）15g，牡蛎（先煎）15g，僵蚕10g，防风10g，荆芥10g。水煎服，5剂。

二诊（2000年2月26日）：服上药后头部颤动程度减轻，失眠好转，仍头痛、头晕，上方减龙骨、牡蛎，加白蒺藜15g，川芎10g，白芷10g。5剂。

三诊（2000年3月4日）：头部颤动大有好转，发作时间逐渐缩短，头痛、头晕亦减轻，守方续服，10剂。

四诊（2000年3月15日）：迭服10剂后已无头部颤动及头痛、头晕。

随访（2003年1月28日）：言此症未再发生。

【按】《素问》曰："诸风掉眩，皆属于肝。"《中医临证备要》言："猝然头部摇摆不能自制，多由风火扇动……长期头摇，多由内风形成，难治。"[18]《张氏医通》曰："颤振与瘛疭相类，瘛疭则手足牵引，而或伸或屈。颤振则但振动而不屈也，亦有头动而手不动者。盖木盛则生风生火，上冲于头，故头为颤振，若散于四末，则手足动而头不动也。"见诸临症，此属肝阳亢盛，肝阴不足，引致肝风妄动，以羚角钩藤汤加减平肝熄风、增液止痉，该方出自《通俗伤寒论》，由羚角片、钩藤、桑叶、菊花、生地黄、茯神木、白芍、川贝母、甘草、淡竹茹组成。案中以羚羊角、钩藤凉肝息风、解痉，桑、菊助其息风；白芍、生地养阴增液以柔肝舒筋，茯神宁心安神，天麻、龙骨、牡蛎以平肝潜阳，蜈蚣、僵蚕以息风止痉，防风、荆芥俱入肝经，助之以祛风解痉。复诊加白蒺藜、川芎、白芷祛风以止头痛。

1.26 慢性肾炎（水肿）验案五则

案一 感受外邪，内蕴热毒

云某某，女，19岁。初诊：1982年2月16日。

主诉：浮肿反复发生4年，加重1周。

诊查：患者4年前1次感冒后出现浮肿，以后浮肿每于感冒后反复发生，尿少，有时可见血尿，曾在某医院诊断为慢性肾炎。1981年3月31日在本院中医科就诊。查URT：PRO（++）、RBC 3～5个/HP。颜面、下肢浮肿，经用实脾饮合金匮肾气丸加减10剂后，浮肿消退，URT无异常，遂自行中断治疗。1周前发热，头痛，咽痛，咳嗽，颜面、下肢浮肿，尿少色黄、时如浓茶，腰膝酸痛，食纳欠佳，身倦无力。URT：PRO（++）、RBC 10～15个/HP、WBC 3～5个/HP。舌尖红、苔薄白，脉数。

中医诊断：水肿（风水）。

西医诊断：慢性肾炎急性发作。

辩证：感受外邪，内蕴热毒，三焦气化失调。

治法：清热解毒，宣肺利水，通利三焦。

选方：麻黄连翘赤小豆汤、越婢汤、四苓散加减化裁。

处方：麻黄9g，连翘12g，赤小豆30g，石膏（先煎）30g，甘草9g，茯苓12g，泽泻12g，猪苓12g，炒白术12g，车前子（包煎）20g，金银花15g，败酱草15g。水煎服，4剂。

二诊（1982年3月7日）：服上方4剂后症状稍好转，肿消尿增，患者自行停药。今日复诊，仍感腰膝疼痛，身倦无力，畏寒，身瞷动。舌淡红、苔薄白，脉沉弱。辨证：脾肾阳虚，三焦气化不利，水湿泛溢。治法：温肾扶阳，利水消肿。选方：实脾饮合真武汤加减。

处方：制附子（先煎 2 小时）10g，茯苓 12g，炒白术 12g，甘草 10g，白芍 15g，黄芪 15g，炮干姜 10g，木香 10g，大腹皮 10g，党参 15g，熟地黄 15g，山药 15g，泽泻 12g。水煎服，8 剂。

三诊（1982 年 3 月 31 日）：服上方 8 剂后，尿量增多，浮肿消退，身瞤动，身倦无力，饮食少进，URT 无异常。舌红、苔少，脉沉细。治法：脾肾同补。选方：六味地黄丸合真武汤加减。

处方：熟地黄 15g，山茱萸 12g，山药 15g，茯苓 12g，泽泻 12g，丹皮 10g，白芍 15g，制附子（先煎 2 小时）10g，炒白术 12g，党参 15g，黄芪 15g，炒苍术 12g。水煎服，2 剂。

四诊（1982 年 5 月 8 日）：服上方 2 剂后感觉较好，遂自行停药。近日感冒，发热，头痛，继而小便减少、面目浮肿，尿色如浓茶，咽痛口干，身瞤动，饮食尚可。舌质红，脉沉数。治法：疏风清热，利水消肿。选方：北京名老中医姚正平"急性肾炎经验方"加减化裁。

处方：连翘 10g，金银花 20g，霜桑叶 12g，板蓝根 12g，石膏（先煎）30g，蒲公英 15g，鲜茅根 60g，甘草 6g，射干 10g，藕节 15g，茯苓 12g，泽泻 12g，车前子（包煎）20g，茯苓皮 12g，生地黄 15g。水煎服，2 剂。

五诊（1982 年 5 月 30 日）：服上方 2 剂后，自诉症状大减，再次中断治疗。上周感冒后，症同前次，遂继用前法，守方 6 剂。

六诊（1982 年 6 月 12 日）：服上方后，今查 URT 无异常，自诉精神、饮食较好，小便正常。仍有咽痛口干，身瞤动，面稍见浮肿。舌红，脉沉。治法：滋阴补肾，清热解毒。选方：六味地黄丸加清热解毒利水之品。

处方：生地黄 18g，山茱萸 12g，山药 15g，茯苓 12g，泽泻 12g，丹皮 12g，金银花 18g，鲜茅根 60g，连翘 12g，板蓝根 15g，蒲公英 15g，炒白术 12g，石膏（先煎）30g。水煎服，3 剂。

医嘱：服 3 剂后每日以鲜茅根 40g 煎服。

随访：1983 年 3 月 3 日患者来院为他人取药，自诉从服上方 3 剂后，遂停服中药，每日以鲜茅根煎服，共服 1 月，后未再服他药，至今未感冒，身体无不适，小便正常，多次复查 URT 均无异常。2008 年 1 月再次随访，旧疾未再发。

案二　感受外邪，内蕴热毒

杜某某，女，18 岁。初诊：1985 年 8 月 28 日。

主诉：一年内浮肿发生 3 次。

诊查：自诉一年前发热、咽痛，经当地医院诊断为"急性扁桃体炎"，用青霉素等治疗后咽痛好转，颜面、下肢浮肿，URT 检查出现 PRO、RBC、WBC，遂又诊断为急性肾炎，经用雷公藤、潘生丁等药病情好转，半年前面肿复发又经治疗好转。5 天前因感冒，水肿复现，今来本院中医科求治。查 URT：PRO（+++）、RBC 3～4 个 /HP、WBC 4～5 个 /HP。刻诊：体温 38.1°C，恶寒发热，咽痛咳嗽，口渴喜饮，头面、四肢浮肿，尿少赤涩，大便干结，咽峡充血，咽后壁滤泡增生，扁桃体 Ⅱ°肿大、充血，血压正常。舌红、苔白微腻，脉浮滑。

中医诊断：水肿（风水）。

西医诊断：慢性肾炎急性发作。

辨证：感受外邪，内蕴热毒，三焦气化失调。

治法：清热解毒，宣肺利气，通利三焦。

选方：麻黄连翘赤小豆汤、麻杏甘石汤合四苓散化裁。

处方：麻黄 6g，连翘 15g，赤小豆 30g，炒杏仁 10g，石膏（先煎）

30g，甘草 10g，茯苓 15g，猪苓 12g，泽泻 18g，炒白术 10g，白茅根 30g，桑白皮 15g，冬瓜皮 15g。水煎服，11 剂。

二诊（1985 年 9 月 9 日）：服上方后，恶寒发热、咽痛咳嗽、头面及四肢水肿均减轻，尿量增多，咽峡、扁桃体充血减轻，神疲食少，腰酸膝软。URT：PRO（++）、RBC 0～1 个 /HP、WBC 2～3 个 /HP。舌脉如前。辨证：表证渐去，热毒仍存，三焦气化失调。治法：清热解毒，调整三焦，健脾固肾摄精。选方：水陆二仙丹、四苓散加清热解毒之属。

处方：芡实 30g，金樱子 30g，连翘 15g，射干 10g，金银花 15g，白茅根 30g，茯苓 15g，猪苓 12g，泽泻 15g，炒白术 10g，车前子（包煎）18g，蒲公英 15g，冬瓜皮 15g，石膏（先煎）30g。水煎服，12 剂。

三诊（1985 年 9 月 21 日）：服后浮肿及诸症均有减轻，仍有神疲食少、腰酸膝软。舌瘦尖红、苔白微腻，脉寸关弦滑、两尺弱。URT：微混浊，PRO（++）、WBC 0～1 个 /HP。治法：健脾益肾，利水化湿，清热解毒。选方：六味地黄丸、四苓散、水陆二仙丹加清热解毒之属。

处方：熟地 15g，山茱萸 12g，山药 15g，茯苓 15g，泽泻 15g，丹皮 10g，芡实 30g，金樱子 30g，猪苓 12g，炒白术 10g，金银花 15g，连翘 12g，白茅根 30g，冬瓜皮 15g，蒲公英 15g。水煎服，18 剂。

四诊（1985 年 10 月 10 日）：服上方后，自诉小便多而清，除腰酸膝软外诸症基本好转。舌淡、苔白，脉滑。URT：PRO（+-），余未见异常。治法：健脾益肾、摄精解毒。选方：芡实合剂合六味地黄丸加减。

处方：芡实 30g，炒白术 12g，茯苓 12g，山药 15g，党参 15g，菟丝子 18g 黄精 10g，金樱子 30g，熟地 15g，山茱萸 10g，泽泻 15g，丹皮 10g，黄芪 15g，石韦 12g，金银花 15g，连翘 12g。水煎服，9 剂。

五诊（1985 年 10 月 28 日）：服上方后自觉精神、饮食较好，无浮肿、腰痛及其他症状，今查 URT 无异常，嘱其停药观察。

随访（2010 年 4 月）：带家人来看病，言其肾炎愈后未再复发。

案三　感受外风，内蕴热毒

李某某，女，27 岁。初诊：1988 年 5 月 6 日。

主诉：全身水肿 4 个月，复发 1 周。

诊查：自诉于今年 1 月份感冒后出现浮肿、身倦无力，当地某医院查 URT 提示 PRO（++），诊为急性肾炎，经治疗好转，2 月后又复发 1 次。1 周前发热恶寒、咽痛，后发现颜面部浮肿，继而下肢及全身浮肿，于今日来诊。刻诊：眼睑及面部浮肿，面肿如满月之状，双下肢及腰部凹陷性浮肿，咽红咽痛，口渴喜饮，尿少色黄，腰膝酸痛。血压 136/100 mmHg，URT：PRO（++）、WBC 5 ～ 10/HP、RBC 0 ～ 2 个 /HP。舌淡、边有齿痕、苔薄白，脉沉滑而数。

中医诊断：水肿（风水）。

西医诊断：慢性肾炎急性发作。

辨证：感受外风，内蕴热毒，三焦气化失调。

治法：疏风清热，宣肺利水，通利三焦。

选方：桑菊饮合五苓散加减。

处方：桑叶 10g，菊花 10g，炒杏仁 10g，连翘 10g，薄荷（后下）6g，甘草 10g，芦根 12g，猪苓 10g，泽泻 24g，炒白术 10g，茯苓 12g，桂枝 10g，白茅根 30g，石膏（先煎）30g。水煎服，3 剂。

二诊（1988 年 5 月 13 日）：服上方后下肢浮肿见消，尿量稍增多，口渴稍见好转，URT：PRO（+）、WBC 3 ～ 5 个 /HP，舌如前，脉沉滑。

治法：发汗利水，宣肺解毒消肿。选方：越婢加术汤、麻黄连翘赤小豆汤合五苓散化裁。

处方：麻黄 10g，石膏（先煎）30g，炒白术 10g，甘草 10g，连翘 12g，赤小豆 30g，炒杏仁 10g，猪苓 10g，泽泻 24g，茯苓 12g，桂枝 10g，鲜茅根 60g，板蓝根 12g。水煎服，5 剂。

三诊（1988 年 5 月 19 日）：服上方后浮肿又有加重，仍咽红、咽痛，尿呈混浊，尿量减少。舌苔转白腻，脉如前。辨证：热毒内蕴，肺失肃降，三焦气化失调。治法：清热解毒，宣降肺气，调整三焦。选方：姚正平"急性肾炎经验方"合五苓散组方。

处方：连翘 10g，射干 10g，金银花 30g，霜桑叶 12g，板蓝根 12g，石膏（先煎）30g，薄荷（后下）3g，蒲公英 15g，炒杏仁 10g，鲜茅根 60g，甘草 6g，猪苓 10g，泽泻 24g，炒白术 10g，茯苓 12g，桂枝 10g。水煎服，12 剂。

四诊（1988 年 6 月 13 日）：服后咽红、咽痛好转，尿量增多，浮肿见消，头晕，血压 140/100mmHg，询问家族中有高血压病史者。舌淡边齿痕、少苔，脉寸关微弦。遂以上方加钩藤（后下）10g，石决明（先煎）20g。继服，9 剂。

五诊（1988 年 7 月 9 日）：服后咽痛、咽红、口渴已除，轻度浮肿，尿多色清，腰仍酸困，URT：PRO（－）、WBC 3～5 个 /HP，血压 130/96mmHg。舌淡边有齿痕、苔白微腻，脉右关、左寸关弦滑、两尺沉弱。此时急性期已得以控制，缓以治本，考虑患者脾肾阳虚偏重于脾阳虚，中焦虚寒、气机升降失司。治法：温运脾阳，行气利水。选方：实脾饮合五苓散加减。

处方：制附子（先煎 2 小时）6g，茯苓 30g，炒白术 10g，生姜 6g，木香 6g，厚朴 6g，大腹皮 10g，黄芪 15g，党参 10g，猪苓 10g，泽泻

24g，桂枝 6g，钩藤（后下）10g，石决明（先煎）20g。水煎服，5 剂。

六诊（1988 年 8 月 7 日）：服后自觉症状转好，尿检正常，患者要求改服散剂，遂以上方 5 剂加工为散剂服用至今，服时加少量水煮沸，每日 2 次，每次 15g。前日又感冒，头痛，咽痛，腰酸痛，颜面微有浮肿，全身乏力，血压 130/90mmHg，URT 示：PRO（+）、WBC 8～10 个 /HP。舌淡红、边有齿痕，脉浮滑。遂暂停散剂，守三诊（5 月 19 日）所开"急性肾炎经验方"合五苓散加减之方，嘱其每日 1 剂。

七诊（1988 年 9 月 13 日）：患者连服上方 20 剂，已无头痛、咽痛、浮肿及乏力，唯诉腰酸痛，URT 正常，血压 130/90mmHg。今以五诊（7 月 9 日）所开实脾饮合五苓散加减方化裁，嘱其取 10 剂，加工为散剂，剂量、服法同前。

随访（1991 年 10 月 19 日）：今患者来医院复查，言服完上次所开药后，除降压药外未服他药，旧疾未再发生，数次 URT 结果均示正常。

案四　风邪犯肺，湿热交蒸

张某某，女，39 岁。初诊：2006 年 4 月 13 日。

主诉：面肿反复发作 1 年。

诊查：患者 1 年来感冒后多次出现面肿，开始未引起注意，4 个月前又颜面浮肿，前往某医院检查，URT：PRO（++）、WBC 3～5 个 /HP、RBC1～2 个 /HP，诊为"慢性肾炎急性发作"，经治面肿消退，便自行中断治疗。近 2 日因劳累过度，复感风邪，面部再现浮肿，遂来本院就诊。BRT、ESR 无异常，URT：PRO（++）、WBC 5～10 个 /HP、RBC 0～2 个 /HP、颗粒管型 2～4 个 /HP，血压 140/100mmHg，既往有高血压病史，近期自服复方利血平、硝苯地平、维生素 C 片。刻诊：头昏眼花，咽痒咽痛，咳嗽痰稠，畏寒发热，颜面浮肿，腰膝酸楚，形神倦怠，纳呆便溏，小溲短赤。舌淡红、苔薄腻，脉沉滑。

中医诊断：①水肿（风水），②眩晕。

西医诊断：①慢性肾炎急性发作，②高血压病。

辨证：风邪犯肺，湿热交蒸，水液不行。

治法：疏风宣肺，清热解毒，利湿消肿。

选方：越婢加术汤、麻黄连翘赤小豆汤合五苓散加减。

处方：麻黄 10g，石膏（先煎）30g，炒白术 10g，甘草 10g，连翘 12g，赤小豆 30g，炒杏仁 10g，猪苓 10g，泽泻 15g，茯苓 12g，桂枝 10g，桔梗 10g，金银花 12g，鲜茅根 60g，土茯苓 12g。水煎服，6 剂。

二诊（2006 年 4 月 19 日）：药后外感诸症消失，面目浮肿渐消，小溲清长，纳食增进，大便成形，仍有轻度腰酸、倦怠。URT：PRO（＋）、WBC 3～5 个 /HP、RBC 0～1 个 /HP、颗粒管型 0～2 个 /HP。血压 136/90 mmHg（每日加服降压药）。舌淡红、苔薄白，脉细弦。辨证：外邪已去，脾肾两虚，水液不行。治法：健脾补肾，利水消肿。选方：六味地黄汤合芡实合剂加减。

处方：熟地黄 15g，山茱萸 12g，山药 15g，茯苓 12g，泽泻 15g，芡实 15g，炒白术 12g，金樱子 15g，菟丝子 15g，党参 12g，黄精 10g，石韦 15g，丹参 15g，益母草 15g，金银花 15g。水煎服，每日 1 剂。

治疗经过：以上方出入服药 30 剂，自觉无不适，URT：PRO（＋－）、WBC 0～3 个 /HP；后续服 30 剂，URT 无异常。

随访（2017 年 7 月）：身体状况很好，治愈后水肿未见复发。

案五　脾肾两虚，湿热羁留

高某某，女，52岁。初诊：2010年1月13日。

主诉：面浮肢肿反复发作2年，加重1周。

诊查：患慢性肾炎已2年余，经治疗一度好转，但常因感冒反复发作，既往有高血压病、高脂血症、糖尿病病史。1周前感冒，再次出现面浮肢肿，今来本院就诊。查URT:PRO（++）、LEU（++）、ERY（+++）、SQEP 128/UL、MUCS 186/UL。血生化:TC 6.67mm0l/L、TG 6.48mmol/L、GLU 7.2mmol/L，肾功能检查：正常。心电图提示：Ⅲ、avF:T波倒置，V5～6 ST段下移。血压146/96mmHg。刻诊：发热恶风，头痛咳嗽，咽干咽红，口渴喜饮，眼睑及面部明显浮肿，双下肢凹陷性水肿。舌淡红、苔白腻，脉浮滑。

中医诊断：水肿（风水）。

西医诊断：慢性肾炎急性发作。

辨证：寒郁化热，壅遏于肺，气化失常。

治法：辛凉宣泄，清肺利水，通利三焦。

选方：麻杏甘石汤、桑菊饮合五苓散加减。

处方：麻黄10g，炒杏仁10g，甘草10g，石膏（先煎）30g，炒白术10g，桑叶12g，野菊花12g，桔梗10g，连翘12g，薄荷（后下）10g，芦根15g，茯苓12g，猪苓10g，泽泻15g，桂枝10g，白茅根30g。水煎服，6剂。

二诊（2010年1月19日）：服上方后已无发热、恶风、头痛，咳嗽减轻，面部及双下肢水肿减轻，腰膝酸困，耳鸣。URT: PRO（+）、LEU（+）、ERY(+++)、SQEP 35/ul。血压136/90mmHg（服降压药）。舌脉如前。治法：同前。选方：越婢加术汤、五苓散合五皮散化裁。

处方：麻黄 10g，石膏（先煎）30g，甘草 10g，炒白术 10g，猪苓 10g，茯苓 12g，泽泻 15g，桂枝 10g，茯苓皮 10g，桑白皮 15g，陈皮 10g，冬瓜皮 15g，车前子（包煎）10g，白茅根 30g，茜草 8g。水煎服，每日 1 剂。

三诊（2010 年 2 月 28 日）：上方加减共服 34 剂，面部与双下肢无水肿，无咳嗽、头痛，仍感腰膝酸困，耳鸣，神疲倦怠。URT 示：PRO（＋）、LEU（＋）、ERY（＋＋）。辨证：脾肾两虚，湿热羁留，化水无力。治法：健脾补肾，清热化湿。选方：六味地黄丸加味。

处方：熟地 15g，山茱萸 12g，山药 15g，茯苓 12g，泽泻 12g，丹皮 10g，黄芪 15g，炒白术 10g，菟丝子 15g，石韦 15g，丹参 12g，益母草 15g，白茅根 20g，白花蛇舌草 15g，连翘 10g。水煎服，每日 1 剂。

治疗经过：以上方出入服药 25 剂后，适逢感冒，尿 PRO（+－）、LEU（＋＋），遂改服初诊方 5 剂，又继服此方 20 剂后，URT 无异常，TC 5.07mmol/L、TG 2.08mmol/L、GLU 6.02mmol/L、肾功能检查无异常，血压 136/86 mmHg，遂结束治疗。

随访（2018 年 4 月 9 日）：健康普查中与患者相遇并得以随访，告知肾炎愈后 8 年未复发。

【按】肾炎是严重危害健康的常见病、多发病。祖国医学文献中虽无肾炎之病名，但历代医籍中不乏与其症状类似之"肾水""水肿""肿胀""风水"等记载，辨证与治疗的理论和经验至今仍能指导临床工作。慢性肾炎较为复杂，其中一部分是由急性肾炎迁延而成。临床上可分为肾病型（水肿期与无水肿期）、隐匿型（蛋白尿为主）、高血压型、混合型等，本篇验案主要涉及前两类。关于肾炎的发病原因，现代医学认为和机体免疫机制的改变有密切关系。中医认为风、寒、湿、热，如皮肤疮疡、感染病邪等是引起肾炎的外在因素，而内伤七情、饮食失节、妊娠劳伤、房欲过度等可使脏腑阴阳气血失调，成为致病的内在因素，多呈正虚邪实。一般中医治疗主要根据临床表现，有水肿者，可按水肿论治；无水肿者，可按虚损论治。

由于本病病程久长，迁延难愈，病人抵抗力下降，常易受外邪侵袭，或感寒湿，或受风邪，或湿热交蒸，或热毒内聚，出现标实之症，理应急则治标，速祛其邪。在邪实方面，湿热为患最为常见，也有兼夹外感风邪、热毒壅盛、络脉瘀滞或见水湿泛滥者，如本验案中案一之一、四、五诊，案二之一、二诊，案三之一至四诊、六诊，案四之初诊，案五之一、二诊，此时均为慢性肾炎之急性发作期，其治或清热解毒、宣肺利水；或清风热、滋肾阴。应用古今名方麻杏甘石汤、越婢加术汤、麻黄连翘赤小豆汤、五苓散、桑菊饮及北京名老中医姚正平先生"急性肾炎经验方"等，在早期（或急性发作期）邪实明显、正气尚能耐受之时，祛邪为主兼以扶正，控制了病情的发展。

除清热祛湿外，温补脾肾亦为治疗慢性肾炎大法之一，在整个治疗过程中贯彻始终，并兼顾利水消肿、疏散风邪。慢性肾炎中医辨证多为湿热内蕴，损伤脾肾气阴，脾虚则运化无能，肾虚则关门不利。于是水液潴留而形成浮肿，精气不藏而出现尿蛋白及管型；热伤阴络，镜检可见红细胞。其病因着眼于湿热，病位着眼于脾肾，证属虚实错杂，治宜标本兼顾。因此，在治疗时要抓住健脾益肾、清热祛湿为总纲，正邪兼顾而随证加减。如案一之二诊，辨为脾肾阳虚、三焦气化不利致水湿泛溢，治以温肾扶阳、利水消肿，方用实脾饮合真武汤加减。再如案四之二诊，当外感诸症消失，面目浮肿渐消，患者主要表现为腰酸、倦怠等，缓则治本，治以健脾补肾、利水消肿，予六味地黄丸合芡实合剂加减。

实邪有痰饮、瘀血、湿热等，而其中最重要的是湿热，这是慢性肾炎最基本的病理因素。凡慢性肾炎都必有尿液的变化，其特点是尿中蛋白、红（白）细胞均增多，临床上可结合现代医学检验指标酌情增减药物，如尿蛋白增高者，酌加芡实、金樱子、菟丝子、山茱萸之类；白细胞增高者，酌加连翘、金银花、蒲公英、板蓝根等；红细胞增高者，酌加藕节、茜草之类，而茜草用量要小。

现代医学理论提出肾炎之病理变化常有凝血机制参与，因此制订了有关抗血小板凝集、抗纤维蛋白形成等抗凝疗法，显示出血瘀在肾病中的地位。肾炎初期（"风水"阶段）多为水病及血，是因水液代谢不良而导致肾脏血瘀，到了慢性期则多为血病及水，是由肾脏血瘀进而影响了水的代谢。故在治疗中要着眼于血、水二字，采取养血活血、化瘀渗湿为法，选用五苓散加丹参、益母草等，如案四之二诊。

古今医家治疗水肿（肾水、风水）的方剂颇多，现将本篇涉及方剂简介如下：

1. 麻杏甘石汤：出自《伤寒论》，由麻黄、杏仁、石膏、甘草组成。功用辛凉宣泄，清肺平喘。方中麻黄宣肺，石膏清肺，杏仁降肺气，使肺气肃降有权，喘急可平，甘草和中泻火。此方内清里热，并有宣通肺阳作用，使阳气外达于皮肤组织间隙，调整三焦气化功能以消水肿。

2. 越婢加术汤：出自《金匮要略》，由越婢汤（麻黄、石膏、生姜、甘草、大枣）加白术组成。功用解表清热，利水消肿。

3. 麻黄连翘（轺）赤小豆汤：出自《伤寒论》，由麻黄、连轺（即连翘根）、杏仁、赤小豆、大枣、生梓白皮、生姜、炙甘草组成。功用清热利湿，解表散邪。今人常以连翘代连轺，常用于荨麻疹、肾炎水肿属风水有湿热者。

4. 五苓散：出自《伤寒论》，由猪苓、泽泻、白术、茯苓、桂枝组成。功用利水渗湿，温阳化气。《伤寒论》中用本方治太阳表邪未解，内传太阳之腑，以致膀胱气化不利，遂成太阳经腑同病之蓄水证。方中以泽泻、茯苓、猪苓淡渗利水蠲饮；白术健脾运化水湿；桂枝外解太阳之表，内助膀胱气化。本方重在渗湿利水，兼有健脾化气之功，故常用于水湿内停之水肿、小便不利。

5. 四苓散：出自《明医指掌》，即五苓散减桂枝，功用渗湿利水。

6. 实脾散（饮）：出自《重订严氏济生方》，由附子、干姜、白茯苓、白术、木瓜、厚朴、木香、大腹子、草果、甘草、生姜、大枣组成。功用温阳健脾，行气利水。方中附子、干姜温养脾肾，扶阳抑阴；茯苓、白术健脾燥湿、淡渗利水，使水湿从小便而利；木瓜芳香醒脾，化湿利水；厚朴、木香、大腹子、草果下气导滞，化湿行水，使气行则湿邪得化；甘草、姜、枣益脾和中，调和诸药。

7. 真武汤：出自《伤寒论》，由附子、茯苓、生姜、白术、芍药组成。功用温阳利水，为治疗脾肾阳虚、水气内停的主要方剂。方中以附子大辛大热，温肾暖土，以助阳气；茯苓健脾燥湿，以扶脾之运化；用白芍者，一取其利小便，二取其缓急止腹痛。本方与上方均能温暖脾肾、助阳利水，而实脾散（饮）偏于暖脾，而真武汤偏于温肾。

8. 水陆二仙丹：出自《洪氏集验方》，由芡实、金樱子组成，功用健脾去湿、益肾固精，治疗遗精、白浊、尿频、白带过多。

9. 六味地黄丸：出自《小儿药证直诀》，由熟地黄、山茱萸、山药、泽泻、茯苓、丹皮组成。功用滋补肝肾。方中熟地黄滋肾益精，山茱萸滋肾益肝，山药滋肾补脾，共成三阴并补以收补肾治本之功。泽泻配熟地而泻肾降浊，丹皮配山茱萸以降肝火，茯苓配山药而渗脾湿，此即所谓"三泻"，以防止滋补之品产生滞腻之弊。

10. 金匮肾气丸：出自《金匮要略》，由干地黄、山药、山茱萸、泽泻、茯苓、丹皮、桂枝、附子组成，其为六味地黄丸之祖方，功用温补肾阳。方中前六味同上方，少量之桂枝（多用肉桂）、附子温补肾中之阳。

11. 五皮饮（散）：出自《华氏中藏经》，由生姜皮、桑白皮、陈橘皮、大腹皮、茯苓皮组成，功用利湿消肿，理气健脾。方中以茯苓皮利水，兼以补脾助运化，生姜皮辛散水饮，桑白皮肃降肺气，以通调水道，大腹皮行水气，消肿满，陈皮和胃气，化湿浊。

12. 芡实合剂：广东省东莞市中医院经验方，方见《岳美中医学文集》，原方为：芡实 30g，党参 9g，白术 12g，茯苓 12g，山药 15g，菟丝子 24g，金樱子 24g，黄精 24g，百合 18g，枇杷叶 10g。功用益气健脾、固肾摄精。方中白术、茯苓益气健脾利水，促进运化，能使水气不得内停；芡实、菟丝子、山药脾肾双补，配合参、术、苓，阴阳两伤均可治疗；百合、黄精、金樱子入肺、脾、肾三经，补其不足，功力较强；尤妙在枇杷叶，能清热入肺，肃降肺气，使水道通利，下输膀胱。

13. 北京名老中医姚正平"急性肾炎经验方"：出自《北京市老中医经验选编》[19]，原方为：连翘 10g，射干 10g，银花 30g，霜桑叶 12g，杭菊花 12g，板蓝根 12g，生石膏 12g，薄荷 3g，蒲公英 15g，杏仁 10g，鲜茅根 60g，生甘草 3g。功用清热解毒，疏风宣肺降气。

1.27 补肾健脾为主配合激素疗法治疗难治性肾病综合征（肾水）

苑某，男，9岁。初诊：2002年7月29日。

主诉：水肿、蛋白尿反复出现7年，加重2周。

诊查：患儿反复全身水肿7年，本次发作2周于今日入院。其母代诉，患儿于1995年7月底感冒后出现头面水肿，继而双下肢水肿，伴尿少，在某院住院治疗，查PRO（+++），蛋白定量为8.4g/24h，诊断为原发性肾病综合征，予激素配合其他西药治疗，病情缓解。但以后水肿、蛋白尿多次复发，7年共住院10余次，本次为今年的第3次复发。入院时症见全身浮肿，腰以下肿甚，神疲乏力，腹胀纳少，尿少便溏，有时恶心呕吐。查体：体温36.8℃，心肺未见异常，移动性浊音（+），双下肢凹陷性水肿，体重30kg。查PRO（++++），尿蛋白定量8.8g/24h，ALB 17.4g/L，TC 12.42mmol/L。舌质淡胖、边有齿痕、舌苔白腻，脉濡细而数。

中医诊断：肾水。

西医诊断：小儿难治性肾病综合征。

辨证：脾虚湿困。

治法：健脾益气，化湿利水。

选方：四苓散加味。

处方：茯苓皮15g，猪苓10g，泽泻12g，炒白术12g，车前草30g，石韦12g，白茅根30g，玉米须30g，太子参10g，黄芪12g，薏苡仁15g，制半夏6g，陈皮10g。水煎服，每日1剂。西药予泼尼松30mg，清晨1次顿服。

二诊（2002年8月12日）：服药14剂后，全身水肿明显消退，腹胀减轻，已无呕恶，纳谷增加，面色潮红，五心烦热，咽干口燥，小便正常。移动性浊音（－），双下肢凹陷性水肿减轻，体重 27.5kg。查 PRO（＋＋），蛋白定量 3.1g/24h，ALB 22.5/L，TC 7.5mmol/L。舌质暗红、苔黄腻，脉沉细数。辨证：阴虚火旺，治法：养阴清热，利湿活血。选方：大补阴丸加减。

处方：生地黄 12g，炙龟板（先煎）10g，黄柏 12g，知母 12g，玄参 10g，牡丹皮 10g，山茱萸 10g，金银花 12g，白花蛇舌草 12g，土茯苓 12g，益母草 15g，丹参 10g。水煎服，每日 1 剂。10 月 3 日开始激素减量，每周减 2.5mg。

三诊（2002 年 10 月 17 日）：服药 2 月，水肿已消退，神疲乏力，腰膝酸软，纳食腹胀，二便正常，体重 27kg。查 PRO（＋－），尿蛋白定量 0.3g/24h，ALB 28g/L，TC 6.1mmol/L。舌质淡红少津、边有齿痕、舌苔白微腻，脉沉弱。辨证：脾肾气虚。治法：益气健脾，补肾摄精。选方：自拟滤精汤。

处方：黄芪 12g，太子参 10g，炒白术 12g，茯苓 10g，熟地 12g，山茱萸 10g，金樱子 15g，芡实 15g，菟丝子 12g，蝉蜕 10g，益母草 15g，丹参 10g，桃仁 10g，石韦 12g，玉米须 30g。水煎服，每日 1 剂。带方出院，门诊继续治疗。嘱其泼尼松继续每周减 2.5mg，减至每日 10mg 时即为小剂量，停止减量，以此量维持 8 周。

四诊（2002 年 12 月 15 日）：服药近 2 月，患儿无任何不适，体征正常。查 PRO（－），尿蛋白定量 0.1g/24h，ALB 36.0g/L，TC 5.4mmol/L。舌质淡、苔白微腻，脉沉细。遂用归肾丸加减。

处方：菟丝子 12g，杜仲 10g，枸杞子 10g，山茱萸 10g，熟地 12g，茯苓 10g，淫羊藿（羊油炒）10g，仙茅 10g，黄芪 12g，党参 10g，炒白术 10g，益母草 15g，丹参 10g。水煎服，隔日 1 剂。嘱其泼尼松从 2003 年 1 月 23 日改为隔日 10mg，维持 11 个月。

随访（2004 年 2 月 14 日）：临床症状消失，各项检查正常，上方加减继服 90 剂后停药，并于 2003 年 12 月底停服泼尼松。2011 年 3 月随访，患者停药后一直未再复发，每年 2 次尿和血的实验室检查无异常发现。2019 年 6 月再次随访，大学毕业后已参加工作，喜欢体育运动，身体状况一直良好。

【按】难治性肾病综合征是指原发性肾病综合征中频繁复发、激素依赖和耐药病例的总称，属中医"水肿""虚劳""肾水"范畴。临床上水肿与尿蛋白并存，其水肿当属肾病型水肿，主要是因为大量尿蛋白造成低蛋白血症，继之血浆胶体渗透压低下，继发性水、钠潴留是引起水肿的重要因素。在此病的发作期、复发期，水肿症状表现较为突出。由于大量的水湿潴留，湿困脾土，致使水湿难以祛除，造成恶性循环，这时除提高血浆蛋白外，还必须急则治标、去宛陈莝。本案患儿初诊时临床症状明显，除全身水肿外，尿少、腹水、呕恶、神疲乏力、腹胀纳少，舌苔白腻，脉濡细而数。病机为脾虚湿困，治宜健脾益气、化湿利水，方用四苓散加味，以茯苓皮代茯苓。另加太子参、黄芪、薏苡仁健脾益气，石韦、白茅根、玉米须利水化湿、降低尿蛋白，车前草利水解毒，半夏、陈皮理气化痰、降逆止呕。服 10 余剂后水肿明显消退，呕恶已除。

该患儿肺、脾、肾三脏素虚，又感受风寒、湿热毒邪，加之饮食失调，从而造成了肺失宣降，脾虚失运，肾阳虚衰，主水无权，以致水湿潴留为患，关门不利，尿少水肿。其病因病机多为外因影响肺、脾、肾及三焦的气化功能。肾虚则藏精失职，致使机体水谷精微物质外泄，形成大量的蛋白尿，同时水停可引起肺脾之气的壅滞，水病及血还可导致瘀血内停，如肾静脉血栓及高凝血症。水、气、血三者失调的状况，为此病的病机演变增加了复杂性。随着糖皮质激素（以下简称激素）、利尿剂等药物在该病治疗中的广泛应用，其耗气伤阴损津的特点十分突出，患者会出现不同程度的不良反应。但当撤减激素时，患者又呈现出对其的依赖性，机体相应也会出现一些不适的症状。长期使用外源性激素对下丘脑—垂体—肾上腺皮质产生一定的抑制作用，进而导致肾脏更虚。

现代医学认为，肾病综合征的发生与免疫复合物有关，故首选免疫抑制剂肾上腺皮质激素治疗。难治性肾病综合征患者几乎全部使用过激素，所以在治疗中不可突然停止使用，而应遵循从足量到撤减的激素运用原则，以避免患者病情的加重与反复。故应根据患者在病程中不同阶段所呈现的临床突出矛盾进行辨证论治。

激素乃阳刚之品，服药后多会出现阴伤燥热的表象，二诊时患儿已服大剂量激素（每日 30mg）2 周，故见面色潮红，五心烦热，咽干口燥，舌红、脉细数等症状。此乃阴虚阳亢之候，宜养其阴，阴与阳齐，则水能治火，故选用大补阴丸加减。其方出自《丹溪心法》，由黄柏、知母、熟地黄、炙龟板、猪脊髓组成。案中生地黄、龟板、山茱萸、玄参滋补肾阴，潜阳制火；黄柏、知母泻火滋阴，以对抗激素引起的"阴虚阳亢"之弊；牡丹皮凉血，具有免疫抑制作用；金银花、白花蛇舌草、土茯苓清热解毒利湿，提高机体的抵抗力；益母草、丹参活血化瘀，降低血液黏稠度。

激素大剂量服满 9 周后，每周减 2.5mg。三诊时患儿已减服激素 2 周，阴虚火旺症状明显减轻甚至消失，而转为脾肾气虚，症见神疲乏力、腰膝酸软、纳食腹胀、舌质淡红少津且边有齿痕、脉沉弱。故以益气健脾、补肾摄精为主要治法，用"自拟滤精汤"治疗。案中黄芪、太子参、白术健脾益气；熟地、山茱萸滋阴补肾；金樱子、芡实（水陆二仙丹）合菟丝子调补脾肾、固肾摄精，以减少尿蛋白；益母草、丹参、桃仁活血化瘀，降低血液黏度；茯苓、石韦、玉米须利水化湿，蝉蜕抗过敏。临床使用证明本方有明显降低尿蛋白的作用。

激素小剂量（每日 10mg）持续治疗 8 周后逐渐进入维持量（隔日10mg），此量持续服用近 1 年，这时激素剂量接近人体生理剂量，较少会发生严重不良反应。四诊时患儿虽无任何不适，但此期之表现多为肾、脾、肺阳气虚弱之症，如食欲减退、形寒肢冷、乏力气短、腰酸膝软、舌淡、脉细，并常易感冒，也可出现激素依赖和肾病综合征复发。此阶段宜温补脾肾，兼以治血。以归肾丸加减，该方出自《景岳全书》，由熟地、山药、山茱萸、茯苓、当归、枸杞、杜仲、菟丝子组成。案中以菟丝子、杜仲、枸杞、山茱萸、熟地、茯苓同补肾中阴阳，淫羊藿、仙茅补肾阳，黄芪、党参、白术健脾益气，益母草、丹参活血化瘀。现代研究认为，健脾补肾中药可调节免疫紊乱，活血化瘀中药有改善高黏滞血、阻止肾小球毛细血管内纤维蛋白或微血栓形成作用，淫羊藿等有保护肾上腺皮质免受外源性激素抑制的作用，可减少其复发。

由于此病的形成与机体血液浓缩、高黏状态、抗凝因子缺乏和纤溶机制障碍有关，正如张仲景之谓"血不利则为水"，因此活血化瘀法在本病治疗中占有重要的地位。在治疗的所有阶段，大多数在主方中均加入益母草、丹参等活血化瘀之品，以改善肾脏微循环，稳定血小板活性，抗凝，降低血黏度，改善毛细血管通透性及增强吞噬细胞功能，抑制结缔组织代谢，以促进纤维性病变的转化和吸收。从而改善肾脏局部血液循环，防止肾血管血栓形成，同时还可以调整机体免疫状态，使一些病理过程逆转，达到治疗与修复的目的。

1.28 芡实合剂、六味地黄丸为主并配合激素治疗
肾病综合征（肾水）

甄某某，女，14 岁。初诊：1991 年 10 月 28 日。

主诉：水肿、蛋白尿反复发作 4 年，加重 4 天。

诊查：患者从 1987 年始，因高度浮肿、尿少、尿蛋白反复出现，多次在当地某省级医院住院，PRO（+++ ～ ++++），经诊断为肾病综合征，曾用泼尼松连续（或自行中断）治疗。4 天前因发烧病情加重，遂收本院内科住院。入院时全身高度浮肿，体温 37.5℃，脉搏 96 次 / 分，血压 90/60mmHg。实验室检查：BRT：WBC 10.0×10^9/L、N 70%、L 25%、Hb 11.5g/mm，ESR 125mm/h。URT：色黄、浊、PRO（++++）、颗粒管型 1 ～ 5/HP、WBC 3 ～ 5/HP，尿蛋白定量：8.1g/24h，尿糖（−）。血生化：ALB 18.3g/L，TC 11.84mm0l/L。腹部 B 超：肝、脾、胰均未见异常；胆囊壁厚，毛糙；肾脏：右 10.2cm×5.2cm、左 10.5cm×6.1cm、双肾增大、被膜光滑、回声增强、皮髓质结构消失，提示双肾损害；腹腔内可见大量液性暗区、肠管漂浮，提示腹腔大量积液。胸 X 光片提示：右下肺炎症。入院后经用白霉素注射液、泼尼松、利尿剂等，水肿稍见好转。

今受内科之邀前去会诊。刻诊：全身高度浮肿，下肢肿甚，按之没指，发热微咳，咽红，腰酸腿软，头昏目眩，精神委顿，纳呆溲少。听诊右下肺呼吸音减弱，可闻及细湿性啰音。舌胖、舌边尖红、苔薄黄，脉浮弦滑。

中医诊断：①肾水，②咳嗽。

西医诊断：①肾病综合征，②右下肺炎症。

辨证：风邪犯肺，湿热交蒸，脾肾两虚。

治法：辛凉透泄，宣肺解毒，渗湿利水。

选方：四苓散合姚正平"急性肾炎经验方"加减。

处方：炒白术 10g，茯苓 15g，猪苓 10g，泽泻 15g，金银花 15g，连翘 12g，桑叶 8g，菊花 8g，炒杏仁 8g，石膏（先煎）30g，射干 10g，蝉蜕 6g，薄荷（后下）6g，蒲公英 15g，白茅根 30g，车前子（包煎）10g。水煎服，10 剂。

二诊（1991 年 11 月 7 日）：服上方 10 剂后（泼尼松每日服 60mg），面部及全身浮肿渐消，小便增多，每日排尿 3000ml 左右，精神转佳，已无发热、咳嗽。听诊右下肺细湿啰音消失。BRT：WBC 7.8×10^9/L、N 66%，ESR 42mm/h。URT：色黄、PRO（+−）、WBC 0～1/HP、颗粒管型 O，尿蛋白定量：0.4g/24h。血生化：ALB27.4g/L、TC 7.26mmol/L。舌尖边红、苔白腻，脉沉细弦。风热渐去，肺气得宣，调治脏腑，脾肾为重。治法：益气健脾，补肾摄精。选方：芡实合剂合六味地黄丸加减。

处方：芡实 20g，党参 12g，炒白术 10g，茯苓 12g，山药 15g，菟丝子 15g，金樱子 20g，黄精 10g，熟地黄 15g，山茱萸 10g，泽泻 15g，丹皮 10g，黄芪 15g，石韦 12g，金银花 15g，连翘 10g。水煎服，12 剂。

三诊（1991 年 11 月 22 日）：服上方后，患者呈满月脸，全身无水肿，小便每日 2200ml 左右，体温正常，脉搏 92 次 / 分，血压 110/80mmHg，精神、饮食正常，舌脉如前。血尿常规、血沉、肝功能均无异常，ALB 37.3g/L、TC 5.2mmol/L，尿蛋白定量 0.1g/24h。今日出院，遵内科医生医嘱，泼尼松改为每日服 55mg，以后每周减 5mg，中药守上方继服，改为 2 日服 1 剂。

四诊（1992 年 3 月 14 日）：患者出院后在门诊治疗，以上方出入共服 34 剂，自行停服泼尼松，无水肿及不适，今查血、尿常规，血生化及有关化验无异常。腹部 B 超：右肾 9.1cm×4.0cm、左肾 8.9cm×4.4cm、双肾被膜光滑、内部结构未见明显异常回声，腹腔内液性暗区消失，余无异常。未继续服中药。

五诊（1993 年 1 月 4 日）：患者感冒 1 周后，旧疾复发，面部及全身浮肿，咳嗽，咽红，扁桃体 Ⅱ° 肿大，体温 37.8℃，脉搏 108 次 / 分。BRT：WBC $14.0×10^9$/L、N 76%，URT：PRO（+++），尿蛋白定量 6.4g/24h，血生化：ALB 22.8G/L、TC 9.28mmol/L。舌尖红、苔白，脉浮滑而数。遂以初诊时中药方（四苓散合"急性肾炎经验方"）斟酌取舍，每日 1 剂，同时服泼尼松每日 50mg，每周递减 5mg。

六诊（1993 年 2 月 8 日）：上方共服 18 剂，今查血、尿常规已正常，尿蛋白定量 0.1g/24h，ALB 47.8g/L、TC 5.3mmol/L。面部及全身无浮肿，体温正常，咳嗽已愈，咽不红，扁桃体无肿大。舌苔白腻，脉沉细弦。今用二诊时所开芡实合剂合六味地黄丸加减方出入，每日 1 剂。

七诊（1993 年 3 月 14 日）：上方共服 18 剂，各项相关检查无异常。经治 17 个月，期间共服中药 92 剂，今告愈。

随访（2006 年 11 月 22 日）：愈后旧疾一直未发，现已结婚生子，身体健康。

【按】肾病综合征以高度水肿、蛋白尿为主要表现，因此可按中医的水肿进行辨证施治，但其病程较长，病机更复杂，日久则正虚邪实，虚实夹杂。该患初诊时既有脾肾虚损之征象，如浮肿、腰酸腿软、精神委顿、头昏目眩、纳呆溲少、舌胖等；又有湿浊潴留、风热蕴肺、湿热交蒸之标实表现，如腹水、下肢肿甚、发热微咳、咽红、舌边尖红、苔薄黄、脉浮弦滑等。风邪外袭，肺先受之，肺气输布无能，水邪内停，交蒸互郁，壅塞不通，浊蕴生热。急则治标，遂用四苓散合姚正平"急性肾炎经验方"加减。案中四苓散加白茅根、车前子渗湿利水，桑叶、菊花、薄荷、蝉蜕辛凉透泄，银花、连翘、蒲公英清热解毒，配以杏仁、射干、石膏清宣肺气、利咽止咳。全方重在治标，同时配合激素治疗，10剂后浮肿渐消、小便增多、发热咳嗽及肺部炎症征象消失，各项指标明显好转，精神转佳，病情转为慢性阶段。

先贤治疗水肿的经验中，《丹溪心法》强调："水肿因脾虚不能制水，水渍妄行，当以参术补脾，使脾气得实，则自健运，自能升降运动其枢机，则水自行，非五苓、神佑之行水也。"《景岳全书》记载："水肿证以精血皆化为水，多属虚败，治以温脾补肾，此正法也……故余治此，凡属中年积损者，必以温补而愈，皆终身绝无后患。盖气虚者不可复行气，肾虚者不可复利水，且温补即所以化气，气化而痊愈者，愈出自然，消伐所以逐邪，逐邪而暂愈者，愈出勉强。"这些对后世都有着重要的指导价值。

二诊之后进入慢性期，缓则治本，即以益气健脾、补肾摄精作为治疗大法。以芡实合剂合六味地黄丸加减（两方见1.26篇）。案中以六味地黄丸滋补肝肾；白术、黄芪、党参、黄精合山药、茯苓益气健脾；芡实、金樱子（水陆二仙丹）合菟丝子调补脾肾、固肾摄精，以减少尿蛋白；石韦利水化湿；银花、连翘清热解毒以祛余邪。

肾病综合征由于脾肾虚损，长期蛋白尿致阴液亏失、正气不足，免疫力下降，常因外邪侵袭作为诱因，极易病情反复。五诊即因感冒后旧疾复发，又出现了急性活动期之证候。病机与初诊时雷同，遂再用原法，使病情逆转，终获痊愈。

1.29 应用姚正平经验方治疗慢性肾盂肾炎（湿热淋）

张某某，女，40 岁。初诊：2009 年 7 月 13 日。

主诉：复发性排尿不畅、尿痛 1 周。

诊查：去年 10 月因排尿不畅、尿道灼痛至当地某医院检查，诊为肾盂肾炎，经治好转，后又曾复发并治愈。1 周前因久坐缝毛衣，加之室内潮湿，出现发热头痛，体温 37.6℃，尿频尿急，尿道灼痛，少腹胀痛，腰背酸楚，口干纳差，大便秘结。URT：PRO（＋）、LEU（＋＋）、ERY（＋＋）。舌红少津、苔薄黄，脉滑数。

中医诊断：淋证（湿热淋）。

西医诊断：慢性肾盂肾炎（急性发作）。

辨证：湿热阻遏下焦，阻滞气化，水道不利。

治法：清热解毒，清化下焦湿热。

选方：姚正平"泌尿系感染——毒热型经验方"加减。

处方：当归 12g，连翘 12g，赤小豆 30g，萆薢 12g，炒知母 12g，炒黄柏 12g，萹蓄 15g，瞿麦 15g，白茅根 30g，车前草 18g，飞滑石（包煎）18g，甘草 9g，益智仁 12g，乌药 9g，蒲公英 15g。水煎服，5 剂。

二诊（2009 年 7 月 21 日）：服上方 5 剂后，已无发热头痛，尿频、尿痛、尿急显减，少腹仍有胀痛，腰背仍酸困，口干、纳差、便秘均见好转，守方 5 剂。

三诊（2009 年 10 月 17 日）：服上方后诸症均减，患者自行停药。近日前症又有复发，小溲淋沥频数，尿道热涩不利，少腹微胀，腰背酸困，舌红苔白腻，脉滑数。以上方增损续服。

四诊（2009 年 12 月 3 日）：上方连服 21 剂，诸症消失，尿检未见异常。为巩固疗效，嘱其服知柏地黄丸 2 月，以善其后。

随访（2012年3月）：前症未再发。

【按】肾盂肾炎类似于中医之"热淋""湿热淋""血淋"等范畴。西医认为其发病主要是细菌感染所引起，常见的是大肠杆菌，感染途径大多数是从尿道、膀胱、输尿管而上达于肾脏。多发于女性，病情有急性、慢性或慢性肾盂肾炎反复急性发作。中医认为其发病源于饮食失节、喜怒失常、房劳过度、脏腑不和等因素构成了抵抗力低下，脏腑功能失调所谓"肾虚膀胱热"的内虚现象。至于感染可分两种，一为内毒，即湿热郁久而生内毒；一为外毒，指各种原因引起的病菌侵入。

本案患者膀胱有热，热郁久而生毒；适逢外邪入侵，化而为热，内外合邪，同气相求，致湿热阻遏下焦，阻滞气化，水道不利。治以清热解毒、清化下焦湿热，选用姚正平"泌尿系感染——毒热型经验方"，其原方[19]为当归12g，连翘12g，赤小豆30g，败酱草30g，蒲公英30g，木通9g，炒知母12g，炒黄柏12g，萹蓄30g，车前草30g，白茅根15g，赤芍9g，益智仁12g，川萆薢9g，乌药9g。

本方由三组药组成。一取《丹溪心法》萆薢分清饮之川萆薢、益智仁、乌药，温化别浊，后二者又名缩泉丸具有缩尿作用；《医学心悟》萆薢分清饮之萆薢、黄柏、车前子以清热通淋。二为当归连翘赤小豆汤，从《金匮要略》中"赤小豆当归散"化裁而来，配用蒲公英、败酱草以加强解毒作用。三是白茅根、赤芍、萹蓄、木通、知母五味药，有凉血活血、清热通淋作用。

根据"急则治其标，缓则治其本"的原则，此病在急性发作期之后，即使症情缓解，亦不可停止治疗，应转入治本阶段，即以补肾为主，佐以小量解毒清热通淋之剂，以巩固疗效减少复发。而本案患者不遵医嘱，自行停药，造成病症反复、疗程延长，此种情况临床常见，这也是造成慢性肾盂肾炎缠绵难愈的一种因素所在。

1.30 慢性肾盂肾炎（劳淋病）验案二则

案一 气阴两虚，湿热下注

王某某，女，47 岁。初诊：2009 年 9 月 22 日。

主诉：尿频、尿急反复发作 3 年。

诊查：尿频、尿急病史 3 年，常在劳累或受凉后发生，时有尿失禁，多见于用力或咳嗽时。小便热涩不利，腰痛时作，低热消瘦，少腹微胀，心烦口渴，手足心热，倦怠乏力，少气懒言。URT：PRO（−）、WBC 9～12 个/HP、RBC 2～4 个/HP，尿菌定量培养（＋）。舌尖红起刺、苔薄白，脉细数。

中医诊断：淋证（劳淋病）。

西医诊断：慢性肾盂肾炎。

辨证：气阴两虚，心火上炎，湿热下注。

治法：益气阴，清心火，利湿热。

选方：清心莲子饮加减。

处方：黄芩 12g，麦冬 15g，地骨皮 10g，车前草 30g，甘草 10g，石莲肉 15g，茯苓 15g，黄芪 15g，党参 12g，土茯苓 15g，白茅根 30g，蒲公英 15g，白花蛇舌草 15g，瞿麦 15g。水煎服，每日 1 剂。

二诊（2009 年 10 月 11 日）：服上方 18 剂后，尿频、尿急、尿失禁、热涩不利之感均减轻，已无低热，全身症状亦有不同程度好转，URT：PRO（−）、WBC 3～5 个/HP、RBC 1～2 个/HP，减蒲公英，续服。

三诊（2009 年 11 月 1 日）：再服上方 18 剂，已无尿频、尿急，用力时偶有尿失禁发生，仍腰痛，饮食较好，少气乏力减轻，尿检无异常，尿菌培养呈阴性。上方减土茯苓、白花蛇舌草、瞿麦，加炒苍术 12g，黄柏 10g，败酱草 20g。续服。

四诊（2009 年 11 月 15 日）：服上方 12 剂，诸症若失，今再次做尿检及尿菌培养均呈阴性。

随访（2012 年 1 月）：言旧疾未再复发。

案二　湿热久羁，损伤肾阴

杨某某，女，65 岁。初诊：2010 年 4 月 18 日。

主诉：小便频数涩痛反复发作 10 余年。

诊查：小便频数涩痛，缠绵难愈已 10 余年，以前每年约发作 2 次，去年反复数次，1 周前又复发。经某三甲医院诊断为慢性肾盂肾炎，曾多次尿细菌定量培养呈阳性，本次检测为屎肠球菌，药敏实验对头孢类、克林霉素、左氧氟沙星、替硝唑等多种药物耐药。患者此症经年日久，近年又患腰椎间盘突出、椎管狭窄、胸椎脊膜瘤、后腹膜平滑肌瘤，数经手术折磨，身体虚弱。刻诊：尿频尿少，小便淋漓不畅，总有不尽之意，尿时微有灼痛，小便混浊，身倦腿软，腰痛酸楚，五心烦热，口干咽干。URT：PRO（+），WBC（+++），RBC（+）。舌红少苔，脉细数。

中医诊断：淋证（劳淋病）。

西医诊断：慢性肾盂肾炎。

辨证：下焦湿热久羁，灼津耗液，损伤肾阴。

治法：滋补肾阴，清利湿热。

选方：知柏地黄丸合八正散加减。

处方：知母 10g，黄柏 10g，生地黄 15g，山茱萸 12g，山药 12g，泽泻 12g，茯苓 12g，丹皮 10g，车前草 15g，萹蓄 15g，飞滑石（包煎）15g，甘草 10g，瞿麦 15g，栀子 10g，白茅根 30g，土茯苓 15g，白花蛇舌草 12g。水煎服，每日 1 剂。

二诊（2010 年 5 月 12 日）：上方已服 21 剂，尿量增多，尿频减轻，小便时无疼痛，小便渐清，腰痛身倦、五心烦热均有好转，URT：PRO（−）、WBC（＋＋）、RBC（−）。上方减萹蓄、车前草、栀子，加猪苓 12g，阿胶（另烊）9g。续服。

三诊（2010 年 6 月 6 日）：上方服 21 剂后，已无尿频，诸症基本好转，唯腰背酸困隐隐。近日复查，尿检无异常，尿细菌培养（−）。

随访（2010 年 8 月 15 日）：今来电话告知，再次复查尿菌培养阴性，尿检无异常，前症未再发生。

【按】劳淋病是以小便频数涩痛，遇劳即发，缠绵难愈为主症的一种反复发作性疾病。现代医学之慢性肾盂肾炎非急性发作阶段，与劳淋病颇相类似。

案一王姓，辨证为气阴两虚，心火上炎，湿热下注膀胱；治以益心阴、清心火、利湿热之清心莲子饮加减。此方出自《太平惠民和剂局方》，由黄芩、麦冬、地骨皮、车前子、甘草、石莲肉、茯苓、黄芪、人参组成。案中黄芪、党参、茯苓、甘草补脾益气，合麦冬、地骨皮、石莲肉济脾阴而清心火，黄芩、车前草，再助以土茯苓、白茅根、蒲公英、白花蛇舌草、瞿麦以清热解毒，清利下焦湿热。三诊时用二妙散、败酱草易土茯苓等 3 味，意在避免细菌耐药。全方具扶正不留邪，祛邪不伤正之特点，恰中患者正气已伤、湿热未尽之虚实兼夹病机，服药 48 剂而获痊愈。

案二杨姓，小便频数涩痛、缠绵难愈十余年。其初发之时，治不得法，或自行购药，病重药轻；或滥用抗生素，使体内菌群失调，正气受损。近年又罹患数病，几经手术，正气愈虚，致使本症经年日久，反复发作，难得治愈。此下焦湿热久羁，灼津耗液，损伤肾阴，正虚邪恋，本虚标实。治以滋补肾阴，清利湿热，方用知柏地黄丸合八正散加减。知柏地黄丸，方出《医宗金鉴》，系六味地黄丸加知母、黄柏；八正散，方出《太平惠民和剂局方》，由车前子、瞿麦、萹蓄、滑石、山栀子、甘草、木通、大黄、灯心草组成。案中以六味地黄丸滋补肾阴；集知母、黄柏、车前草、萹蓄、瞿麦、滑石、白茅根、土茯苓、白花蛇舌草诸利水通淋之品以清热利湿；栀子清泻三焦湿热。上方服21剂后湿热渐清，尿道症状减轻，遂减八正散之萹蓄、车前草、栀子3味，加猪苓、阿胶以助养阴之效，寓增猪苓汤之意。猪苓汤，方出《伤寒论》，由猪苓、茯苓、泽泻、阿胶、滑石组成，为利水清热养阴之剂。上方服21剂后，遂收佳效。

下焦湿热贯穿慢性肾盂肾炎的整个病程，两案不论处于何期都应用清热解毒、通淋利湿药物，对菌尿转阴有较好疗效。

1.31 宣肺补肾、清热利湿治疗急性肾炎合并尿路感染（风水、淋证）

岳某某，女，56岁。初诊：2005年9月29日。

主诉：浮肿、尿频、尿急、尿痛近10天。

诊查：患者2周前咽痛、发热，经当地门诊予先锋6号、利巴韦林输液后好转，后出现颜面部浮肿、尿频、尿急、尿痛已近10天，因既往曾有泌尿系感染病史，遂嘱其前往某三甲医院检查。其结果如下：BRT：WBC $14.4 \times 10^9/L$。尿流式分析示：PRO（++）、ERY（+）、WBC 83.00个（参考值0～25/UL）、RBC 845.20（参考值0～25/UL）、EC 51.00个（参考值0～10/UL）、CAST 14.89（低倍视野），尿蛋白定量0.1557g/24h，尿菌培养（+）。放射免疫肾功全项：α_1-微球蛋白（尿液）1.55（参考值0.84～4.64μg/ml）、β_2-微球蛋白（尿液）235（16～154ng/ml）、尿ALB > 16（0.6～6.0μg/ml）、IgG尿液8.6（< 6.0μg/ml）。腹部彩超提示：①脂肪肝，②胆石症，③左肾囊肿。其余未见异常。诊断为①急性肾小球肾炎，②尿路感染。刻诊：面目浮肿，尿频尿急，小便灼热疼痛，小溲短赤，头晕腰痛乏力，下肢酸困。血压140/80mmHg。舌红、苔白腻，脉浮滑。

中医诊断：①风水，②淋证。

西医诊断：①急性肾小球肾炎，②尿路感染。

辨证：风邪犯肺，湿热交蒸，阻滞气化，水道不行。

治法：疏风宣肺，清热利湿，解毒通淋。

选方：越婢汤合麻黄连翘赤小豆汤加减。

处方：麻黄9g，石膏（先煎）30g，生姜9g，甘草9g，连翘12g，赤小豆 30g，炒杏仁 9g，桑白皮 15g，车前草 18g，土茯苓 15g，白茅根 30g，瞿麦 15g，蒲公英 15g，野菊花 12g。水煎服，14 剂。

二诊（2005 年 10 月 14 日）：服后尿量增多，面目已无浮肿，尿频、尿急减轻，小便已无灼热疼痛感，头晕乏力减轻。原方减生姜、野菊花、蒲公英、瞿麦，加萹蓄 15g，金银花 15g，白花蛇舌草 15g。14 剂，继服。

三诊（2005 年 11 月 1 日）：再服 14 剂后，已无尿道刺激症状，无浮肿及头晕乏力，小溲转清长，精神、饮食较好，仍有腰膝酸困，血压 130/80mmHg。近日在某三甲医院复查：BRT 无异常，尿流式分析无异常，尿菌培养（-），放射免疫肾功全项无异常。舌淡红、苔薄，脉沉细。辨证：外邪已去，脾肾两虚，从本论治，以防复发。治法：补肾健脾，兼清下焦湿热。选方：六味地黄丸合水陆二仙丹加味。

处方：熟地黄 15g，山茱萸 12g，山药 12g，茯苓 10g，泽泻 10g，丹皮 10g，芡实 15g，金樱子 12g，苏叶 8g，蝉蜕 8g，菟丝子 12g，石韦 15g，萹蓄 15g，瞿麦 15g，黄柏 10g。14 剂。

随访（2019 年 8 月 6 日）：愈后 13 年以来前症一直未发。曾体检多次，URT、肾功能无异常，左肾囊肿未见增大。

【按】本案合急性肾炎、尿路感染两种泌尿系统疾病于一身，其病理病机需分而论之。究其病因，现代医学认为，前者与机体免疫机理改变有密切关系；后者则为细菌感染所致。对于肾炎，中医认为风、寒、湿、热，如感染病邪等是外在因素，脏腑阴阳气血失调为内在因素。具体到本案则患者本身存在脾肾两虚、气血虚亏、三焦气化失常，病发于外邪之诱发。对于尿路感染，中医认为饮食失节、喜怒失常、房劳过度、脏腑不和等因素构成了抵抗力低下，脏腑功能失调的内虚现象，如《诸病源候论》提出"诸淋者，由肾虚而膀胱热故也"，而外在因素则指各种原因引起的病邪侵入。需要指出的是，尿路感染乃因湿热在体内郁久而产生的一种内毒，与外邪内外呼应而成为一种感染途径。

本案辨证，外有风邪犯肺，致肺失宣降，内有久郁湿热，交蒸于气化通行之三焦，风遏水阻，湿热蕴结下焦，膀胱气化不利，水道不通，流溢肌肤，发为水肿。合而言之，本案治疗则以调理阴阳，滋补气血，调整三焦气化功能，实则清利，虚则补益为基本原则。初诊方用越婢汤合麻黄连翘赤小豆汤加减以疏风宣肺、清热利湿、解毒通淋。案中以麻黄、杏仁、桑白皮宣肺行水，石膏解肌清热，连翘清热解毒，赤小豆利水消肿，土茯苓祛湿热，治五淋，解瘀毒，白茅根凉血止血，清热利水，野菊花、蒲公英清热解毒，瞿麦、车前草清热利湿通淋，生姜、甘草健脾化湿，崇土制水。故使肺气得宣，达到了湿清肿消之目的。二诊更换清热解毒化湿3味药是为了避免细菌对药物产生耐药性。

三诊时外邪湿热已去，有关化验正常，恐其复发，遂用补肾健脾、兼清下焦湿热以巩固疗效，方用六味地黄丸合水陆二仙丹加味。案中以六味地黄丸滋补肝肾，水陆二仙丹健脾祛湿，益肾摄精；苏叶、蝉蜕，既能驱逐风邪，又能宣开肺气发汗消肿，以利水之上源，增强消肿利尿之力；菟丝子补肾摄精；石韦、萹蓄、瞿麦、黄柏清下焦湿热，利水通淋。此外，芡实、金樱子、菟丝子、山茱萸还有消除尿蛋白的作用。

1.32 祛风清热，凉血活血治疗紫癜性肾炎（紫斑肾）

刘某某，女，26岁。初诊：2008年1月8日。

主诉：出血性皮疹、关节痛3周，蛋白尿1周。

诊查：患者在14、19岁时先后因出血性皮疹、腹痛、关节痛，经某医院诊断为过敏性紫癜并治愈。2007年12月中旬患感冒，自服抗感冒类药后突发腹痛，继而两膝关节疼痛，之后两下肢现瘀点数处，逐渐增多、变大。自服扑尔敏、维生素C、钙片、颠茄等西药后瘀点稍见缩小，但此愈彼发，连绵不断，腹痛时轻时重。今来本院就诊，查BRT：WBC 13.8×10⁹/L、N 78%、PLT 正常、ESR 8mm/h。URT：PRO(++)、LEU(++)、ERY(++)。ASO 1:50(−)、RF(−)，肾功能检查：正常。刻诊：发热，体温37.5℃，面红微肿，咽干口苦，口渴，大便间日一行，尿少色黄，腹部隐痛，两膝关节肿痛，触之加重。两大腿下端及小腿部可见紫红色瘀点，部分集簇成片，颜色深浅不一，背部及上肢针头大瘀点依稀可见。舌红、苔黄腻，脉洪滑而数。

中医诊断：①紫斑，②紫斑肾。

西医诊断：①过敏性紫癜，②紫癜性肾炎。

辨证：风热入营血，经脉痹阻，血溢成斑。

治法：清营透热、活血凉血、散瘀解毒，并助以祛风。

选方：清营汤合犀角地黄汤加减。

处方：生地黄15g，丹皮10g，赤芍10g，白芍15g，金银花15g，连翘12g，黄连6g，黄柏10g，防风10g，蝉蜕10g，茜草12g，丹参12g，白茅根20g，旱莲草20g，紫草10g。水煎服，14剂。

二诊（2008年1月23日）：服后已无发热，面无浮肿，腹部已无疼痛，两膝关节肿痛减轻，两下肢紫斑渐退，留有黄褐色色素沉着，偶有新起不多，背部与上肢已无紫斑出现，身痒。舌质红、苔薄布，脉细滑。今查 BRT：WBC11.3×10⁹/L、N72%，URT：PRO（+）、LEU（+）、ERY（+）。辨证：风热渐消，热毒未清，精气不藏。治法：活血凉血，散瘀解毒，脱敏摄精，上方加减再进。

处方：生地黄 15g，丹皮 10g，赤芍 10g，白芍 15g，防风 10g，蝉蜕 10g，茜草 12g，黄连 6g，黄柏 10g，紫草 10g，白茅根 20g，旱莲草 20g，白鲜皮 12g，地肤子 12g，芡实 15g，金樱子 15g。水煎服，14 剂。

三诊（2008 年 2 月 8 日）：服后无发热与面肿，腹无疼痛，两膝无肿痛，两下肢紫斑颜色变浅，他处已无紫斑。舌苔白腻，脉沉细滑。BRT 无异常，URT：PRO（+-）、LEU（-）、ERY（-）。守方续服 10 剂。

四诊（2008 年 2 月 20 日）：服后上述临床症状均消失，皮肤恢复正常肤色，血、尿常规及肾功能检查无异常，告愈。

随访（2010 年 2 月 11 日）：此疾愈后 2 年未发。

【按】过敏性紫癜是一种毛细血管的变态反应性疾病，临床表现为皮肤瘀点、瘀斑、关节酸痛、腹痛及肾脏损害等综合症状和体征。紫癜性肾炎为多种原因引起的一类变态反应性出血性疾病，多发于青少年，病理改变为肾脏弥漫性小血管无菌性炎症。

紫癜属中医"发斑"与"血证"范畴。《医宗金鉴》中有记载："……感受疫疠之气，郁于皮肤，凝结而成。大小青紫斑点，色状如葡萄，发于遍身，惟腿胫居多。"一般认为血热妄行所致，故通常采用凉血止血法治疗。紫癜乃皮肤出血，这种离经之血即血瘀，不仅阻碍新血之化生，且会加重经络阻滞而使出血不易停止。《血证论》说"凡吐衄，无论清凝鲜黑，总以去瘀为先"，把活血化瘀放在治疗之首位。血热引起血液妄行而致出血为临床常见，《医林改错》中也指出"血受热则煎熬成块"，可见血热亦是血瘀的成因之一。

本案患者外感风热之邪加药毒引发，症见发热、皮疹、腹痛、膝关节痛、蛋白尿、血尿及舌红、脉数等，中医辨证为风热内传营阴之证，继而热伤血络，迫血妄行，致经络痹阻，血溢成斑。初诊遵清营汤、犀角地黄汤之意遣药用方。清营汤，方出《温病条辨》，由犀角、生地黄、元参、竹叶心、麦冬、丹参、黄连、银花、连翘组成；犀角地黄汤，方出《备急千金要方》，由犀角、生地黄、芍药、牡丹皮组成，因犀角来自珍稀动物之体且物稀价昂故去而不用。案中用生地黄甘寒以清营凉血，赤芍、丹皮清热凉血、活血散瘀，主治血热妄行，此即叶天士所云"入血就恐耗血动血，直须凉血散血"；金银花、连翘、黄连、黄柏清热解毒以透邪热，使入营之邪促其透出气分而解；茜草凉血止血、行血祛瘀，疏通络脉、治关节疼痛；防风、蝉蜕祛风热，有抗组织胺、抗过敏作用，且蝉蜕有消除蛋白尿的作用；丹参、紫草凉血活血，前者散瘀，后者解血分热毒；白茅根凉血止血，清热利尿；白芍敛阴缓急止痛；旱莲草滋阴益肾，凉血以止血尿。二诊时风热渐消、热毒未清，依然有血尿、蛋白尿、关节肿痛，又出现身痒，考虑此症有湿邪作祟、脾弱肾虚，故减金银花、连翘，加白鲜皮、地肤子清利湿热、止痒；芡实、金樱子调补脾肾、固肾摄精，以减少尿蛋白。

现代医学研究认为紫癜性肾炎早期病理损害大多呈局灶，后期可有血栓形成和肾小球玻璃样变性。患者由于微血管内纤维蛋白及血小板沉积，可导致肾脏损伤、肾上皮细胞增殖，易发生弥漫性血管内凝血病变，而活血化瘀药物可改善肾血管的微循环和抑制损伤性免疫反应。

1.33 风湿性关节炎（痹证）验案二则

案一　风寒湿痹

师某某，女，47 岁。初诊：2008 年 3 月 20 日。

主诉： 全身关节游走性疼痛 2 月。

诊查： 患者因常年在露天做生意，居住室内潮湿，前 2 月感冒后出现两膝关节疼痛，逐渐发展为全身关节游走性疼痛，以腕、指、膝、踝为主，尤以右膝、两踝关节疼痛、肿胀为甚，步履艰难。怕冷，冷则关节疼痛加重，得温略减。近日在某医院检查：血 WBC 11.0×10^9/L，N 75%，ESR 55mm/h，ASO 285.93（＜200IU/ml），RF 8.71（0.00～14lU/ml），CPR 1.84（0.00～0.50mg/dl），ANA（－）（＜80），AKA（－），Anti-CCP（－）（＜5U/ml），诊断为风湿性关节炎。刻诊：体温 37.3℃，血压 130/90mmHg，听诊心肺无异常。全身关节游走性疼痛，右膝与两踝关节肿胀、疼痛明显，且轻度发红，屈伸不利，动则痛甚，伴有眩晕、恶心。舌质红、苔薄白，脉细数。

中医诊断： 痹证。

西医诊断： 风湿性关节炎。

辨证： 风寒湿三气杂至，合而为痹，从阳化热。

治法： 祛风除湿，温经散寒，滋阴清热。

选方： 桂枝芍药知母汤。

处方： 桂枝 12g，白芍 10g，知母 12g，甘草 10g，麻黄 10g，生姜 15g，白术 12g，防风 12g，制附子（先煎 2 小时）10g。水煎服，7 剂。

二诊（2008 年 3 月 27 日）： 药后右膝、两踝关节疼痛、肿胀减轻，已无发红，其他关节游走性疼痛未见明显改善，眩晕、恶心亦减。辨证：

风寒湿邪化热，痰湿血瘀痹阻经络关节。治法：疏风宣湿，化痰祛瘀，通络消肿止痛。选方：朱丹溪上中下通用痛风方加减。

处方：苍术 12g，黄柏 12g，制南星 10g，桂枝 12g，威灵仙 12g，桃仁 10g，龙胆草 10g，羌活 10g，白芷 10g，川芎 10g，红花 12g，白芍 15g，甘草 10g，川牛膝 12g，地龙 12g。水煎服，14 剂。

治疗经过：上方服后全身关节游走性疼痛明显减轻，遂自行停药。半月后感冒 1 次病情略有反复，仍遵前法，加减再服 21 剂后全身关节已无疼痛，体温正常，化验 BRT、ESR、ASO、CRP 等无异常，遂停药。

随访（2009 年 5 月）：病情未再复发。

【按】痹证是由于风、寒、湿、热等外邪侵袭人体，闭阻经络，气血运行不畅所导致的，以肌肉、筋骨、关节发生酸痛、麻木、重着、屈伸不利，甚或关节肿大灼热为主要临床表现的病症。现代医学诊断的风湿性关节炎、类风湿性关节炎、强直性脊柱炎、尿酸性关节炎、坐骨神经痛等疾病，大多属于中医"痹证"的范畴。《素问》曰"所谓痹者，各以其时，重感于风寒湿之气"，又说"其风气胜者为行痹，寒气胜者为痛痹，湿气胜者为着痹也"，对本病的病因、发病原理、证候分类做了论述，奠定了中医对痹证认识的基础。

本案风湿性关节炎，风寒湿三气夹杂，合而为痹，侵袭肌腠筋骨，气机受阻，瘀滞经络关节而成风寒湿痹，且有从阳化热，转为风湿热痹之势。《金匮要略》云"诸肢节疼痛，身体魁羸脚肿如脱，头眩短气，温温欲吐，桂枝芍药知母汤主之"。故初诊投以桂枝芍药知母汤，其方由桂枝、芍药、甘草、麻黄、生姜、白术、知母、防风、附子组成。方中以桂枝、麻黄祛风通阳，附子温经散寒，白术、防风祛风除湿，知母、芍药清热养阴、保肺清金，生姜、甘草和胃调中，从而起到了祛风除湿、温经散寒、滋阴清热之效果。应该指出，该患既有风寒湿偏寒痹的症状，如关节疼痛且有定处，怕冷，冷则加重，得温略减，舌苔薄白等，又见右膝与两踝关节肿胀，轻度发红，低热，舌质红，脉数，以及白细胞及中性偏高、血沉加快、ASO 阳性，CRP 增高等风湿热痹之趋向，故本案病机为风、寒、湿、热、痰、瘀交杂侵犯而致。

二诊时所用上中下通用痛风方，出自《丹溪心法》，原方由苍术、黄柏、制南星、桂枝、防己、威灵仙、桃仁、龙胆草、羌活、白芷、川芎、红花、神曲组成，功用疏风宣湿、化痰祛瘀、通络消肿止痛，今以此方加减用之。案中苍术、黄柏、龙胆草清热燥湿，桂枝解表，温经通阳，羌活、白芷祛风胜湿，散寒止痛，威灵仙祛风湿，通经络，止痹痛，南星燥湿化痰，川芎活血行气，祛风止痛，红花、川牛膝活血祛瘀，后者性善走下；白芍养血柔肝，合甘草缓急止痛，地龙通利经络。

案二　风湿热痹

樊某某，女，31 岁。初诊：2015 年 1 月 11 日。

主诉：全身关节游走性疼痛 4 个月，加重 1 周。

诊查：4 月前始病得于产后受凉，汗出当风，全身关节疼痛，以肩、膝关节为甚，伴自汗出，身无力，常感冒。曾在本院检查，BRT 无异常，ESR 46mm/h，ASO（＋），CRP 增高，诊断为风湿性关节炎。1 周前再患感冒，周身关节疼痛加重，遂来中医科求治。刻诊：体温 37.8℃，血压 90/60mmHg，两侧肩、膝关节红肿热痛，遇热痛重，屈伸不利，步履艰难。伴见汗出恶风，口苦口干，渴喜冷饮，烦躁不安，小便黄短，大便干结。舌质红、苔白，脉浮数。

中医诊断：痹证。

西医诊断：风湿性关节炎。

辨证：风热袭于肌腠，湿热阻滞经络。

治法：清热疏风，祛湿通络。

选方：白虎加桂枝汤合二妙散加减。

处方：生石膏（先煎）30g，知母12g，甘草6g，桂枝10g，黄柏10g，苍术10g，忍冬藤30g，羌活6g，独活6g，木瓜12g，连翘10g，伸筋草30g。水煎服，每日1剂。

二诊（2015年2月7日）：服上方24剂后，体温正常，周身关节游走性疼痛明显减轻，两侧肩、膝关节红肿热痛基本消失，但仍身乏力，自汗出，左髋、膝关节活动后酸软无力，手脚时有麻木，二便已正常，舌苔薄白，脉虚大。辨证：风寒湿之邪未尽，经络气血亏虚。治法：益气温阳，固表止汗，活血通络，兼祛风湿。选方：黄芪桂枝五物汤合玉屏风散加味。

处方：黄芪30g，白芍15g，桂枝10g，当归15g，甘草9g，生姜12g，大枣4枚，防风9g，炒白术12g，赤芍12g，木瓜12g，威灵仙12g，地龙9g，鸡血藤15g。水煎服，每日1剂。

三诊（2015年3月5日）：上方服24剂，全身关节无游走性疼痛，左髋及两膝关节活动自如，已无乏力、自汗、手脚麻木诸症，舌淡红、苔薄白，脉缓。今查BRT、ESR、ASO、CRP均正常，告愈停药。

随访（2017年3月）：言愈后未发。

【按】本患为产后经络气血亏虚之体，又汗出当风，风寒湿之邪乘虚侵袭，病已4月。初诊理当益气固表温阳，祛风活血通络，然又恰逢感冒，风寒湿邪从阳化热，病机以热盛为主，辨为风湿热痹。遵"新邪宜急救，宿邪宜缓攻"之原则，遂用白虎加桂枝汤合二妙散加减。白虎加桂枝汤，方出《金匮要略》，由白虎汤（石膏、知母、甘草、粳米）加桂枝组成，功用清热、通络、和营卫；二妙散，方出《丹溪心法》，由苍术、黄柏组成，功用清热燥湿。该案另加羌、独活解表、祛风湿、止痛，木瓜、伸筋草舒筋活络，前者又有化湿作用；忍冬藤清经络风湿热邪，连翘清热解毒，共奏清热疏风、祛湿通络之效。

二诊时热痹之症已除，经络气血亏虚，风寒湿之余邪未尽，乃用黄芪桂枝五物汤合玉屏风散加味治之。黄芪桂枝五物汤亦出自《金匮要略》，由黄芪、芍药、桂枝、生姜、大枣组成，功用益气温经，和经通痹；玉屏风散，方出《究原方》，由防风、黄芪、白术组成，功用益气固表止汗。另加当归补血活血，散寒止痛；甘草助白芍以缓急止痛；赤芍凉血，祛瘀止痛；鸡血藤行血补血，舒筋活络；威灵仙祛风湿，通经络，止痹痛；木瓜舒筋活络，化湿；地龙通利经络。共达益气温阳、固表止汗、活血通络、兼祛风湿之目的。

1.34 应用王为兰经验方治疗类风湿关节炎（历节风）

田某某，女，52 岁。初诊：2000 年 1 月 21 日。

主诉：关节疼痛、变形 6 个月。

诊查：患者因居处潮湿阴冷，于去年 7 月一次发烧后出现右膝关节红肿疼痛，行走不便，虽经治疗数月，但病情日渐加重。左膝、两踝关节及个别手指关节相继红肿疼痛、变形、僵化，活动受限，握固不利。先后在多家医院诊治，均诊为类风湿关节炎，服泼尼松、芬必得及中药祛风除湿活血之剂，症状时轻时重，每遇阴雨天病情加重。既往高血压病史 8 年，经内科诸项检查提示左心肥大、主动脉硬化。今日患者由其夫背进诊室，视其面色晦滞，动则呻吟不已，每于蹲下或起立时表情痛苦。查体：体温 37.4℃，脉搏 96 次 / 分，血压 150/90mmHg，ESR 42mm/h，RF（＋），CRP（＋），ASO（－），BRT 正常，所累关节 X 线检查诊断为类风湿性关节炎。刻诊：两膝、两踝关节疼痛、肿大、变形、僵化、不能自由活动，右食指、中指与左中指、无名指指掌关节均见肿胀、疼痛、变形、活动受限。全身无力，食欲不振。舌淡、苔薄白，脉细弦、重按乏力。

中医诊断：历节风。

西医诊断：类风湿关节炎。

辨证：正气虚衰，寒湿之邪内舍于筋骨，气滞血瘀，经络阻滞。

治法：强肾壮骨，养血舒筋，化瘀通络，消肿止痛。

选方：阳和汤、活络效灵丹、四物汤加减。

处方：熟地黄 15g，肉桂（后下）9g，麻黄 9g，炮干姜 9g，炒白芥子 9g，鹿角胶（另烊）9g，甘草 9g，当归 12g，丹参 12g，乳香 9g，没药 9g，金银花 15g，忍冬藤 30g，连翘 12g，黄芪 15g，川芎 12g，赤芍 12g。

水煎服，每日1剂（患者经多家医院治疗，至今一直服泼尼松，目前为每日10mg，今嘱其维持原量）。

二诊（2000年3月24日）：以上方加减共服2个月，已能自己行走。体温36.1℃，脉搏84次/分，血压146/86mmHg，ESR 24mm/h，RF（+），CRP、ASO、BRT均正常。两膝、两踝关节疼痛、肿大较前减轻，变形未再发展，仍僵化。左中指、无名指指掌关节肿胀、疼痛减轻，虽仍有变形，但活动较前自如。右食指、中指变化不大。全身无力减轻，食欲增加。舌淡、苔薄白，脉细弦。

考虑患者长期煎服中药不便及经济状况等原因，遂依前法遣药制成丸药缓治。以王为兰"类风湿关节炎经验方"为基础化裁。

处方：当归30g，熟地黄60g，鹿角胶30g，炙龟板（先煎）20g，蜈蚣15g，全蝎15g，蕲蛇30g，炒山甲25g，露蜂房30g，皂刺50g，乳香25g，没药25g，麻黄18g，鸡血藤90g，赤芍30g，炒白芥子90g，土鳖虫30g，炮干姜30g，金银花60g，连翘30g，忍冬藤80g，白芍60g，炙甘草40g，川芎30g。上药共为细末，加蜂蜜适量为丸，每日2次，每服1丸（10g）。

三诊（2000年9月27日）：上药已服半年，全身无乏力，食欲很好，ESR、RF、CRP、ASO、BRT均正常。两膝及踝部关节疼痛、肿大进一步缓解，虽外观有变形，但活动较前自如；左中指、无名指指掌关节已无疼痛及肿胀，关节明显变小，活动自如；右食指、中指指掌关节肿胀、疼痛减轻。嘱其泼尼松改为每日服5mg，2月后再改为隔日服5mg，上次所服丸药方减金银花、连翘、忍冬藤，仍照前法加工与服用。

四诊（2001年9月29日）：先后共服丸药18个月，停服泼尼松已6个月。膝肿消退，关节明显变小；两踝关节无肿胀与疼痛，关节变小；

两手手指已无疼痛、肿胀，活动自如；右食指、中指指掌关节微有变形。ESR、RF、CRP、ASO、BRT 化验无异常，自己能骑自行车，告愈，停药。

随访（2010 年 3 月 1 日）：患者因高血压、失眠前来就诊，言 10 年前类风湿关节炎患病时所累及之诸关节未再发生疼痛、肿胀，四肢功能均正常。

【按】类风湿关节炎与中医之"历节风""白虎历节""骨痹"等相类似，其发病原因多与风寒湿有关。如《素问》曰："风寒湿三气杂至合而为痹也。"严用和之《济生方》云："夫白虎历节病者，世有体虚之人，将理失宜，受风寒湿毒之气，使筋脉凝滞，血气不流，蕴于骨节之间，或在四肢，肉色不变。其病昼静夜剧，其痛彻骨，如虎之啮，故名白虎也。"亦将类风湿病的外因又增加了"毒"的因素。中医认为"邪之所凑，其气必虚""正气存内，邪不可干"，故正气虚是其内因。该患在机体抵抗力降低的情况下，寒湿之邪乘虚而入，内舍于肾，肾主骨，邪气入骨，久久留舍，内伤血脉，骨失所养，关节失利，则致骨质变形、肿大、节挛筋缩，肢体不能屈伸；寒湿之邪化热成毒，邪伏筋骨逐渐致气血运行不畅，经络阻滞，气滞血瘀则疼痛、僵化。日久不解，遂成寒热并存、虚实互见、错综复杂的局面。其病程较长，病位较深，非短期所能收效。故治疗宜用攻补兼施，以丸药缓治。

案中所用丸药处方，以北京市名老中医王为兰先生"类风湿关节炎经验方"为基础化裁，其原方[19]为当归 30g，熟地黄 60g，鹿角胶 30g，龟板胶 30g，蜈蚣 15g，全蝎 15g，蕲蛇 30g，炒山甲 25g，露蜂房 30g，皂刺 50g，乳香 25g，没药 25g，麻黄 18g，鸡血藤 90g，赤芍 30g，炒白芥子 90g。以上诸药共为细末，再以酒豨莶草 60g，老鹳草 60g，丝瓜络 60g，桑枝 120g，大锅浓煎两次，适当浓缩，泛水为丸。本案浓煎豨莶草等 4 味药舍去未用，而在原方中加入土鳖虫 30g，炮干姜 30g，金银花 60g，连翘 30g，忍冬藤 80g，白芍 60g，炙甘草 40g，川芎 30g。

类风湿关节炎日久不愈，更致气血虚损，精髓不足，骨质破坏，须以血肉有情之品补气益血、增髓壮骨，以达到扶正祛邪之目的。案中熟地性味甘微温，补血滋阴，益肾生精，在临床上与当归养血柔筋相配合，起到补益精髓作用。鹿角胶、龟板均属于骨类药物为有情之品，"以骨补骨，同气相求"，温强任督，壮骨充髓，对类风湿关节炎晚期有骨节肿大、骨质疏松、软骨面缺损者起着重要作用。蜈蚣、全蝎性味辛温有毒，性善走窜，能祛风散结，化瘀活血，通经达络，消肿定痛，前者多用于治疗脊椎胀痛僵直；后者多用于治疗四肢肿痛麻木，关节畸形。山甲性味咸寒，性善窜通，能搜风通络，散血消肿，常配以辛温之皂刺以除痰湿消肿毒，引药直达病所，则能软化骨节之僵直。蕲蛇性味甘咸温，功专透骨搜风消肿解毒，善治手足麻木、风湿瘫痪或骨节疼痛。虫类药物，搜风剔邪、通经活络，为古今不少医家所推崇。白芥子辛温，散寒化湿，通经达络，消肿止痛，对阴寒痰湿所致之关节肌肉漫肿酸痛有良效，少佐麻黄辛温宣发以善消骨节肿胀；蜂房甘平消肿止痛治历节肿出；乳香辛苦温，活血舒筋，祛瘀定痛；没药苦平，散血祛瘀，消肿止痛；鸡血藤、赤芍合用能活血通络，舒筋止痛；土鳖虫破血逐瘀，续筋接骨；炮姜温经散寒；川芎辛温，血中之气药，活血行气，祛风止痛；白芍、甘草酸甘化阴，阴血充则筋脉得养而舒，故能缓急止痛；金银花性味甘寒而气味略带芳香，功专清热解毒为气分之药；连翘苦而微寒，气味轻清，清热解毒为入血分之药，与金银花合用则既能清气分之热又可解血中之毒，再加忍冬藤清热通络，对类风湿关节炎热盛型与寒热错杂型之顽固疾患，长期大量服用甚为有益。全方具有强肾壮骨、养血舒筋、化瘀通络、消肿止痛、搜剔经络之风寒湿邪与清解经络之热毒的功能。

临床上运用此方治疗类风湿关节炎多例屡获成效。此病究属一慢性而又顽固的疾患，本案疗程持续一年又八个月之久，治疗中医患密切配合，效不更方，守方守法，长期坚持用药，终获成功。鉴于长期服药，且虫类药物价格昂贵，为了减轻患者经济负担、节省中药资源、方便服用，制丸缓图是一种较好的选择。

1.35 阳和汤合活络效灵丹加减治疗类风湿关节炎（历节风）

凌某某，男，60 岁。初诊：2013 年 5 月 16 日。

主诉：多处关节疼痛、变形 2 月余。

诊查：患者从事环卫工作 3 年，常年清扫大街，风雨无阻。2 月前当地还处于寒冷时节，两手手指关节相继红肿胀痛，局部灼热，皮肤稍红，持物不便，全身低热不适，自觉周身怕冷、畏风，自认为感冒，买药自服无效。继之两腕关节疼痛、红肿，右膝关节疼痛、僵硬、屈伸不利，遂去医院检查。经查，ESR 30mm/h，RF 40lU/ml，CRP 48mg/L，ASO、BRT 均正常，经 X 光摄片提示类风湿关节炎，服用芬必得等见效不大。既往患有高血压病、高脂血症、心肌缺血等。刻诊：左手中指、无名指、小指与右手中指、无名指指掌关节疼痛、肿胀、变粗、变形、僵硬、屈伸不利、持物不便；两手腕关节疼痛，背侧有核桃大小之包块，质软不红；两手轻度浮肿；腰膝冷痛；右膝关节无红肿，关节僵硬，蹲、起时疼痛，屈伸不利。畏风怕冷，无发热。舌质红、苔薄白，脉沉弦而数。

中医诊断：历节风。

西医诊断：类风湿关节炎。

辨证：风寒湿邪外袭，经脉闭塞，邪入血脉，留连筋骨，郁阻化热。

治法：温解阴寒，通经化瘀，搜剔络邪，清热解毒，寒热并用。

选方：阳和汤合活络效灵丹加减。

处方：熟地黄 15g，肉桂（后下）9g，麻黄 9g，炮干姜 9g，炒白芥子 9g，鹿角胶（另烊）9g，甘草 9g，当归 12g，丹参 12g，制乳香 9g，制没药 9g，金银花 15g，忍冬藤 30g，连翘 12g。水煎服，每日 1 剂。

二诊（2013年6月3日）：服上药17剂，自诉仍然畏风怕冷，左手中指、无名指、小指指掌关节疼痛、肿胀、僵硬减轻，双手腕关节疼痛稍减，背侧核桃大小之包块变小，余症如前，病情在阴雨天有加重。化验RF 35IU/ml，CRP 24mg/L，ESR、ASO、BRT正常。舌淡红、苔白腻，脉沉弦。考虑患者初期兼有湿热之征象渐减，目前以风寒湿邪为重。故停用清热解毒之药物，治以温阳化湿，祛风散寒，通经化瘀，搜剔络邪。选方：阳和汤、活络效灵丹合薏苡仁汤加减。

处方：熟地黄15g，肉桂（后下）9g，麻黄9g，炮干姜9g，炒白芥子9g，鹿角胶（另烊）9g，炙甘草9g，当归12g，丹参12g，制乳香9g，制没药9g，薏苡仁（姜汤泡）30g，白芍18g，赤芍12g，炒苍术12g，桂枝9g。水煎服，每日1剂。

三诊（2013年7月3日）：服上药30剂，畏风怕冷减轻，左手所累关节已无疼痛、肿胀、僵硬，变形好转；左腕关节疼痛、僵硬好转。化验RF 24lU/ml，CRP10mg/L，ESR正常。舌脉如前。效不更方，继服原方，每日1剂。

四诊（2013年8月30日）：再服上药30剂，自行停药20余日。目前只右手中指、无名指指掌关节疼痛、肿胀，变形亦有好转，其余所累诸关节均已恢复正常，活动已较前自如。化验ESR、RF、CRP、ASO、BRT均正常。口干，舌淡、苔薄白，脉沉弦。上方减肉桂、桂枝，加桑枝20g，姜黄9g，每日1剂。

五诊（2013年9月30日）：再服上药18剂后停药。患者前述两手所累诸关节已无疼痛、肿胀、僵硬，变形亦有好转，腰膝无疼痛，四肢活动自如，每日坚持上班。

随访（2019年6月28日）：经数年多次追访，患者未再出现关节疼痛与肿胀，活动自如，一直上班至今。

【按】类风湿关节炎，是一种具有慢性过程和多数关节呈对称性发炎的全身性病变，病变可延及构成关节的各种组织，如滑膜、软骨、韧带、肌腱和骨骼等。早期可有游走性的关节肿痛和运动障碍，晚期则出现关节僵硬和畸形，并伴有骨和骨肌萎缩，造成劳动能力丧失。中医认为本病属于"历节风""骨痹"范畴。《诸病源候论》曰："历节风之状，气短自汗出，历节疼痛不可忍，屈伸不得是也。由饮酒腠理开，汗出当风所致也。亦有气血虚，受风邪而得之者。风历关节，与血气相搏交攻，故疼痛。血气虚则汗出也。风冷搏于筋，则不可屈伸，为历节风也。"

本案患者因工作缘故，寒冷常袭，适逢体虚之时，久处其境而受风寒湿之邪侵袭致痹。风为百病之长，寒湿之邪乘虚而入，直入筋骨，内伤血脉引起气滞血瘀，不通则痛。关节失利，日久不解，寒邪化热成毒，遂成寒热并存、虚实互见、错综复杂之病情。寒湿最易伤肾，肾虚不能御邪，寒湿乘虚深侵。肾主骨，寒邪入骨，久久留合，骨失所养，则可致骨质变形，节挛筋缩，肢体不能屈伸。肾司二便，又主气化，肾虚则膀胱气化失司，水道不利而生肿胀。脉沉弦为病邪在里而主痛。

本案初诊时患者处于类风湿关节炎活动期，其类风湿因子为阳性、ESR快，CRP值较高，此间寒湿之邪化热成毒，寒热并存，故在温解阴寒、通经化瘀、搜剔络邪之外加金银花、忍冬藤、连翘清热解毒药物以寒热并用。二诊、三诊时，初期兼有之湿热征象渐减，证情以风寒湿邪为重，故停用清热解毒药物，加《张氏医通》薏苡仁汤以温阳化湿、祛风散寒、通经化瘀、搜剔络邪。四诊时，所余部分未愈之关节病变均在上肢，故加桑枝、姜黄，取二药上行，善治上肢之痹也。

本案所用方剂：

1. 阳和汤：方出《外科全生集》，由熟地、肉桂、麻黄、鹿角胶、白芥子、姜炭、生甘草组成。功用温阳补血，散寒通滞。以肉桂、炮姜温经散寒；麻黄开腠理以达表；鹿角胶填精补髓，强壮筋骨，借血肉有情之品助熟地以养血；白芥子散寒化湿、通经达络，祛皮里膜外之痰以消肿；甘草补而化毒。

2. 活络效灵丹：方出《医学衷中参西录》，由当归、丹参、生明乳香、生明没药组成。功用活血化瘀，通络止痛。原方附加减法颇多，如疮红肿属阳者，加金银花、知母、连翘；白硬属阴者，加肉桂、鹿角胶或鹿角霜等。

3. 薏苡仁汤：方出《张氏医通》，由薏苡仁（姜汤泡）、芍药、当归、麻黄、桂枝、苍术、炙甘草、生姜组成，功用除湿通络，祛风散寒。以薏苡仁、苍术健脾除湿，麻黄、桂枝温经散寒，当归补血，芍药、甘草酸甘化阴，阴血充则筋脉得养而舒，故能缓急止痛，生姜健脾和中。

2

外科

2.1 大柴胡汤加减治疗胆囊术后，
胆道残余结石（黄疸）

张某某，男，55 岁。初诊：1999 年 3 月 19 日。

主诉：胆囊术后黄疸、右上腹痛 1 天。

诊查：患者因胆石症在本院外科进行胆囊切除术，因术中未置 T 管引流，术后一天出现黄疸，发热，寒战，呕恶，右胁、上腹疼痛呈阵发性加剧。实验室检查：BRT：WBC $13.2 \times 10^9/L$、N 80 %、Hb 145g/L；URT：PRO（−）；生化检查：TB 198.8 ↑ mmol/L，ALT 190 ↑ U/L，AST 70 ↑ U/L，TC 6.53 ↑ mmol/L，TG 2.0 ↑ mmol/L，ALP 83IU/L，PTA 78%。腹部 B 超检查显示：肝内回声呈密集弥漫性增强，肝内管道结构不清晰，后方伴衰减。胆总管下端括约肌部位见有一强光点，大小约 0.9cm×1.2cm。诊断为①重度脂肪肝、②胆总管结石（嵌顿）。外科给予补充血容量、纠正电解质紊乱、抗生素药物控制感染等措施，急邀中医科会诊。刻诊：体温 39.2℃，全身皮肤和巩膜黄染，右上腹疼痛、胀满、拒按，口苦咽干，小便色黄，术后仍未解大便。莫非氏征（＋）。舌红、苔黄腻，脉弦滑数。

中医诊断：黄疸。

西医诊断：胆囊切除术后，胆道残余结石。

辨证：湿热蕴结胆道，胆汁溢于肌肤。

治法：清利肝胆，通导腑气，化坚排石。

选方：大柴胡汤加减。

处方：柴胡 12g，大黄（后下）10g，黄芩 12g，白芍 12g，枳实 12g，制半夏 10g，芒硝（冲服）10g，金钱草 30g，郁金 20g，鸡内金 10g，延胡索12g，木香10g，海金沙（包煎）10g，茵陈15g，厚朴12g。水煎1剂，分2次从胃管注入。

二诊（1999年3月20日）：药后患者于今日体温下降为37℃，全身皮肤与巩膜黄染渐退，无腹痛及恶心呕吐，大便两次，为稀便。经B超探查与胆道造影复查，胆总管结石征象已消失，遂继服上方1剂以善后。

【按】患者胆囊切除术后胆道残余结石，胆失疏泄，肝失条达，湿热蕴结，煎熬胆汁而溢于肌肤。故见寒热往来，口苦咽干，右腹疼痛，胀满，小便黄，大便未解，皮肤、巩膜黄染，舌红、苔黄腻，脉弦滑数等症。此为少阳、阳明合病，肝胆郁热，阳明腑实。治当清利肝胆、疏导腑气，药用大柴胡汤加减，意使肝胆得以疏达，邪热经由大便而除。大柴胡汤，方出《伤寒论》，由柴胡、黄芩、半夏、枳实、芍药、大黄、生姜、大枣组成。案中以柴胡、黄芩清解少阳肝胆郁热，大黄、枳实、厚朴、芒硝，此为大承气汤，泻阳明热结，半夏降逆止呕，金钱草、海金沙、鸡内金清热利湿、化坚排石，白芍、延胡索、木香行气活血，缓急止痛，茵陈清热利湿，除肝胆邪热以退黄，此方亦可用于胆石症的治疗。

2.2 乌梅丸加减治疗蛔虫性肠梗阻（蛔厥）

梁某某，女，13岁。初诊：1974年12月6日。

主诉：腹痛、呕吐、大便不通2日。

诊查：2天前患儿因吃油腻饮食出现腹痛、恶心呕吐，今夜腹痛加重，弯腰捧腹，辗转不宁，哭闹不止。症见体瘦面黄，四肢厥冷，不时呕吐，汗出频频，大便两日未行，无排气，巩膜有蓝斑。查体：腹部膨隆，叩诊呈鼓音，触之有疑似条索样硬块物；听诊肠鸣音亢进，间或有气过水声。舌淡、苔黄腻，脉沉紧。

中医诊断：蛔厥。

西医诊断：蛔虫性肠梗阻（不全梗阻？）。

辨证：胃热肠寒，阳明燥结。

治法：温脏安蛔，通里攻下。

选方：因病情急，苦于夜间在家中治疗条件不备，遂予乌梅丸方加减连夜投之。

处方：乌梅15g，细辛2.4g，桂枝9g，制附子（先煎1小时）6g，蜀椒9g，黄柏9g，大黄（后下）9g，芒硝（冲服）9g，桃仁9g，干姜6g。水煎服，1剂。

治疗经过：服后腹痛减轻，已无呕恶，哭闹停止，患儿能安静入睡，矢气得舒，排便时可见蛔虫虫体排出甚多，腹部变为柔软、听诊正常，饮食能进。次日再进一剂告愈。

【按】《伤寒论》曰："蛔厥者，其人当吐蛔。今病者静，而复时烦者，此为脏寒，蛔上入其膈，故烦，须臾复止，得食而呕，又烦者，蛔闻食臭出，其人常自吐蛔。蛔厥者，乌梅丸主之。"乌梅丸由乌梅、细辛、干姜、黄连、蜀椒、桂枝、人参、黄柏、当归、附子组成，功用温脏安蛔，以治胃热肠寒之蛔厥证。本案减黄连、人参、当归，加大黄、芒硝、桃仁而用之。

患儿蛔虫寄生肠内，因胃热肠寒而致扰动不安，故见辗转不宁，不时呕吐；腹痛加剧时，阴阳之气不相顺接，致手足厥冷；腹胀，大便不通，无排气，乃阳明燥结之症。加之腹部检查，虽苦于诊疗条件有限，仍疑似蛔虫性不完全性肠梗阻，遂以乌梅丸温脏安蛔，且加入大黄、芒硝、桃仁泻热通便、软坚润燥以荡涤肠胃。柯琴云"蛔得酸而静，得辛则伏，得苦能下"，故本案重用乌梅，其味酸能制蛔，先安其动扰；蜀椒、细辛味辛能驱蛔，性温可温脏祛寒；黄柏苦能下蛔，寒能清上热；桂枝、附子、干姜温脏以祛下寒。全方共奏温脏安蛔、通里攻下之功。

2.3 以复方大承气汤为主的中西医结合治疗 单纯性肠梗阻（肠结）

班某某，女，59 岁。初诊：2016 年 10 月 15 日。

主诉：腹痛腹胀伴呕吐 2 天。

诊查：患者曾于 1993 年 11 月患急性化脓性阑尾炎行阑尾切除术，之后 2 年又因肠粘连与急性肠梗阻经 2 次手术治疗，且多次因单纯性肠梗阻住院，保守治疗好转。2 天前上腹部疼痛伴恶心、呕吐，腹痛逐渐加剧，转为全腹胀痛，大便数日未解，口干、饮入即吐，于昨日入本院外科。查 BRT：WBC 16.3×10^9/L、N 0.82；X 线腹平片提示肠道可见多处液平面；腹部 B 超：肝、胆、脾、胰、双肾无异常，腹腔内肠管气体增多。诊断为单纯性肠梗阻，采用禁食、胃肠减压、补液、纠正酸碱平衡紊乱、抗生素治疗等措施，经治 24 小时，仍未有排便与排气，腹痛、腹胀亦未见明显好转，遂邀中医科会诊。刻诊：体温 38.1℃，恶热，脘腹胀满疼痛，腹部膨隆拒按；叩之鼓音；听诊肠鸣音减弱，脐周至右下腹可闻及气过水声，口舌干燥，小便短赤。舌质红、苔黄燥，脉实而数。

中医诊断：肠结。

西医诊断：单纯性肠梗阻（痞结型）。

辨证：实热内盛，腑气不通，大便燥结。

治法：通里攻下，行气活血，急下存阴。

选方：复方大承气汤加减。

处方：厚朴 15g，枳实 15g，大黄（后下）15g，芒硝（冲服）12g，炒莱菔子 15g，桃仁 10g，赤芍 15g，木香 10g，青皮 12g，郁李仁 15g，火麻仁 15g。加水 700mL，浓煎成 150mL，相隔 4 小时分 2 次由胃管注入。

上方煎剂由胃管第1次注入5小时后，患者已有排气，继而大便解通，腹痛胀除，余症渐减，遂撤除胃管，次日守方再服1剂后出院。

【按】肠梗阻是常见的急腹症之一，属中医"腹满""腹痛""肠结""关格"范畴。《金匮要略》云"心胸中大寒痛，呕不能饮食，腹中寒，上冲皮起，出见有头足，上下痛而不可触近，大建中汤主之"，即是对肠梗阻患者生动的描述。赵献可在《医贯》中对"关格"做了精辟的论述，指出"关格者，忽然而来，乃暴病也。大小便秘，渴饮水浆，少顷则吐，又饮又吐""数日后脉亦沉伏，此寒从少阴肾经而入，阴盛于下，逼阳而上"，其描述很像由于肠梗阻所引起的失液性休克。急性肠梗阻为肠腑之病，在临床可分为痞结型、瘀结型及疽结型，其目的是指导划分手术与非手术治疗界限。痞结型是肠腑气机不利，痞结不通，其临床表现为痛、呕、胀、闭四大症，属部分性肠梗阻、单纯性机械性肠梗阻及早期动力性肠梗阻。

本案患者由于体质因素，腹部3次手术后造成"肠粘连"，今阳明之腑气不通，气机壅滞，不通则痛，进而化热，实热与积滞互结，浊气填塞，糟粕结聚，燥粪积于肠中，传导失职，故现肠梗阻痛、呕、胀、闭四大临床主症。热盛伤津，燥实内结，阴精大伤，不能上承下达，则见小便短赤、口舌干燥、舌苔黄燥、脉实而数。方用复方大承气汤加减，该方载天津市南开医院《中西医结合治疗急腹症》，由厚朴、炒莱菔子、枳实、桃仁、赤芍、大黄、芒硝组成，以大承气汤为基础组方，功用通里攻下、行气活血、急下存阴，主治单纯性肠梗阻属阳明腑实，而气胀较明显者。方中重用厚朴、炒莱菔子，下气除胀；更配枳实、大黄、芒硝，荡涤积滞而除梗阻；桃仁、赤芍活血化瘀，兼能润肠，既助诸药泻结，又可防止梗阻导致局部血瘀可能引起的组织坏死。今加木香、青皮行气散结，郁李仁、火麻仁润肠而通便结。

2.4 大黄牡丹汤合红藤煎加减治疗慢性阑尾炎急性发作（肠痈）

董某，男，33 岁。初诊：2012 年 5 月 31 日。

主诉：右下腹间歇性疼痛 2 天。

诊查：1 年前曾因转移性右下腹疼痛、发热、呕吐在某医院住院，诊断为急性阑尾炎，经静滴青霉素、替硝唑等药物治疗好转。以后又复发 2 次，均以抗生素静滴等保守疗法使全身及局部症状消失。2 天前因运动后受凉及饮食失调致右下腹间歇性疼痛再发，患者不愿再用抗生素，遂来本院中医科就诊。刻诊：体温 37.5℃，时时泛恶，右下腹疼痛，以隐痛、胀痛为主，麦氏点轻微压痛，无反跳痛，腰大肌试验阳性，肠鸣音减弱，无矢气，2 日未大便，查 BRT：WBC 9.6×10^9/L，N 0.84。舌红、苔厚腻而黄，脉滑数。

中医诊断：肠痈。

西医诊断：慢性阑尾炎急性发作。

辨证：邪热壅滞，瘀阻阑门。

治法：通腑清热，行瘀消肿。

选方：大黄牡丹汤合红藤煎加减。

处方：大黄（后下）10g，丹皮 12g，桃仁 10g，冬瓜子 12g，红藤 15g，地丁 15g，乳香 10g，没药 10g，连翘 12g，延胡索 10g，金银花 15g，蒲公英 15g，败酱草 30g，赤芍 12g，白花蛇舌草 30g，莪术 10g。水煎服，7 剂。

二诊（2012 年 6 月 7 日）：药后已无发热及泛恶，右下腹疼痛及压痛渐减，矢气频频，大便畅通，查 BRT：WBC 6.1×10^9/L，N 0.78，舌苔腻，脉弦滑。上方减延胡索、冬瓜子，改大黄为 6g，加丹参 12g。续服。

三诊（2012年6月22日）：上药服 14 剂，右下腹已无疼痛及压痛，除轻度腹泻外已无其他不适，遂停药。

随访（2014年9月）：路遇得以随访，患者停药后阑尾炎未再复发。

【按】慢性阑尾炎急性发作属中医"肠痈"范畴，其致病因素以饮食不节、寒温不适、忧思抑郁、暴急奔走等导致肠道功能失调，传化不利，运化失职，糟粕积滞，湿热内生，遂致气血不和，浊气瘀血壅遏阑门而成肠痈。故治以通腑清热、行瘀消肿，方用大黄牡丹汤合红藤煎加减。大黄牡丹汤出自《金匮要略》，由大黄、牡丹皮、桃仁、冬瓜子、芒硝组成，功用泻热破瘀、散结消肿。红藤煎载山西省中医研究所编《中医方剂手册》，由红藤、银花、连翘、地丁、乳香、没药、丹皮、延胡索、甘草组成，主治急性阑尾炎、阑尾脓肿。案中以大黄泻肠中湿热瘀结之毒；桃仁、丹皮、赤芍凉血散血，破血祛瘀；冬瓜子清肠中湿热，排脓消痈；红藤清热解毒，活血消痈，乳香、没药、延胡索、莪术活血化瘀，消肿止痛；银花、地丁、连翘、败酱草、蒲公英、白花蛇舌草清热解毒，消痈散结。复诊时加丹参亦为活血祛瘀、凉血消痈而设。综观全方，是由苦寒泻下、清热解毒除湿、活血化瘀等药物组成，湿热结瘀从肠道速下，气血凝滞经破血而散，痛随利减，痈肿得消。

2.5 活血排石汤治疗输尿管结石（石淋）

石某某，女，40岁。初诊：2013年8月17日。

主诉：间歇性腰腹疼痛伴小便不畅1周。

诊查：1周前因腰痛剧烈，以右侧为重，伴下腹痛，辗转不宁，大汗肢冷，恶心欲呕，在某医院检查，经B超诊为双侧输尿管结石，保守治疗疼痛缓解。今日腰痛复发，遂来本院就诊。B超检查：右肾盂扩张4.4cm，右输尿管全程扩张1.2cm，下段可见大小1.1cm×0.8cm强回声团，后拖声影；左肾盂扩张2.7cm，左输尿管扩张1.1cm，中段处可见大小1.1cm×0.7cm的强回声团，后拖声影。超声提示：①双肾积水；②双输尿管扩张伴结石（右下段、左中段）。实验室检查：BRT、血生化无异常，URT：RBC（＋）。刻诊：腰背酸困，牵引少腹，有时加重，小便不畅，肾区叩击痛。舌淡、苔白微腻，脉弦紧。

中医诊断：石淋。

西医诊断：①双侧输尿管结石，②双肾积水。

辨证：湿热蕴结下焦，浊质凝结为石。

治法：清热利湿通淋，行气化瘀排石。

选方：潘树和经验方"活血排石汤"减大黄。

处方：金钱草50g，海金砂（包煎）30g，鸡内金15g，木香15g，川楝子15g，石韦20g，车前子（包煎）15g，皂角刺15g，丹参15g，三棱15g，延胡索15g，红花15g。水煎服，15剂。

二诊（2013年9月3日）：服用13剂后，于1天前小腹憋胀难忍，肠鸣阵作，可见肉眼血尿，小便一涌而出，排出一粒棕褐色桑椹状结石，表面尚光滑。今复查B超，右输尿管未见结石之强光团，左输尿管有 1.1cm×0.7cm 之强光团，后拖声影，已下移至输尿管下段。效不更方，继服上方。

三诊（2013年9月25日）：迭进上方21剂，述前几日又现少腹绞痛与肉眼血尿，但未见到排出之结石。今B超复查，左输尿管亦未见结石之强光团，双肾可见结晶物，URT无异常。嘱其守方再服20剂以巩固疗效。

随访（2018年7月10日）：今介绍当地尿路结石患者来就诊，转告前症未复发。

【按】中医认为泌尿系结石属于"石淋""砂淋""血淋"等病症范围。其病机不外平素多食肥甘酒热之品，或因情志抑郁、气滞不宣，或因肾虚而膀胱气化不行，而致湿热蕴结下焦，日积月累，尿液受湿热煎熬，浊质凝结而为结石，瘀阻水道。其治当以清热利湿，行气活血，通淋排石为宜。潘树和先生之"活血排石汤"，原方[20]为：金钱草50g，海金沙（包煎）30g，鸡内金15g，木香15g，川楝子15g，石韦20g，车前子（包煎）15g，皂角刺15g，丹参15g，三棱15g，延胡索15g，红花15g，大黄10g。此方用之临床收效甚佳，类似病例常以原方减去大黄用之，患者只要能够坚持配合者多数获成功。其方重用金钱草、海金沙，助以行气活血之药，以达到气行则血行，气血共同推动结石下行而排出。金钱草性味甘淡、平，入肾、膀胱经，功效清泻湿热，利水通淋，排除结石；海金沙善泻小肠、膀胱血分湿热，功擅通利水道，为治淋病尿道作痛之要药；鸡内金善于消食导滞，亦能磨坚化石；石韦、车前子清热渗湿、利水通淋；木香辛散温通，川楝子苦寒性降，二药配合行气止痛；丹参、三棱、延胡索、红花、皂角刺活血化瘀，破气散结止痛。活血排石汤其特点还在于将排石、溶石、导石三法结合，齐头并进，药力宏大，功效倍增。金钱草、海金砂、石韦、车前子等清热利尿通淋药均有促进结石排出的作用，此为排石；"溶"即化石，常用金钱草、海金砂、鸡内金、延胡索等皆有消积磨坚化石的作用，冀其溶解结石，使之缩小或裂解，易于下移；"导"即下石，行气活血化瘀的药物可以加强血液之动力，以导结石下行。三法相辅相成，力促结石下行，水道瘀阻畅通，肾中积水亦得以减少消除。

2.6 活血排石汤加总攻法治疗尿石症（石淋）

史某某，男，30 岁。初诊：1994 年 9 月 7 日。

主诉：右侧腰背及下腹疼痛伴小便不畅 3 天。

诊查：患者 3 日前出现右侧腰背疼痛，牵引右下腹，呈钝痛与绞痛，伴小便不畅。经本院 B 超检查示：右肾 10.3cm×4.9cm，肾盂扩张 2.0cm，输尿管扩张 1.2cm，肾盂、输尿管内见多个强回声团，后拖声影，最大为 0.6cm×0.5cm；左肾无异常。实验室检查：URT：RBC（＋）、草酸盐结晶（＋），BRT、血生化无异常。诊断为①右肾积水伴结石；②右输尿管结石。刻诊：腰背酸困、肾区叩击痛。舌淡、苔薄黄，脉弦数。

中医诊断：石淋。

西医诊断：①右肾、输尿管结石（尿石症），②右肾积水。

辨证：湿热蕴结下焦，浊质凝结为石。

治法：清热利湿通淋，行气化瘀排石，并配合总攻疗法。

选方：潘树和经验方"活血排石汤"减大黄。

处方：金钱草 50g，海金砂（包煎）30g，鸡内金 15g，木香 15g，川楝子 15g，石韦 20g，车前子（包煎）15g，皂角刺 15g，丹参 15g，三棱 15g，延胡索 15g，红花 15g。水煎服，每日 1 剂，分 2 次口服。

总攻方案设定：前一天晚 19：00 服活血排石汤（头煎）200～300mL。次日：5：30 饮水 500mL；5：45 服活血排石汤（第 2 煎）200～300mL；6：00 饮水 500mL；分别肌肉注射阿托品注射液 0.5mg、速尿注射液 20mg；6：35 电针治疗，取穴三阴交、阴陵泉、中极，手法为强刺激，留针 20 分钟，电流强度以患者能忍受为宜；7：10 令患者做跳跃运动。"总攻"每日 1 次，连用 3 日为一个疗程。

患者于第 3 疗程后发现尿液中有黄豆大一枚结石排出，9 月 20 日总攻疗法第 4 疗程结束。复查 B 超：双肾及输尿管未见异常，URT 无异常。

随访（1995 年 11 月）：腰背及下腹无症状，排尿正常。上月 B 超复查，双肾、输尿管、膀胱无异常。

【按】作为保守疗法，中药加总攻疗法比单纯中药排石效果要好，此法能更好地集中利尿、冲击与排石、溶石等作用，使结石能迅速通降下行，达到作用快、疗程短的治疗目的。

本案为 25 年前之病例，泌尿外科日新月异、推陈出新地发展，体外碎石进一步纯熟与广泛应用，使得此案类似患者不必再用过去陈旧的做法去排石。但尽管如此，对于肾脏的某些部位，体外碎石仍有其所不可击之处，存在着广泛应用的困难。所以碎石之外，中药疗法、总攻疗法如能互相结合，对结石的尽快排出、缩短疗程、保护肾脏仍有很大意义。

2.7 阳和汤合黄芪桂枝五物汤加减治疗硬斑病（皮痹疽）

袁某某，男，28 岁。初诊：2013 年 4 月 28 日。

主诉：枕部头皮发硬、变色半月余。

诊查：半月前患者发现枕部头皮有 1.0cm×3.5cm 之硬斑，头皮呈紫色，曾在某医院行枕部头皮硬变组织病理检查，报告为：棘层肥厚，皮角伸长，真皮内肥厚增生均质化，血管周围少许炎细胞浸润，未见皮下脂肪层，诊断为硬斑病。追问病史，自诉 1 年来常身软无力，汗出，胸闷，气短，腰膝酸软，畏寒怕冷，四肢不温。刻诊：枕部头皮有 1.0cm×3.5cm 斑片状皮损，皮损处毛发脱落，边界清楚，呈紫色，表面发亮如蜡样，无瘙痒及刺痛感，触之有皮革样硬度。舌尖红、苔黄，脉沉细。

中医诊断：皮痹疽。

西医诊断：硬斑病。

辨证：脾肾阳虚，风寒湿邪外侵，经脉痹塞不通。

治法：补肾健脾助阳，祛风除湿，活血化瘀，温通经络。

选方：阳和汤合黄芪桂枝五物汤加减。

处方：熟地 15g，肉桂（后下）10g，麻黄 10g，白芥子 12g，炮干姜 10g，仙茅 10g，仙灵脾（羊油炒）10g，黄芪 15g，桂枝 10，赤芍 12g，当归 12g，桑寄生 15g，杜仲 15g，金狗脊 12g，怀山药 12g，茯苓 10g，三棱 10g，莪术 10g，红花 10g，鸡血藤 15g。水煎服，7 剂。

二诊（2013 年 5 月 6 日）：服后枕部头皮硬化之皮损稍见变软，紫色变浅，全身症状均有减轻，面部现痤疮数枚，脉右沉细、左沉微滑。面部现痤疮数枚，遂减麻黄、炮干姜、肉桂、白芥子，加海藻 15g，昆布 12g，牡蛎 20g。7 剂。

随访（2013 年 7 月 25 日）：今引他人来诊，查其枕部头皮已无发硬及变色，皮损处头发已长出，全身无不适，告愈。2017 年 11 月 21 日引其母来诊，言枕部头皮硬斑及其诸症未再发生。

【按】硬斑病又称局灶性硬皮病，是一种限局性皮肤肿胀，逐渐发生硬化萎缩的皮肤病，好发于头皮、前额、腰腹部和四肢，部分患者可发展成为系统性硬皮病。《素问》云："痹在于骨则重，在于脉则血凝而不流，在于筋则屈不伸，在于肉则不仁，在于皮则寒。"《诸病源候论》云："风湿痹病之状，或皮肤顽厚，或肌肉酸痛……由血气虚则受风湿而成此病，久不瘥，入于经络，搏于阳经，亦变令身体手足不随。"此病因于脾肾阳虚、气血不足、卫外不固、腠理不密，风寒湿之邪乘隙而侵，阻于皮肉之间，久之耗伤阴血，脏腑失调，属于中医痹症范畴，古有"皮痹疽"之称。

本案病机分析认为腰为肾之府，肾阳虚则腰膝酸软，畏寒怕冷，四肢不温；阳虚则卫气失固，汗出、气短，风寒湿之邪乘虚而入。脾主四肢，脾虚则身软无力。经络痹阻，营卫失和，寒凝痰滞于肌肉、皮肤之间，则头皮现硬化之斑片。治以阳和汤合黄芪桂枝五物汤化裁。阳和汤（方见 1.35 篇）温阳补血、散寒通滞；黄芪桂枝五物汤出自《金匮要略》，由黄芪、芍药、桂枝、生姜、大枣组成，功用益气温经、和经通痹。案中加入仙茅、仙灵脾温补肾阳、祛寒除湿，再配以桑寄生、杜仲、金狗脊、山药、当归、茯苓、三棱、莪术、红花、鸡血藤等补肾、活血通痹之品，共奏补肾健脾、祛风除湿、活血化瘀、温通经络之功。二诊时见面部痤疮，遂减阳和汤，加海藻、昆布、牡蛎以利软坚散结。

2.8 当归四逆汤合活络效灵丹治疗雷诺病（四肢逆冷）

陈某某，女，55 岁。初诊：2014 年 3 月 11 日。

主诉：双手发凉伴麻木刺痛 1 月。

诊查：患者一个月前在阴冷潮湿的菜窖干活儿 2 天后，发现双手苍白渐转为青紫，发凉伴有麻木刺痛感。以后间歇性发作，常以受凉为诱因，每次可达数小时，每需双手放入温水中方能缓解。经某院外科检查，脑血流图无异常，双上下肢动脉、深静脉血流图均未见异常，诊断为雷诺病，经用依帕司他片及血府逐瘀胶囊等效果不佳。今查症如上述，颈项不僵，血压 136/86mmHg。舌质淡红、苔白，脉沉细。

中医诊断：四肢逆冷。

西医诊断：雷诺病。

辨证：血虚受寒，血脉不利。

治法：温经散寒，养血通脉。

选方：当归四逆汤合活络效灵丹化裁。

处方：当归 12g，桂枝 10g，白芍 25g，细辛 3g，炙甘草 10g，通草 5g，大枣 4 枚，丹参 12g，乳香 10g，没药 10g，赤芍 12g，桃仁 10g。红花 10g。水煎服，每日 1 剂。

二诊（2014 年 4 月 3 日）：上方连服 21 剂，上述症状已全部消失，继予原方 14 剂以巩固疗效。

随访（2017 年 3 月）：言前症未再发生。

【按】雷诺病是血管神经功能紊乱引起的肢端小动脉痉挛性疾病，多见于女性患者。本案由气血不足，感受寒湿所致，以当归四逆汤合活络效灵丹化裁治之。《伤寒论》云："手足厥寒，脉细欲绝者，当归四逆汤主之。"四肢为诸阳之本，成无己注云："手足厥寒者，阳气外虚，不温四末。"当归四逆汤，由当归、芍药、桂枝、细辛、甘草、通草、大枣组成，功用温经散寒、养血通脉，方中以当归、芍药补血和血，桂枝、细辛通阳，通草通经脉，又得甘草、大枣益气健脾为使，使阴血充，客寒除，阳气振，经脉通，手足温而脉亦复。活络效灵丹（方见1.35篇）活血祛瘀，通络止痛，以治气血凝滞。本案加桃仁、红花活血之剂共助温阳活血通络之功。

3

妇科

3.1 促卵泡汤合排卵汤加减治疗月经不调
（月经后期、量少）

文某某，女，38 岁，已婚。初诊：2007 年 9 月 29 日。

主诉：月经周期延后、量少 3 年，停经 3 月余。

诊查：患者在塑料厂阴冷车间工作多年，近 3 年来月经延后、量少，周期约 2～3 月一行，经期 3 天，色暗红，有块，偶有小腹痛。因患者服药配合度差，虽经多次西药人工周期治疗未达满意效果。目前月经已 3 个月未转，上月曾在某医院就诊，B 超提示：①左卵巢小囊肿；②宫颈纳囊；③盆腔积液；阴道脱落细胞检查提示：良性细胞（＋）；甲状腺 B 超无异常；肝胆脾胰双肾 B 超提示：慢性胆囊炎，余无异常；脑 CT 无异常。今日女性激素测定：FSH 6.68mIU/mL，P 2.60ng/mL，E_2 42.90pg/mL，LH 6.56mIU/mL，PRL 14.54ng/mL，T 0.31ng/mL；尿妊娠试验（－）。刻诊：神疲乏力，面色萎黄，畏寒肢冷，白带量少，腰部酸困无力，纳食便调。舌质淡、边齿痕、苔薄白，脉细弱。

中医诊断：①月经后期；②月经量少。

西医诊断：月经不调。

辨证：肾阳不足，冲任虚衰。

治法：补肾养血填精，疏利冲任调经。

选方：促卵泡汤合排卵汤化裁。

处方：熟地 15g，肉苁蓉 10g，制首乌 10g，当归 10g，淮山药 12g，菟丝子 15g，川芎 10g，仙茅 10g，仙灵脾（羊油炒）10g，红花 8g，丹参 12g，赤芍 12g，桃仁 10g，泽兰叶 12g，茺蔚子 10g，香附 10g。水煎服，每日 1 剂。

二诊（2007年11月10日）：服上药30剂，月经于11月6日来潮，3天净，量较前略增，色暗，有块，小腹胀痛，腰酸痛，畏寒、神疲乏力减轻。舌淡、边齿痕、苔薄白，脉细滑。

三诊（2007年12月12日）：继服上方20剂，月经于12月5日来潮，5日净，经量增多，色转红，无血块与腹胀痛，腰酸困无力、畏寒肢冷减轻，舌脉如前。效不更方，嘱其守上方再服20剂以巩固疗效。

随访（2008年6月4日）：服上药后月经每月如期而至，经量适中。

【按】月水全赖肾水施化，肾气不足，精血亏虚，冲任气血衰少，血海不能按时满溢，故经期延期不至。该患在阴冷环境工作多年，血为寒凝，寒邪客于冲任，血行不畅，故月经量少，小腹痛，经色暗红，有块。神疲乏力，腰部酸困无力，面色萎黄，畏寒肢冷，舌淡、边齿痕、苔薄白，脉细弱，均为肾阳不足，冲任虚衰之象。故用补肾养血填精以滋肾水，促其卵泡生长，即促卵泡汤之意；活血化瘀、疏利冲任以通经，此排卵汤之意。考虑患者在服药时间上不能很好配合，故将中药人工周期之"促卵泡汤"与"排卵汤"合而用之，亦能取得同样之疗效。案中熟地、肉苁蓉、山药、菟丝子滋补肾精，调补冲任；当归、川芎、首乌养血填精；仙茅、仙灵脾禀性辛温，专壮肾阳。诸药合用以建立"肾—冲任—子宫"之间的机转平衡，也就是促使"下丘脑—垂体—卵巢轴"功能的恢复。红花、丹参、赤芍、桃仁、泽兰叶、茺蔚子、香附理气活血，化瘀通经以促排卵顺利。

3.2 保阴煎合二至丸加减治疗功能性子宫出血（崩漏）

郭某某，女，37 岁，已婚。初诊：2012 年 5 月 14 日。

主诉： 阴道不规则出血 1 月余。

诊查： 患者因换新单位后工作压力大、劳累，本次月经来潮后淋漓不断已一月余。月经开始量多，后减少，颜色由鲜红渐变为淡红色，起初质较黏稠，后变清稀，无血块，白带少量、色黄，无腹痛，并伴有五心烦热，腰膝酸软，头晕眼花，睡眠较差，时有耳鸣，入夜口干，大便干燥。今查 BRT：Hb 85g/L，PLT 120×10^9/L；出凝血时间正常；B 超：子宫及附件未见异常；尿妊娠试验（－）。舌体瘦质红、苔薄白，脉沉细数。

中医诊断： 崩漏。

西医诊断： 功能性子宫出血。

辨证： 肾阴不足，血热妄行。

治法： 滋肾固阴，凉血止血。

选方： 保阴煎合二至丸加减。

处方： 生地黄 15g，白芍 12g，黄柏 10g，川续断 10g，山药 12g，甘草 10g，黄芩 12g，旱莲草 20g，女贞子 15g，海螵蛸（先煎）15g，茜草炭 10g，龙骨（先煎）15g，牡蛎（先煎）15g，地榆炭 12g，棕榈炭 12g。水煎服，4 剂。

二诊（2012 年 5 月 18 日）： 服后出血减少，头晕眼花减轻，余症、舌、脉同前。予上方减地榆炭、棕榈炭，加丹皮 10g。续服 4 剂。

三诊（2012 年 5 月 22 日）： 服后出血停止，诸症减轻，茜草炭改为茜草 8g，续服 10 剂。

随访（2013 年 1 月 29 日）： 服上方后诸症消失，月经色、量、质、期均正常，告愈。

【按】患者劳累伤肾，致肾阴不足，冲任失调，迫血妄行，故月经淋漓不断；阴虚生内热，血为热灼，故色始鲜红、质黏；阴虚不能敛阳，阳浮于外，则五心烦热；肾精不足，失于濡养，故头晕眼花、耳鸣、腰膝酸软；舌体瘦、质红、苔少，脉细数，皆阴虚内热之象。本案以滋肾固阴、凉血止血，意在塞流澄源、标本同治，用保阴煎合二至丸加减。保阴煎，方出《景岳全书》，由生地、熟地、白芍、黄柏、川续断、山药、甘草、黄芩组成，功用清热凉血，固冲止血。二至丸，方出《医方集解》，由旱莲草、女贞子组成，功用益肝肾，补阴血。本案以两方合用滋肾固阴凉血，加入龙骨、牡蛎、海螵蛸、茜草炭、地榆炭、棕榈炭固冲收敛止血，使肾阴渐复，虚热得清，冲任得固，血不妄行。二诊减去塞流之地榆炭、棕榈炭，着重澄源以复旧。另外，本案方中含有清带汤，该方出自《医学衷中参西录》，由山药、龙骨、牡蛎、海螵蛸、茜草组成。《难经》曰"带脉者，起于季胁，回身一周"，带脉横行于腰部，总束诸经，张锡纯先生创清带汤以收涩固冲之类加山药补肾，以助带脉约束冲任督三脉维系胞宫正常为所用。

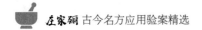

3.3 固冲汤合举元煎加减治疗功能性子宫出血（崩漏）

李某某，女，50 岁，已婚。初诊：2010 年 11 月 2 日。

主诉：经血非时而下 1 年，淋漓不尽 1 月余。

诊查：患者近 1 年来月经周期不准，年内有 1 月未行经，其余经期则或前或后，经量或多或少。9 月 23 日月经来潮后至今未净，经来量多，或干净 3 ～ 4 天后又见血，经色淡而清稀。BRT：Hb 65g/L，盆腔 B 超与妇科检查未见异常。诊断为功能性子宫出血，口服黄体酮及抗生素后症状未有改善。今查神疲乏力，面色㿠白，眼睑结膜苍白，心慌懒言，走路快则气短。舌胖淡、苔薄白，脉沉细弱。

中医诊断：崩漏。

西医诊断：功能性子宫出血。

辨证：肾气虚衰，气血不足，冲任不固。

治法：益气补肾，固冲止血。

选方：固冲汤合举元煎加减。

处方：党参 15g，黄芪 15g，炒白术 10g，升麻 10g，炙甘草 10g，熟地黄 15g，山茱萸 12g，淮山药 15g，白芍 12g，煅龙骨（先煎）15g，煅牡蛎（先煎）20g，海螵蛸（先煎）15g，茜草 8g，棕榈炭 12g，地榆炭 12g。水煎服，6 剂。

二诊（2010 年 11 月 8 日）：服上方后血止已 2 天，面色萎黄，精神好转，仍心慌气短，舌脉如前。上药减棕榈炭、地榆炭。续服 14 剂。

随访（2011 年 3 月）：因气短、失眠来诊，言服上药后月经经期及量均已正常。

【按】围绝经期崩漏多属无排卵性功能失调性子宫出血。患者适七七之年，肾气渐衰，天癸将竭，冲任不固，致经乱无期，淋漓不净。又因流血量多，气血俱虚，故见神疲乏力，心慌懒言，面色㿠白，眼睑结膜苍白，加之舌脉，皆肾虚、气血不足之证候。故用益气补肾、固冲止血治之。以举元煎合固冲汤加减，举元煎，方出《景岳全书》，由人参、黄芪、白术、炙甘草、升麻组成。固冲汤，方出《医学衷中参西录》，由白术、黄芪、煅龙骨、煅牡蛎、山茱萸、白芍、海螵蛸、茜草、棕炭、五倍子组成。案中党参、黄芪、白术、炙甘草、山药补气健脾摄血，升麻升举中气，山茱萸、白芍、熟地益肾养血，煅龙骨、煅牡蛎、海螵蛸固摄冲任，棕榈炭、地榆炭涩血止血，茜草活血止血，血止而不留瘀。共奏益气补肾、固冲止血之效。复诊视血止后减棕榈炭、地榆炭以澄源复旧。

3.4 少腹逐瘀汤加味治疗寒凝血瘀型痛经

董某，女，18岁。初诊：2012年10月7日。

主诉：经行腹痛5年。

诊查：患者月经13岁初潮，周期大致为1月一至，经行量少，5～7天干净，末次月经9月26日。每于经来前2～3天腰腹隐隐胀痛，经来第1～2天少腹疼痛严重，呈胀及刺痛，经色暗红、有血块。痛时手足逆冷，喜温喜按，恶心呕吐，常自服元胡止痛片、索密痛加热敷缓解不明显。追述病史，与住校环境潮湿阴冷及常吃凉饭有关，多经治疗未愈。今日B超检查子宫附件未见异常。舌淡、苔薄腻，脉沉细。

中医诊断：痛经。

西医诊断：原发性痛经。

辨证：寒凝血瘀。

治法：温经散寒，调经止痛。

选方：少腹逐瘀汤加味。

处方：小茴香10g，炮姜10g，延胡索10g，没药10g，当归12g，川芎12g，官桂10g，赤芍12g，生蒲黄（包煎）10g，五灵脂（包煎）10g，香附10g，炒苍术10g，制半夏10g，竹茹6g。水煎服，7剂，嘱其在下次行经前7天始服。

二诊（2012年11月4日）：月经干净已5天，述经来腹痛减轻，手足发凉亦减，舌如前，脉沉滑。守上方7剂，服法如前。

三诊（2012年12月2日）：月经干净2天，经行腹痛再度减轻，经量较前增多，已无血块，无呕恶。上方减制半夏、竹茹，嘱其经前续服7剂。

随访（2013 年 5 月 26 日）：2013 年 1—2 月守前法继续服药 14 剂。今日咽痛前来就诊，言痛经已愈，经色、经量正常。

【按】患者因环境潮湿阴冷、常吃凉饭，血得寒则凝，故致寒湿阻滞胞宫冲任，寒凝血瘀，不通则痛。寒主收引，损伤阳气，故经来手足逆冷，恶心呕吐，治以少腹逐瘀汤加味。是方出自《医林改错》，由小茴香、干姜、延胡索、没药、当归、川芎、肉桂、赤芍、蒲黄、五灵脂组成。案中以香燥理气之延胡索、香附行气止痛，当归、川芎、赤芍、没药、生蒲黄、五灵脂行血活血以化瘀，小茴香、官桂、炮干姜温经止痛，苍术散寒除湿，半夏、竹茹降逆止呕。全方温经散寒、调经止痛，从而达到气顺血行、冲任调达、瘀行痛解。

3.5 四物汤加味治疗经期综合征（经行头痛）

张某某，女，30岁，已婚。初诊：2005年3月2日。

主诉：月经行经后头痛3年。

诊查：患者每逢行经后即感头脑空痛，历时三载。此次来诊，适值月经方净，本月行经5日，经后头脑空痛，以前额、眼眶、双颞侧为重，连及头顶，伴有耳鸣、眩晕、恶心欲吐、身软无力诸症，口干不欲多饮，血压100/70mmHg。月经周期尚准，一般色淡量适中，偶尔经量多则经后头痛更甚。舌质淡而胖嫩、苔薄白，脉沉细。

中医诊断：经行头痛。

西医诊断：经期综合征。

辨证：阴血亏虚，肝阳上犯。

治法：滋阴养血，平肝潜阳。

选方：四物汤加味。

处方：当归12g，川芎10g，生地黄15g，白芍15g，枸杞子10g，钩藤（后下）10g，菊花10g，女贞子10g，玄参12g，白蒺藜10g，蔓荆子10g，白芷10g，柴胡10g，桑叶12g。水煎服，每日1剂。

二诊（2005年4月7日）：服上方20剂，于4月1日始行经5天，经后头痛减轻，尚有头晕，微有恶心，身软无力诸症均减轻，舌脉如前。上方减柴胡，加明天麻10g。

三诊（2005年5月6日）：服上药14剂，于4月29日月经应期而至，经色变红量适中，经后头痛未犯，微有头晕、身软。舌质淡红，脉沉微滑。嘱其守上方继服14剂以巩固疗效。

随访（2007年7月）：头痛一直未犯。

【按】本案为素体阴血亏虚，化源不足，其头痛在经后，为空痛，经量多则经后头痛更甚，经行时精血下注冲任，经后阴血亦感不足，脑失所养，阴虚阳亢，水不涵木，肝阳上扰，遂致头痛。治以滋阴养血、平肝潜阳，方用四物汤加味。该方出自《太平惠民和剂局方》，由当归、川芎、白芍、熟地组成，功用补血调血。是方由《金匮要略》芎归胶艾汤减阿胶、艾叶、甘草而成，方中当归补血活血，熟地补血，川芎行血中之气，白芍敛阴养血。案中加入枸杞子、女贞子补肝益肾，玄参滋阴清热，钩藤、菊花、白蒺藜、天麻平肝潜阳，白芷治阳明头痛，柴胡合菊花治少阳头痛，蔓荆子祛风止痛，《珍珠囊》谓其"疗太阳头痛，头沉昏闷。除昏暗，散风邪"，合桑叶且能散肝经风热。

3.6 夏桂成补肾促排卵汤加减治疗闭经

张某某，女，31岁，已婚。初诊：2016年6月9日。

主诉：月经紊乱2年，停经1年。

诊查：患者13岁月经初潮，经行正常，结婚2年后怀孕，膝下一女现已4岁。2年前开始经行紊乱，月事愆期，经量渐少，色紫暗，时夹血块，行经偶有腹痛。近1年经闭不行，近日在某医院检查，已排除子宫及附件器质性病变。刻诊：面色少华，头昏眩晕，耳鸣阵作，心悸不宁，倦怠乏力，腰膝酸软，带下稀少。舌淡、苔薄白，脉沉细涩。

中医诊断：闭经。

西医诊断：继发性闭经。

辨证：肾虚精亏，天癸不续，冲任失养，血海不充。

治法：补肾填精，养血益肝，活血调经。

选方：补肾促排卵汤（夏桂成经验方）加减。

处方：熟地15g，山茱萸12g，山药15g，茯苓12g，白芍12g，赤芍12g，当归12g，菟丝子12g，杜仲12g，川续断12g，五灵脂（包煎）9g，红花9g，川芎10g，怀牛膝12g。水煎服，21剂。

二诊（2016年7月28日）：间断服上药21剂，昨日月经来潮，量少，色暗红，夹有血块，少腹隐痛，腰膝酸软、倦怠乏力较前好转，白带增多并出现锦丝状带下。舌淡、苔薄白，脉沉滑。原方减赤芍、五灵脂、红花，加龟板胶（另烊）10g，枸杞子10g，柴胡6g。每日1剂，待经期过后续服。

三诊（2016年11月15日）：共服上药28剂后自行停药，于8月29日、9月30日、11月1日分别行经3次，每次持续4～5天，经量增加，色红，经行无腹痛，诸症趋瘥，告愈。

【按】闭经，最早记载于《素问》，称之谓"女子不月""月事不来"。张景岳《妇人规》以"血枯""血隔"分虚实言论，言简理明。

罗元恺教授曾指出，闭经病机有虚有实，虚为血海空虚，来源不足，如壶中缺水，虽倾倒亦无水泻出；实由邪气壅阻，如壶中虽然有水，但因口为外物所堵塞，水也不能倾泻。[21]肾气不足，天癸无形之水不续，冲任不通，胞脉未充，血海空虚，无源可下，故患者月事愆期、经量渐少以至闭经日久，这也是虚证闭经的主要机理。阴血不足，心脑失养，故头晕心悸，面色少华，倦怠乏力；腰为肾之府，肾阴不足，腰府失养，故腰膝酸软，耳鸣阵作；肾阳不足则带下稀少，舌淡、苔薄白，脉细；起病前曾有经色紫暗兼夹血块病史，此瘀血内阻之象，亦为新血不生，经水不得下行之重要因素。治以补肾填精、养血益肝、活血调经，方用夏桂成教授经验方"补肾促排卵汤"加减化裁。其原方[22]为炒当归、赤白芍、怀山药、熟地、炒丹皮、茯苓、川续断、菟丝子、鹿角片（先煎）各10g，山茱萸6～9g，五灵脂10～12g，红花5g。肾为阴阳（水火）并存之脏，该方以滋阴药与助阳药合并使用，张景岳云"无阳则阴无以生""善补阳者，必于阴中求阳，则阳得阴助而生化无穷"。案中以熟地、山茱萸补肾气、益精血、养冲任；当归、白芍养血柔肝；在大量滋阴养血药物中加入菟丝子、杜仲以温肾阳，益精气；山药、茯苓健脾补血；川续断、怀牛膝补肝肾，行血脉；赤芍、川芎、五灵脂、红花行血祛瘀以促排卵。二诊减部分活血祛瘀药物，加龟板胶、枸杞子滋阴益肝肾，加柴胡以条达肝气。俾肾精旺，肝气舒，气血调和，冲任得养，血海蓄溢正常，则经水自能定期而潮。

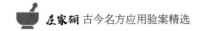

3.7 中药人工周期治疗不孕症二则

案一 肾虚血瘀

冯某某，女，33岁，已婚。初诊：2015年8月5日。

主诉： 婚后3年未孕。

诊查： 患者2012年6月结婚，夫妻同居，未避孕未怀孕3年。14岁初潮后月经周期不准，延后居多，甚至2～3月不行，行经3～4天，量少，色紫或红，有血块。有时又一月二至，淋漓不断，行经第一天少腹痛。近期月经来潮分别为5月24日和7月24日，行经3天，全身乏力，畏寒，腰酸痛。近日于本院妇科检查，子宫及附件无异常，血、尿常规正常，传染4项（－）。舌淡、边有齿痕、苔薄白，脉左沉细、右沉滑。

中医诊断： 不孕症。

西医诊断： 原发不孕。

辨证： 肾虚血瘀。

治法： 补肾、养血活血。

选方： 促卵泡汤、排卵汤、促黄体汤、调经活血汤联合之中药人工周期疗法。

处方：

（1）促卵泡汤：熟地15g，当归10g，制首乌10g，肉苁蓉10g，菟丝子15g，仙茅10g，仙灵脾（羊油炒）10g，怀山药12g，川芎10g，巴戟天10g，补骨脂10g，鹿角胶（烊化）10g。

（2）排卵汤：丹参12g，赤芍12g，当归10g，红花6g，桃仁10g，香附10g，泽兰叶12g，鸡血藤15g，川续断10g，茺蔚子10g。

（3）促黄体汤：熟地15g，制首乌10g，炙龟板（先煎）10g，炒白术

10g，川续断 10g，肉苁蓉 10g，当归 10g，黄芪 12g，巴戟天 10g，菟丝子 12g。

（4）调经活血汤：丹参 10g，赤芍 10g，当归 10g，川芎 10g，泽兰叶 12g，茺蔚子 10g，香附 10g，桑寄生 10g。

服法：均为水煎服，日服 1 剂。嘱其每月月经第五天开始按以下顺序连续服药：先服促卵泡汤 7 剂，继服排卵汤 5 剂，再服促黄体汤 8 剂，最后服调经活血汤 5 剂。之后停药等待月经来潮，此为一疗程（今初诊日可视为服促卵泡汤之第一天）。

二诊（2015 年 10 月 24 日）：服前药 2 个疗程，月经周期变为 35 天，经量增多，全身乏力、畏寒均减轻，舌脉如前，如上法续服。

三诊（2016 年 3 月 20 日）：继服 3 个疗程后月经周期正常 3 个月，现停经 6 周。B 超提示：宫内早孕，活胎（孕 6 周 +1 天）。今化验：血型（ABO）A 型，RH 血型（+），Anti-TPO、TSH、FT4 均正常，GLU 5.57mmol/L，P 69.14nmol/L。

随访：于 2016 年 11 月 12 日顺产一女婴，发育正常，产妇无异常。

【按】1971 年由江西省莲花县"五七"大军省西学中班撰写的《"肾—冲任—子宫"之间机转建立与平衡及中药人工周期疗法》[23]的论文作为内部资料（油印版）在中医界传阅。到 70 年代末期之后，这种新颖的思维方法与新疗法渐为中医同仁认可与接受。它所阐述的中医理论"肾—冲任—天癸—胞宫"与现代医学中"下丘脑—垂体—卵巢轴"功能极为相似，所提出的"中药人工周期"可能通过调节"下丘脑—垂体—卵巢轴"而起作用的这一学说得到发展与深化。在中医有关杂志上，中医同仁见仁见智，多方改进，各有发挥。本案的治法、方药即是参考多家著说并结合自己之临床而制定的。

现代神经内分泌学认为，在"下丘脑—垂体—卵巢轴"相互调节关系中，大剂量雌激素呈负反馈，抑制下丘脑持续中枢及垂体功能，减少促性腺激素的分泌，使卵泡发育受抑制。而小剂量雌激素则呈正反馈，连续应用能兴奋下丘脑、垂体，使之分泌促性腺激素，诱发LH高峰，促进月经恢复及排卵。中药人工周期各阶段中所用中药补肾类药物具有类似小剂量雌激素功效，其在活血化瘀药物的作用下进入人体而参与了促进月经正常恢复与排卵这样的正反馈。[24]

案二　肾阳不足

高某某，女，27岁，已婚。初诊：2006年3月22日。

主诉：婚后近3年未孕。

诊查：患者14岁初潮，月经1月一行，经期5～6天，量少，色暗红，既往有痛经史，末次月经为2006年3月14日。2003年5月结婚，同居未避孕，至今无孕育，男方精液检查无异常。近期在本市某妇幼保健院检查，妇科无器质性病变，激素6项无明显异常，确诊为原发不孕。刻下：面色晦暗，毛发脱落，腰酸如折，畏寒喜暖，性欲淡漠，大便不畅。舌淡、边有齿痕、苔薄白，脉沉细滑。

中医诊断：不孕症。

西医诊断：原发不孕。

辨证：肾阳不足，冲任失养。

治法：温肾养血，调补冲任。

选方：促卵泡汤化裁。

处方：熟地黄15g，当归12g，制首乌12g，肉苁蓉10g，菟丝子15g，仙茅10g，仙灵脾（羊油炒）10g，山药12g，川芎10g，山茱萸12g，巴戟天 10g，鹿角胶（另烊）10g。水煎服，4 剂。

二诊（2006 年 3 月 26 日）：时值月经周期第 13 天，将进入排卵期。治法：养血活血化瘀，促其排卵。选方：排卵汤化裁。

处方：当归 12g，川芎 12g，赤芍 12g，红花 10g，桃仁 10g，香附 10g，泽兰叶 12g，鸡血藤 15g，益母草 15g，川续断 10g，怀牛膝 10g。水煎服，4 剂。

三诊（2006 年 3 月 30 日）：昨日傍晚左下腹微痛，诸症及舌脉变化不大，时值月经周期第 17 天，之后进入经前期。治法：滋阴护阳，同补肾中阴阳。选方：促黄体汤化裁。

处方：熟地黄 15g，当归 12g，制首乌 12g，肉苁蓉 10g，菟丝子 12g，炙龟板（先煎）10g，黄芪 12g，巴戟天 10g，炒白术 10g，川续断 10g，川芎 12g，枸杞子 10g。水煎服，11 剂。待经期，任其自然。

四诊（2006 年 4 月 18 日）：月经于 4 月 13 日来潮，前 3 天较多，今日已净，色红，血块少，痛经较前减轻，经前微有少腹胀，腰痛、脱发、畏寒均有减轻，本周期仍遵上法调治。

随访：如上法再次调服 1 月遂自行停药，诸症消失。2006 年 7 月 16 日来电话告知经某妇幼保健院检查已怀孕 6 周，后顺产一女婴，母女健康。

【按】肾主生殖，不孕与肾的关系密切，并与天癸、冲任、子宫的功能失调，或脏腑气血不和有关，从而影响胞脉胞络功能。中医认为女子不孕多责于肾虚者，其中虽又有阴阳之辨，一般以补益肾阳为主。朱丹溪《局方发挥》曾言"人之育胎者，阴精之施也，阴血能摄之，精成其子，血成其胞，胞孕乃成"，强调了胎孕以阴血为本的理论。故种子贵在养精血、补肝肾。

本案患者婚后近3年不孕，证属肾精亏损，肾阳不足，冲任失养，血海不充。初诊正值经后期，此期血海空虚，胞宫在肾气的作用下行使着"藏精气而不泻"的功能，以蓄积精血。治疗当温肾养血，调补冲任，促使血海充盈，方用促卵泡汤化裁。方中以四物汤（去白芍）补血养血；菟丝子、鹿角胶、山茱萸温养肝肾，调补冲任，补阴益精；肉苁蓉、仙茅、仙灵脾、巴戟天补肾助阳；制首乌补益精血，山药补脾益肾。

　　二诊时将进入排卵期，此期血海充盈，阴精盛而化阳，患者经色暗红，有痛经史，故用排卵汤以养血活血化瘀，促其排卵顺利。方中以当归、川芎、赤芍养血活血化瘀；桃仁、红花、泽兰叶、鸡血藤、益母草、怀牛膝增强活血行血之力；川续断补肝肾，行血脉；香附助之理气调经。

　　三诊即将进入经前期，此期肾中阴阳维持相对平衡状态，为调经佳时，治以滋阴护阳，同补肾中阴阳，方予促黄体汤化裁。此方仍保留促卵泡汤补肾养血过半数药物，用龟板易鹿角胶以滋阴潜阳，去仙茅、仙灵脾以减助阳之力，使阴阳趋于平衡，加黄芪、白术以补气健脾；枸杞以滋补肝肾。俾肾气渐实，气血调和，阴长阳盛，以待行经期。此期若无特殊，可任其自然，暂停服药，若有孕则重阳持恒，无孕则经行阳消，以待下月之讯。

3.8 易黄汤合清带汤加减治疗阴道炎（带下过多）

王某某，女，32岁，已婚。初诊：2009年3月10日。

主诉：白带增多4年。

诊查：患者4年来白带增多，夏秋加重，色黄黏稠并臭秽，阴部轻度瘙痒且疼痛，月经大致正常。口苦咽干，纳谷不馨，经常心烦，少腹时痛，小便短赤，大便干结。曾在某医院检查，诊为阴道炎、慢性宫颈炎。曾用消炎药与外洗药治疗，效果不显，病情时好时坏。舌红、苔黄腻，脉濡数。

中医诊断：带下过多。

西医诊断：阴道炎。

辨证：脾虚湿郁，湿热下注。

治法：健脾除湿，清热止带。

选方：易黄汤合清带汤加减。

处方：山药15g，芡实12g，黄柏12g，车前子（包煎）12g，白果10g，海螵蛸（先煎）15g，茜草12g，龙骨（先煎）15g，牡蛎（先煎）15g，土茯苓15g，炒苍术12g，苦参10g，泽泻12g。椿根皮12g。水煎服，7剂。

二诊（2009年3月19日）：服上方后白带稍减，色黄变浅，臭秽味轻，外阴瘙痒疼痛、小便短赤、大便干结亦有所好转。守上方续服7剂。

治疗经过：后以此方稍事出入，连服1个月，诸症消失。

随访（2011年6月）：愈后未再发病。

【按】《素问》云"诸湿肿满，皆属于脾"，《傅青主女科》曰"夫带下俱是湿症"，脾为燥土，喜燥恶湿，主司运化，脾气虚损不能运化水液，水湿内停，流注于下，可致带下；又因脾虚不能固护任带，约固无力，也致带下增多。湿郁化热，湿热下注，则带下色黄黏稠、臭秽；湿热熏蒸则心烦、口苦咽干，阴部瘙痒且疼痛；湿热伤津，则小便短赤、大便干结；舌红、苔黄腻，脉濡数，此皆湿热之征。夏秋湿气主令，同气相求，故白带加重。治宜易黄汤合清带汤加减。易黄汤，方出《傅青主女科》，由山药、芡实、黄柏、车前子、白果组成；清带汤，方出《医学衷中参西录》，由山药、生龙骨、生牡蛎、海螵蛸、茜草组成。案中以清带汤健脾止带，车前子、苍术健脾化湿，白果、芡实固涩止带，黄柏、苦参清热燥湿，土茯苓解毒化湿，泽泻利水渗湿，椿根皮清热燥湿、收涩止带。众药合力，使热去湿化，则带自止。

3.9 应用夏桂成"盆腔炎经验方" 治疗慢性盆腔炎（带下过多）

张某某，女，45 岁，已婚。初诊：2013 年 6 月 24 日。

主诉：少腹疼痛 3 月余，伴白带增多。

诊查：患者近年来曾先后患急性阑尾炎、输卵管妊娠、肠梗阻，行腹部手术 3 次。近 3 月来少腹疼痛伴低热起伏，带下色黄，量多秽臭，反复发作，经用抗生素等治疗乏效。初潮 13 岁，周期 26～31 日，经期 3～5 日，量偏少，色红，有小血块，时有痛经，末次月经为 2013 年 6 月 18 日。24 岁结婚，足月平产 2 次，已行绝育术。本院妇科检查：外阴已产式，阴道通畅，可见较多脓性分泌物，宫颈轻度炎症，举痛，宫体粘连固定、活动差，右侧附件增厚、有压痛、可触及有乒乓球大小包块。B 超提示，右侧卵巢囊肿，大小约 3.8cm×3.4cm×3.3cm。BRT：WBC $11.5×10^9/L$，N 79%。诊断为 ①慢性盆腔炎、②右侧卵巢囊肿。刻诊：体温 37.5℃，少腹隐痛，有时坠胀，腰骶酸楚，面色晦暗，形体消瘦，尿黄便干。舌质红、苔黄腻，脉细数。

中医诊断：①带下过多，②癥瘕。

西医诊断：①慢性盆腔炎，②右侧卵巢囊肿。

辨证：湿热瘀阻。

治法：清热解毒，利湿化瘀止痛。

选方：盆腔炎 I 号方（夏桂成经验方）加减。

处方：红藤 10g，败酱草 15g，金银花 15g，蒲公英 15g，赤芍 10g，丹皮 10g，延胡索 10g，黄柏 10g，薏苡仁 20g，车前草 10g，广木香 8g，五灵脂（包煎）10g，山药 12g，椿根皮 12g，茯苓 12g。水煎服，7 剂。

二诊（2013年7月1日）：服药后体温37.1℃，少腹隐痛稍减，带下量减，大便日行1次，已进入经后末期，继宗初诊治法，但宜减清热解毒之药而增化瘀之品。治法：活血化瘀，败脓消癥。选方：盆腔炎Ⅱ号方（夏桂成经验方）合桂枝茯苓丸加减。

处方：丹参15g，赤芍10g，白芍10g，桃仁10g，红藤15g，败酱草15g，薏苡仁30g，炮山甲9g，三棱9g，莪术9g，延胡索12g，皂角刺6g，桂枝10g，茯苓12g，丹皮10g。水煎服，6剂。

三诊（2013年7月6日）：前药服后已进入经前期，病情变化不大，遂减上方桂枝、茯苓、丹皮，加山慈姑9g，海藻12g，昆布12g，夏枯草15g，牡蛎（先煎）20g。水煎服，11剂。

四诊（2013年8月23日）：服药后7月18日月经来潮，行经期5天未服药。从7月23日始继用上一周期治法调治1月，8月17日始行经5天至昨日已净。经量增多，色红，无血块与痛经。少腹已无隐痛、坠胀感及压痛，白带量少，无秽臭，已出现锦丝状带。患者精力充沛，面色红润，二便正常，唯觉轻度腰酸。B超复查提示，右侧卵巢囊肿较前缩小，大小约2.2cm×1.8cm×1.6cm，BRT无异常。患者甚喜，言已满足好转之现状，遂中止治疗。

【按】盆腔炎性疾病是妇产科常见病、多发病，包括子宫内膜炎、输卵管炎、输卵管卵巢脓肿、盆腔腹膜炎等。一般分为急性、慢性、结核性三种。中医前贤的著述中虽然没有盆腔炎的记载，但其临床表现散见于"带下过多""热入血室""癥瘕""痛经"等相关病症中。

本案患者证属湿热瘀阻，初诊治以清热解毒、利湿化瘀止痛，方用盆腔炎Ⅰ号方（夏桂成经验方）加减，原方[25]为金银花、蒲公英、红藤、败酱草各15～30g，赤芍、丹皮、延胡索、黄柏各10g，生薏苡仁20g，车前草10g，广木香5g，五灵脂10g。该方由外科常用方红藤煎演化而来，方中以红藤、败酱草清热解毒通络为主药，金银花、蒲公英加强清热解毒功效，赤芍、丹皮、五灵脂活血化瘀，黄柏、车前草、薏苡仁清热利湿，延胡索、广木香行气止痛。案中加入山药、茯苓健脾利湿，椿根皮清热燥湿止带。全方共奏清热解毒、利湿化瘀止痛之功。

二诊用盆腔炎Ⅱ号方（夏桂成经验方）合桂枝茯苓丸加减。盆腔炎Ⅱ号方原方[25]为丹参30g，赤白芍、桃仁各10g，红藤15g，败酱草15g，生薏苡仁30g，三棱9g，莪术9g，穿山甲9g，陈皮6g，山楂12g，延胡索12g，炒枳实9g，桔梗9g，皂角刺6g。案中取红藤、败酱草清热解毒通络，丹参、赤芍、桃仁活血化瘀，三棱、莪术、延胡索活血化瘀，行气止痛，穿山甲、皂角刺活血消痈，托毒排脓，白芍养血敛阴，柔肝止痛，薏苡仁健脾利水渗湿，清热排脓。桂枝茯苓丸，方出《金匮要略》，由桂枝、茯苓、丹皮、桃仁、芍药组成，功用活血散结、破瘀消癥。方中桂枝温通血脉，茯苓渗湿健脾，丹皮、赤芍、桃仁化瘀血、清瘀热。二方合之，不仅可活血化瘀、败脓消癥，而且可促进排卵。

三诊时减桂枝茯苓丸，加山慈姑、海藻、昆布、夏枯草、牡蛎，除活血化瘀、败脓消癥外，辅以消痰软坚散结。依照一至三诊治法再行调治一周期，缓缓为功，患者湿热得清，瘀结见消，病情得以好转。

3.10 寿胎丸合胎元饮加减治疗习惯性流产（滑胎）

胡某某，女，32 岁，已婚。初诊：2012 年 5 月 24 日。

主诉：怀孕 3 次，应期而堕。

诊查：患者 2004 年结婚，2008 年首次怀孕，因患急性阑尾炎行阑尾切除术后做了人流手术。2009 年与 2010 年先后两次怀孕均于孕 7 周左右出现胎停育，予以清宫术处理；2011 年 1 月再次怀孕至第 8 周自然流产，未清宫。近日在某医院查女性激素 6 项结果：FSH 4.99mlU/mL，LH 3.67mlU/mL，E_2 34.70pg/mL，T 0.22ng/mL，PRL 20.56ng/mL，P 0.69ng/mL。夫妻双方查染色体类型，女方：胡某某，46，XX；男方韩某，46，XY，yqh+。男方化验精子成活率 74.80（＞60%）。月经史：14 岁初潮，周期 27～28 天，经期 5～7 天，末次月经 2012 年 5 月 20 日，现已行经 5 天，腰背酸困。裂纹舌，舌尖红边齿痕、苔白厚腻，脉右沉滑、左沉细、两尺弱。

中医诊断：滑胎。

西医诊断：习惯性流产。

辨证：肾气不足、冲任损伤。

治法：补肾养血，佐以活血。

选方：促卵泡汤加减。

处方：熟地 15g，肉苁蓉 12g，菟丝子 15g，当归 15g，枸杞子 15g，淮山药 12g，茯苓 10g，川芎 12g，赤芍 12g，川续断 10g，制首乌 12g，桑寄生 15g，紫河车 8g，仙灵脾（羊油炒）12g。水煎服，每日一剂。

二诊（2012 年 8 月 20 日）：服上方 14 剂后，分别于 6 月 17 日与 7 月 13 日月经来潮，两次行经均为 5 天，量中等。因丈夫在部队工作，患者曾于6月26日至8月1日赴部队探亲。今在当地妇幼保健院检查，提示妊娠5周+3天，宫内孕囊1.5cm×1.6cm×0.9cm；激素6项均在大致正常范围内，其中P 75.29ng/mL。诊为早孕，给予保胎治疗。肌注黄体酮注射液20mg，一日1次。并至本院门诊就诊，要求同时中药保胎。刻诊：少腹微痛，舌尖红、苔白微腻，两脉沉滑。治法：固肾养血安胎，选方：寿胎丸合胎元饮加减。

处方：菟丝子15g，桑寄生15g，川续断10g，当归12g，杜仲15g，熟地15g，白芍12g，炒白术10g，淮山药12g，肉苁蓉10g，紫河车8g，枸杞子10g，砂仁（后下）7g。水煎服，每日1剂。

三诊（2012年8月30日）：在当地妇幼保健院检查，B超示：妊娠6周+6天，宫内见孕囊2.6cm×2.8cm×1.7cm，内见卵黄囊0.3cm，胎芽长0.4cm，可见心管搏动，双附件未见异常。β−hcg＞10000mlU/mL。腹无痛，舌淡、苔白腻，脉沉滑。继服前药。

四诊（2012年10月11日）：服上方共40剂，自觉身体无不适，舌淡红、苔薄白，脉沉滑。今查B超示：单活胎，胎盘0级，胎儿大小12周+6天，胎儿颈后透明层正常范围。血清学产前筛查报告为低风险。ABO血型：A型；红细胞D抗原（RH）阳性，传染4项、血糖、血尿常规、微量元素检查均无异常，嘱其停服中药并停止肌注黄体酮。

随访：2013年4月16日经剖宫产一男婴，体重4.6kg，母子平安。2019年6月再次随访，小孩发育正常。

【按】习惯性流产是现代医学病名，中医称"滑胎"。本案患者因怀孕后阑尾切除而终止妊娠，之后妊娠又经殒坠3次，加之手术清宫，重伤肾气、冲任，更兼短期内几次再孕又劳伤脾肾，导致滑胎。《素问》云"胞络者系于肾"，肾为先天之本，主生殖，司封藏。冲为血海，任主胞胎，今肾元亏虚，冲任失养，脾失统摄，无力摄血载胎致胎元不固而数次胎停。

《灵枢》曰"生之来谓之精，两精相搏谓之神"，孕卵着床成功是在男女双方精、气、血充盈协调而无疾的情况下完成。本案中配偶染色体46，XY，yqh+。yqh+是指Y染色体次缢痕增加，通俗来讲即是大Y染色体。有研究认为由于高度重复的DNA序列增加，可能影响细胞分裂，造成同源染色体配对困难，可能影响生育。男性大Y染色体核型的患者，临床表现为习惯性流产、不育及生育能力低下等。该案孕妇反复流产似与其有关。这是"两精相搏"之男方情况，在初始时即对孕卵造成了不可阻止的伤害。胎元之长，血以濡之，气以载之。倘若母体仍是肾元亏虚、冲任欠充，加之年龄渐长，之后的妊娠将会重蹈覆辙，再次造成肾中元气、冲任、胞宫不可逆的损害。故在孕前即用益肾养血填精，佐以活血，以调节下丘脑—垂体—卵巢轴的功能，拟促卵泡汤加味以备孕，孕后即给予保胎治疗，用固肾养血安胎法。以寿胎丸合胎元饮为基础加补肾安胎之品合成。寿胎丸，方出《医学衷中参西录》，由菟丝子、桑寄生、续断、阿胶组成。值得一提的是，前三味加杜仲组方曾在《本草纲目》中出现，李时珍以此四味药安胎已奠定了张锡纯寿胎丸作为安胎神方的雏形。胎元饮，方出《景岳全书》，由人参、当归、杜仲、白芍、熟地、白术、陈皮、炙甘草组成，为补气养血、固肾安胎之名方。本案中减二方之阿胶、人参、陈皮、炙甘草，加肉苁蓉、紫河车、山药、枸杞子，以增强固肾作用；加砂仁，既可安胎，又使之补而不滞，无碍胃之嫌。

3.11 寿胎丸方加味治疗先兆流产
（胎动不安、胎漏）二则

案一 脾肾两亏，热扰胎元

郭某某，女，30岁，已婚。初诊：1984年9月27日。

主诉： 停经7周，阴道少量出血伴腰酸、小腹隐痛2天。

诊查： 患者近年曾怀孕2次，均在8周后因先兆流产保胎失败而清宫。今值停经7周，阴道出血2天，量少，色鲜红，伴腰酸困，小腹隐痛，心烦，头晕，失眠。尿妊娠试验阳性，B超提示宫内早孕，胎心音162次／分。舌淡红、苔薄黄，脉细数。

中医诊断： 胎动不安。

西医诊断： 先兆流产。

辨证： 脾肾两亏，热扰胎元。

治法： 补肾益气，固冲安胎。

选方： 寿胎丸加味。

处方： 菟丝子15g，川续断15g，桑寄生15g，阿胶（烊化）12g，太子参15g，炒白术10g，怀山药15g，白芍15g，炙甘草10g，熟地15g，升麻10g，黄芪15g，海螵蛸（先煎）15g，杜仲10g。水煎服，10剂。

二诊（1984年10月8日）：服上方2剂后阴道已无出血，继服8剂已无头晕、小腹隐痛，腰酸困减，仍有心烦、失眠，口干喜饮，舌脉如前。治法：滋阴清热，补肾益气，养血安胎。选方：黄连阿胶汤、保阴煎合寿胎丸方加减。

处方： 黄连6g，黄芩6g，白芍12g，阿胶（烊化）10g，鸡子黄（后入）1枚，生地黄15g，川续断15g，怀山药15g，甘草10g，菟丝子12g，桑寄生 15g，炒枣仁 12g，太子参 12g，炒白术 10g。水煎服，4 剂。

三诊（1984 年 10 月 13 日）：服上方 4 剂后，心烦、失眠、口干喜饮及腰酸困等均见好转，再未发生阴道出血，遂停药。

随访（1985 年 7 月）：足月分娩一健康女婴，母女平安。

案二　脾肾两虚，胎元不固

胡某某，女，38 岁，已婚。初诊：2013 年 11 月 5 日。

主诉：停经 30 天，阴道少量出血伴腰酸身倦 1 天。

诊查：12 年前因先兆流产经本院中医科保胎成功，现女孩已 11 岁。去年 7 月怀孕 7 周自然流产。平常腰酸困，月经周期为 25 天，末次月经为 10 月 6 日。昨日起阴道有点滴出血，今晨又见血性分泌物少许，深咖啡样，腰酸困加重，身体倦怠，大便每日 2 次。自测尿妊娠试验呈弱阳性。舌淡、苔白微腻，脉沉细。

中医诊断：胎漏。

西医诊断：先兆流产。

辨证：脾肾两虚，胎元不固。

治法：固肾益气安胎。

选方：寿胎丸加味。

处方：菟丝子 15g，川续断 12g，阿胶（烊化）12g，桑寄生 15g，太子参 10g，炒白术 10g，山药 12g，炙甘草 10g，白芍 12g，杜仲 15g，枸杞子 10g，熟地 15g，砂仁（后下）7g。水煎服，5 剂。

二诊（2013 年 11 月 10 日）：服药 3 剂后阴道出血止，遂去医院化验血 HCG 844.2mlU/ml。继服 2 剂后其他症状减轻，守方续服 7 剂。

随访（2014 年 8 月）：二诊后未再用他药，足月顺产，母子平安。

【按】先兆流产属于中医"胎漏""胎动不安"等范畴，最早见于《脉经》及《诸病源候论》。上述两案之病机与肾气虚弱、气虚不摄以致胎元不固有关，肾为冲任之本，脾为气血生化之源，故治以补肾健脾益气，用寿胎丸（方见3.10篇）加味。案中重用菟丝子脾肾双补、阴阳同济，以固胎元为主药；川续断补益肝肾安胎，有抗维生素E缺乏症的作用而有利于孕卵的发育；桑寄生补肝肾、养血安胎；阿胶补血滋阴，止血安胎。贵阳中医学院第一附属医院妇科施瑞兰以寿胎丸方加味治疗先兆流产[26]，即原方加入太子参、焦白术、山药、炙甘草、白芍等健脾益气药物，取得了满意的疗效。本案两则病例均以寿胎丸方加味为主方。为了加强其补肾健脾之功效，两案均加入熟地、杜仲。案一又加入升麻、黄芪、海螵蛸意于补气固摄；案二加入枸杞子、砂仁旨在益肾安胎。

案一郭姓，伴有心烦失眠、口干喜饮、脉细数等阴虚火旺、热扰胎元之兼证，除补肾益气、养血安胎外宜兼滋阴清热，故在二诊中改用黄连阿胶汤、保阴煎（方见3.2篇）合寿胎丸加味治之。黄连阿胶汤，方出《伤寒论》，由黄连、黄芩、芍药、鸡子黄、阿胶组成。方中重用黄连、黄芩泻心火；芍药、阿胶、鸡子黄滋肾阴，其中鸡子黄为血肉有情之品，擅长养心滋肾，宜生用，当在药液稍凉时加入。

3.12 半夏泻心汤合温胆汤治疗妊娠呕吐（妊娠恶阻）

赵某某，女，27岁，已婚。初诊：2015年12月24日。

主诉：停经3月余，呕吐2月。

诊查：妊娠3月余，呕吐频作已2月，每日呕吐6～7次，闻食欲呕，食入即吐，呕出物为食物、酸水、苦水或痰涎，且有胆汁或咖啡样物。曾在某医院住院月余，内、妇科检查无异常，诊断为妊娠呕吐，经支持疗法罔效而自动出院。今日就诊，蹉卧由丈夫抱入诊室。身体消瘦，神疲寡言，头晕目眩，倦怠嗜卧，脘腹时痛，大便燥结，数日一解，尿黄量少。舌红、苔白微腻，脉细数而滑。

中医诊断：妊娠恶阻。

西医诊断：妊娠呕吐。

辨证：冲脉偏盛，肝气犯胃，胃失和降。

治法：抑肝平冲，化痰开结，和胃降逆。

选方：半夏泻心汤合温胆汤加减。

处方：制半夏6g，黄连6g，黄芩10g，太子参10g，甘草10g，大枣15g，陈皮10g，茯苓12g，竹茹10g，炒枳壳10g，炒白术10g，厚朴10g，代赭石（先煎）10g，火麻仁15g，海螵蛸（先煎）15g。水煎服，2剂。

二诊（2015年12月27日）：呕吐减轻，近2日每天呕吐2～3次，能少量进食，昨日大便一次，干结，神情转爽，头晕目眩，不能坐起，脘腹偶尔疼痛，口腔有溃疡、灼痛。加麦冬12g，2剂。

三诊（2015年12月30日）：呕吐再减，每日1～2次，头晕，口干，饮食有加，大便量少、干结，少腹微痛。舌淡红、苔薄黄，脉沉细而滑。守方2剂。

随访（2016年1月4日）：今晨电话告知：迭进上方2剂后，再未服他药，现已无呕恶，每日三餐均能进食，大便每日一解，口腔溃疡已愈，除仍有身倦外其他均已正常。之后又告知，于2016年7月1日顺产一男婴，体重3.5kg，母子均健康。

【按】本案为妊娠恶阻重证。其病机为脾胃不耐冲气，升降失司；肝气横逆化火，胃失和降；湿痰随气上逆，中州受扰；久吐伤阴耗气，胃络损伤。从证型看，其病位主要是胃，但引起呕吐的因素还涉及肝脾与冲任两脉的气血失调。用半夏泻心汤合温胆汤加减组方，半夏泻心汤（方见1.15篇）和胃降逆、开结除痞。温胆汤出自《三因极一病证方论》，由半夏、竹茹、枳实、陈皮、甘草、茯苓、生姜、大枣组成，功用理气化痰、清胆和胃。案中以半夏降逆化痰止呕，有故无殒；黄连、黄芩苦寒降泄除其热；太子参、大枣、甘草、白术甘温益气补其虚；竹茹清热化痰、止呕除烦；枳壳代枳实以行气宽中除胀；陈皮理气燥湿；茯苓健脾渗湿；厚朴行气燥湿消积；代赭石抑肝降逆平冲；火麻仁润肠通便；麦冬养胃生津。众药合力，以达到抑肝平冲、化痰开结，和胃降逆之目的。

3.13 行气活血通络为主治疗急性乳腺炎（外吹乳痈）

王某，女，28岁，已婚。初诊：2018年4月14日。

主诉：产后乳汁稀少伴乳房疼痛2天。

诊查：6天前分娩，现乳汁分泌少，流出不畅，右乳9～10点钟处与左乳2～3点钟处有硬结，2天前开始疼痛，两乳头有裂，婴儿吮吸时痛甚，致使心情不快、身软、食少。舌淡、苔薄白，脉沉、右细左弦。

中医诊断：外吹乳痈。

西医诊断：急性乳腺炎。

辨证：肝郁气滞兼脾虚。

治法：疏肝健脾，通络下乳。

选方：下乳涌泉散合四君子汤加减。

处方：炮山甲（研末冲服）10g，炒王不留行30g，当归10g，川芎10g，白芍12g，柴胡10g，漏芦12g，通草10g，桔梗10g，白芷10g，太子参10g，茯苓12g，甘草10g。水煎服，7剂。

二诊（2018年4月21日）：药后乳汁增多，已基本够婴儿吃。两乳房硬结处疼痛加剧，无红肿，乳头、乳晕处婴儿吸吮时疼痛益甚，两腋下牵引痛，未触及肿大之淋巴结，乳汁色白无腥味。舌红、苔薄黄，脉沉滑。乳头破损，风毒之邪入络，乳汁郁积，乳络闭塞，郁久化热，有酿脓之势。治法：清热解毒，凉血通络。选方：五味消毒饮合白虎汤加减。

处方：金银花15g，连翘12g，蒲公英15g，地丁15g，石膏（先煎）30g，知母12g，甘草10g，黄芩12g，栀子12g，丹皮12g，赤芍12g，通草10g，白芷10g，炒王不留行30g，漏芦10g，桔梗10g，路路通12g。水煎服，6剂。

三诊（2018年5月29日）：服上方后乳房疼痛逐渐减轻，乳汁增多，自行停止治疗。于昨夜身冷、发烧38.5℃，两乳疼痛加重。刻诊：右乳乳晕周围疼痛，左乳1～4点钟处疼痛，按之均有硬结，触之体表温度高，无红肿。舌红、苔黄腻，脉沉滑。治法：行气通络，和营活血，清热解毒。

处方：柴胡10g，丝瓜络10g，路路通15g，漏芦10g，炒王不留行30g，当归10g，赤芍12g，丹参12g，益母草15g，黄芩12g，栀子10g，金银花15g，蒲公英15g，香附10g，橘叶10g。水煎服，7剂。

随访（2018年6月16日）：电话告知，因服上方后腹泻，故7剂服后自动停药，现乳汁较多且通畅，乳房无疼痛与结块。

【按】患者最初以缺乳求诊，予下乳涌泉散合四君子汤加减，以疏肝健脾、通络下乳。下乳涌泉散，方出《清太医院配方》，由当归、白芍、川芎、生地黄、柴胡、青皮、花粉、漏芦、通草（或木通）、桔梗、白芷、穿山甲、王不留行、甘草组成，功用疏肝解郁、通络下乳；四君子汤，方出《太平惠民和剂局方》，由人参、白术、茯苓、甘草组成，功用益气健脾。药后乳汁增多，而因两侧乳头破损，风毒之邪入络，乳汁郁积，乳络闭塞，郁久化热，而成外吹乳痈，且有酿脓之势，故急以五味消毒饮合白虎汤加减。五味消毒饮，方出《医宗金鉴》，由银花、野菊花、蒲公英、紫花地丁、紫背天葵子组成；白虎汤，方出《伤寒论》，由石膏、知母、甘草、粳米组成。案中减野菊花、天葵子、粳米，加黄芩、栀子、白芷助前药以清热解毒；丹皮、赤芍以凉血、活血和营；通草、王不留行、漏芦、桔梗、路路通疏通乳络。

由于服药未能一鼓作气，正不胜邪，乳痈结块月余未消，迁延日久，致身冷发热、乳痛加重，传囊之变，酿脓告急。当务之急，无奈开卷读书，求助名家指点。顾伯华、朱仁康两位中医外科大师曾指出，乳痈早期当以疏散通络为主；通则热退肿消痛止，不通势必郁久化热酿脓；只要乳汁色白无腥味，可以不中断哺乳，不但不会影响婴儿健康，且有助于乳络畅通，乳痈消退；乳头属肝，乳房属胃，肝胃之火内炽而得，此证应及早处理，不然热盛肉腐酿脓，急须投以清热为主。[27] 思忖二诊之方，清热寒凉有余，疏散通络不足，于是在三诊处方中加重行气通络、和营活血之剂，取用柴胡疏散卫气；丝瓜络、路路通、漏芦、王不留行疏通乳络；香附、橘叶理气通滞；当归、赤芍、丹参、益母草凉血、活血和营。同时选用黄芩、栀子、金银花、蒲公英清热解毒，药仅 7 剂使乳痈得以痊愈。

3.14 逍遥蒌贝散加减治疗乳腺增生病（乳癖）

高某，女，40岁，已婚。初诊：2015年3月14日。

主诉：双乳胀痛且有肿块2年，经前加重。

诊查：2年来双侧乳房胀痛且有肿块，呈周期性变化，经前明显，经后缓解，或因生气、忧思而加重，伴两胁胀痛、胸闷不舒、善太息。月经量少，经行腹痛，周期尚正常。足月平产1次，产后哺乳11个月。病初以抗炎治疗未效，后未连续治疗。近日在某医院做双乳高频钼靶X线摄片检查示：①双乳腺混合型IVb（纤维囊性增生）；②右乳外下方囊肿形成可能性大，囊肿穿刺抽液细胞学检查未发现癌细胞，诊断为乳腺增生病（囊性乳腺增生症）。今适逢经前，胀痛加重，触痛明显。刻诊：双侧乳腺组织钝厚，有散在性小结节和索状肿物，有压痛。右侧乳房外下象限触及结节性厚片块型肿块约3.5cm×3cm×2.5cm，质韧硬，边界清，活动度好，压痛，乳头无溢液，腋下未触及肿块。乳痛常牵掣两肩背及腋下。舌暗、苔滑，脉沉微弦。

中医诊断：乳癖。

西医诊断：乳腺增生病。

辨证：肝气郁结，气滞血瘀，痰湿凝滞。

治法：疏肝理气，活血化瘀，化痰散结。

选方：逍遥蒌贝散加减。

处方：当归10g，白芍15g，柴胡10g，茯苓12g，炒白术10g，瓜蒌10g，浙贝母10g，制半夏10g，南星8g，牡蛎（先煎）20g，炮山甲（研末冲服）8g，郁金12g，赤芍12g，香附12g，红花10g，丝瓜络10g。水煎服，7剂。

二诊（2015年3月24日）：诉3月17日月经来潮，经量增加，痛经减轻，现月经已净，乳房胀痛减轻，守方续服，14剂。

三诊（2015年4月8日）：上方续服2周，乳房疼痛锐减，肿块渐消。乃于原方减南星、赤芍、红花、香附，加海藻12g，昆布12g，橘叶10g，青皮10g。续服。

四诊（2015年4月23日）：上方服14剂，中途于4月16日月经来潮，经前乳房疼痛明显减轻，无痛经，经量适中，宗前方加减开8剂，嘱其加工为丸药，每服1丸（10g），日2次，以善后。

五诊（2015年8月12日）：连续服丸药3月余，经期乳痛消失，右乳外下限肿块消失，今某医院双乳高频钼靶X线摄片复查结果提示，右乳外下方囊肿已消失，双乳乳腺增生较上次明显减轻。

【按】乳腺增生病是一种非炎症性疾病，属中医"乳癖""乳痞""乳中结核"等范畴。现代医学认为，本病的发生与卵巢内分泌激素失衡有关，雌激素分泌过多而孕酮相对减少，刺激乳腺上皮增生，致导管扩张，形成囊肿。根据其病理改变、发展阶段及其临床表现将乳腺增生病分为3个类型：①单纯性乳腺上皮增生症；②乳腺腺病（腺型小叶增生症）；③囊肿性乳腺上皮增生病（囊性乳腺增生症）。[28]中医认为，乳头为肝经所过，乳房为肝经所主，七情等精神因素可引起肝气郁结贯穿着乳癖之始终，气滞—气滞血瘀—气滞血瘀痰凝，这是气血病变逐渐加重的过程，与临床上乳腺增生病的3个发展过程相符合。因此在治疗上不离疏肝理气，根据病情进一步使用活血止痛、化痰散结药物。

本案患者乳痛常因生气、忧思而加重，并伴两胁胀痛、胸闷不舒、善太息、脉弦等。郁怒伤肝，思虑伤脾，使志不得发，思不得遂，木郁土虚，湿热不化，以致肝郁气滞，脾失健运，痰湿凝滞，气滞血瘀挟痰结聚于乳络。治以疏肝理气、活血化瘀、化痰散结，方用逍遥蒌贝散加减。逍遥蒌贝散系赵尚华教授经验方，方见于《中医外科心得集》[29]，由柴胡、当归、白芍、茯苓、白术、瓜蒌、浙贝母、半夏、胆南星、生牡蛎、山慈姑组成，方中柴胡疏肝解郁；当归、白芍养血柔肝；白术、茯苓健脾去湿，使运化有权；瓜蒌、浙贝母、半夏、胆南星化痰散结，牡蛎软坚散结。今案中去山慈姑，加炮山甲、郁金、赤芍、香附、红花、丝瓜络而用之，香附疏肝理气；炮山甲、郁金、赤芍、红花活血祛瘀通经，丝瓜络化痰通络。三诊时加海藻、昆布消痰软坚，青皮、橘叶疏肝行气，以散络结。俾壅者通，郁者达，结者散，坚者软，气行痰祛，血活瘀消而收功。

3.15 围绝经期综合征（绝经前后诸证）验案二则

案一 七情郁结，阴血内伤

霍某某，女，54 岁，已婚。初诊：2007 年 2 月 15 日。

主诉：绝经后潮热汗出、心烦失眠 2 年余，加重 1 月。

诊查：患者闭经两载有余，常有精神不振、情绪易于波动、潮热汗出、乍寒乍热、心烦失眠之症。经某医院系统检查，已排除有关器质性疾患，诊断为围绝经期综合征、高血压病。1 月前因生气后症状加重，胸胁少腹胀满疼痛，抑郁太息，悲伤欲哭，神疲乏力，口苦不欲食，头痛头晕，夜不成眠，梦扰纷纭，每夜能睡 2～3 小时。血压 146/92mmHg，舌淡、苔薄白，脉细弦。

中医诊断：①绝经前后诸证；②眩晕。

西医诊断：①围绝经期综合征；②高血压病。

辨证：七情郁结，阴血内伤。

治法：疏肝解郁，养心宁神。

选方：逍遥散合甘麦大枣汤加减。

处方：柴胡 10g，当归 12g，白芍 12g，炒白术 10g，茯神 12g，炙甘草 12g，淮小麦 30g，红枣 15g，薄荷（后下）6g，炒枣仁 15g，合欢花 12g，龙齿（先煎）10g，珍珠母（先煎）15g，牡蛎（先煎）20g，菊花 12g。水煎服，7 剂。

二诊（2007 年 2 月 22 日）：药后情绪稳定，已无悲伤之感，寒热得罢，胸胁少腹胀满减轻，饮食有加，睡眠略见好转，每夜能睡 3～4 小时，头痛、头晕减轻。效不更章，原方续进 7 剂。

三诊（2007 年 3 月 2 日）：胸胁少腹已无胀满，夜寐转安，头痛、头晕偶见。上方减薄荷、牡蛎，加天麻 10g，钩藤（后下）15g。7 剂。

随访（2008 年 5 月）：带外孙女来看病，得以随访，言病未复发。

【按】围绝经期综合征，祖国医学称为绝经前后诸证。本案患者年过五旬，肾气渐衰，冲任虚少，天癸已竭，机体一时不能适应，阴阳二气失于和调，因而出现一系列症候。过度情绪改变亦为此病常见的症状，七情郁结，肝失条达，肝郁气滞，郁久化火，心肝之阴内伤，阴不敛阳。治以逍遥散（方见 1.23 篇）合甘麦大枣汤疏肝解郁，育阴柔肝，养心润燥，除烦宁神。甘麦大枣汤，方出《金匮要略》，由甘草、淮小麦、大枣组成。案中柴胡疏肝解郁，当归、白芍养血柔肝，白术、茯神健脾去湿安神，使运化有权，气血有源，甘麦大枣汤甘缓滋补，柔肝缓急，宁心安神，薄荷少许，助柴胡散肝郁，加炒枣仁、合欢花、龙齿、珍珠母、牡蛎养心潜阳、除烦宁神，菊花清头目。众药合力，而使其"阴平阳秘，精神乃治"，诸症均安。

案二　肝肾阴虚，心失所养

杜某某，女，51 岁，已婚。初诊：2013 年 3 月 4 日。

主诉：绝经后头晕心悸、多汗失眠 1 年。

诊查：经闭一年，头目昏晕，心悸阵发，烦躁不安，烘热多汗，失眠梦多，怔忡健忘，腰膝酸软，大便燥结，小便短赤。经系统检查，尚未发现器质性疾患。舌质红、苔少，脉细数。

中医诊断：绝经前后诸证。

西医诊断：围绝经期综合征。

辨证：肝肾阴虚，心失所养。

治法：滋养肝肾，育阴潜阳。

选方：大补阴丸合二至丸加减。

处方：炙龟板（先煎）15g，熟地 15g，知母 10g，黄柏 10g，旱莲草 20g，女贞子 15g，山茱萸 12g，山药 15g，茯苓 12g，仙灵脾（羊油炒）10g，白芍 15g，龙骨（先煎）20g，牡蛎（先煎）20g。水煎服，7 剂。

二诊（2013 年 3 月 12 日）：上方进服后，昏晕、心悸、躁烦诸苦显缓，宗法守方继服 14 剂。

三诊（2013 年 3 月 28 日）：服后前症继续好转，神情转爽，睡眠亦安，腰膝酸软减轻，二便正常，舌正脉缓。守方续服 7 剂以巩固疗效。

【按】围绝经期综合征，临床以肝肾阴虚者为多见。肾阴虚不能上荣于头目脑髓，则头目昏晕；阴不维阳，虚阳上越，遂烘热多汗，烦躁不安；肾水不能上济心火，以致心肾不交，而见心悸怔忡，失眠多梦，健忘；肾虚则腰膝酸软；阴虚内热，故大便燥结、小便短赤，舌红少苔、脉细数均为阴虚之象。故治以滋养肝肾、育阴潜阳，方用大补阴丸（方见 1.27 篇）合二至丸（方见 3.2 篇）加减。案中熟地黄、龟板滋补真阴，潜阳制火；黄柏苦寒泻相火，以坚真阴；知母苦寒，上以清润肺热，下以滋润肾阴；女贞子、旱莲草补肾养肝；山茱萸、山药、茯苓、白芍补肾、肝、脾之三阴；龙骨、牡蛎潜阳安神。另加仙灵脾补肾壮阳，此即张景岳所谓"善补阴者，必于阳中求阴，以阴得阳升，而泉源不竭"之意。

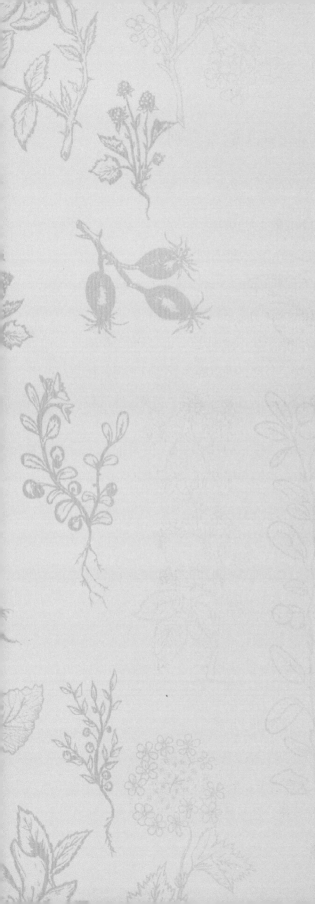

4

皮肤科

4.1 荨麻疹（风痦瘟）验案二则

案一　风热久羁

李某某，女，41 岁。初诊：1991 年 3 月 21 日。

主诉：全身风团、瘙痒反复发作 21 年，加重 1 月。

诊查：患者于 1970 年在上山下乡期间一次夜晚受风后，全身起风团、瘙痒，以后经常反复，常服抗过敏药或外用尿素软膏缓解症状，近 1 月前症复发且加重。刻诊：全身布满淡红色形状不规则之风团，以面、颈部为甚，皮肤发痒，搔后隆起呈条索状物，色红，尤以晚间受热时为重，触之热感，遍体搔痕累累，背部划痕试验（＋），便秘。舌红、苔黄，脉沉数。

中医诊断：风痦瘟。

西医诊断：慢性荨麻疹。

辨证：血热受风，久郁未泄。

治法：凉血搜风清热。

选方：乌蛇驱风汤加味。

处方：乌蛇 10g，荆芥 10g，防风 10g，蝉蜕 6g，羌活 9g，白芷 6g，黄芩 12g，黄连 10g，金银花 15g，连翘 12g，甘草 10g，紫草 12g，大青叶 15g。水煎服，7 剂。

二诊（1991 年 3 月 29 日）：药后症状减其大半，舌脉同前，前方获效，毋庸更改，继服原方。

随访（1991 年 5 月）：患者告知续服 28 剂病愈。1993 年 6 月再次随访，言旧疾未复发。

【按】荨麻疹为一种常见的过敏性疾患，中医属"瘾疹""风痦瘟"范畴。本案患者夜晚受风，外邪入侵腠理，风气搏于肌肤，与热相结，则成痦瘟，20 余载未愈，已成顽疾。所用乌蛇驱风汤系著名中医皮外科专家朱仁康所创，方出《朱仁康临床经验集》[30]，由乌蛇、蝉蜕、荆芥、防风、羌活、白芷、黄连、黄芩、金银花、连翘、甘草组成，功用搜风清热，败毒止痒。案中乌蛇甘平无毒，善行走窜，《开宝本草》谓其"治诸风顽疾，皮肤不仁，风瘙瘾疹，疥癣"。蝉蜕甘寒，灵动透发，《本草纲目》言其"治皮肤风热，痘疹作痒"。两药相辅相成，以搜剔隐伏之邪，荆芥、防风、白芷、羌活辛能散透，辅助蛇、蝉使久郁之邪复从肌表外驱而止痒；黄连、黄芩清热燥湿，银花、连翘、甘草清热败毒。另于方中加入紫草、大青叶清热凉血活血，合之使血热得清，内郁日久之风湿热之邪从表而出。

案二　卫气不固

张某某，女，28 岁。初诊：2011 年 12 月 16 日。

主诉：身痒、风团 20 余日。

诊查：1 年前曾有身痒、皮肤现疹块病史，曾经浴室熏蒸疗法好转，今旧病复发 20 余日，皮肤瘙痒，夜间为甚。常在晚上皮肤出现散在之风团，部位不定，大小不等，融合成片，中间色白，一般白天消失，有时白天吹风着凉、冷水洗手时亦能出现。伴有身体乏力、恶风易汗，面色㿠白。舌质淡红、苔薄白，脉浮缓。

中医诊断：风痦瘟。

西医诊断：冷激性荨麻疹。

辨证：卫外失固，风寒易侵。

治法：益气固表，调和营卫，脱敏止痒。

选方：玉屏风散、桂枝汤合过敏煎加减。

处方：炙黄芪 15g，炒白术 10g，防风 12g，桂枝 10g，白芍 12g，炙甘草 10g，生姜 15g，大枣 5 枚，乌梅 15g，五味子 10g，银柴胡 10g，茯苓 12g，蝉蜕 10g。水煎服，7 剂。

治疗经过：药进 7 剂，风团已起不多，以上方加减巩固疗效，继服 1 月，风团即不再起。

随访（2013 年 2 月）：身痒、风团之疾未见复发。

【按】本案卫气不足，宣发无权，开合失司，风邪乘之，蕴于肌肤，营卫失和而皮肤出现疹块，方用玉屏风散、桂枝汤合过敏煎加减。玉屏风散（方见 1.33 篇）补中有散，散中有补；桂枝汤（方见 1.24 篇）解肌发表，调和营卫；过敏煎（方见 1.1 篇）益阴收敛，散风胜湿，脱敏止痒。另加茯苓健脾渗湿，蝉蜕疏风止痒。众药合力，共筑益气固表、调和营卫、脱敏止痒之功。

4.2 湿疹（浸淫疮）验案三则

案一 湿热互结

姚某某，女，58 岁。初诊：2015 年 8 月 2 日。

主诉：皮肤斑丘疹，瘙痒渗水 1 月。

诊查：1 月前田间劳动曾在抽水机房午休受潮，次日出现皮肤瘙痒，疹起如粟，周围潮红，四肢与背部数处皮肤粟疹成片。经某医院诊断为湿疹，用地塞米松、复方甘草酸苷输液，口服左西替利嗪胶囊、氯雷他定、转移因子口服液等效果不显，遂来本院门诊治疗。刻诊：四肢屈侧、背部可见成片红斑、丘疱疹，渗水糜烂，搔痕结痂，瘙痒无休。口渴喜饮，心烦不适，大便 2 ～ 3 日一行，小便黄赤。舌红、苔黄而腻，脉滑数。

中医诊断：浸淫疮。

西医诊断：亚急性湿疹。

辨证：湿热互结，浸淫肌肤。

治法：清热凉血、利湿止痒。

选方：龙胆泻肝汤加减。

处方：龙胆草 12g，黄芩 12g，栀子 10g，生地黄 15g，车前草 30g，泽泻 12g，甘草 9g，飞滑石（包煎）15g，赤茯苓 12g，丹皮 10g，赤芍 10g，白鲜皮 15g，大青叶 12g。水煎服，14 剂。另外，无渗出皮损处外涂炉甘石洗剂。

二诊（2015 年 8 月 17 日）：服上方后，上肢与背部皮肤已无红斑、丘疱疹、渗出，大部分区域已干燥脱屑，微痒。下肢仍有 2 处皮肤呈现红斑、丘疱疹，可见黄水渗出，瘙痒减轻。口渴、心烦减轻，二便正常。治法：导湿清热，选方：萆薢渗湿汤合四妙丸加味。

处方：萆薢 15g，薏苡仁 30g，丹皮 10g，黄柏 10g，赤茯苓 12g，泽泻 12g，通草 6g，飞滑石（包煎）15g，炒苍术 12g，川牛膝 10g，土茯苓 12g，黄芩 12g。水煎服，14 剂。

三诊（2015 年 9 月 2 日）：上方服后，皮疹全部消退，痒止。

【按】湿疹是皮肤科最常见的一种疾病，中医常以其所发部位及范围的不同而有不同名称，其泛发全身、浸淫遍体、渗水极多者名"浸淫疮"。湿疹虽属皮肤表病，但来源于内因，中医着重于内治，其次辅以外治。本案患者素体蕴热，复感湿邪，湿热互结，浸淫肌肤，湿热并重，故在初诊中治以清热凉血、利湿止痒，方用龙胆泻肝汤加减。该方出自《医方集解》，由龙胆草、黄芩、栀子、泽泻、木通、车前子、当归、生地黄、柴胡、生甘草组成。案中以龙胆草泻火除湿，黄芩、栀子苦寒泻火，泽泻、车前草、赤茯苓、滑石清热利湿，使湿热从水道排除，生地、丹皮、赤芍、大青叶清热凉血，白鲜皮清热解毒，除湿止痒，甘草调和诸药，共达清热凉血、利湿止痒之效。二诊时由于皮疹主要集中在下肢，遂以萆薢渗湿汤合四妙丸加味治之。萆薢渗湿汤，方出《疡科心得集》，由萆薢、薏苡仁、丹皮、黄柏、赤茯苓、泽泻、通草、滑石组成，功用导湿清热，四妙丸，录自《成方必读》，由黄柏、苍术、川牛膝、薏苡仁组成，功用清热利湿。案中以萆薢祛风利湿，薏苡仁健脾利湿清热，泽泻、赤茯苓、通草、滑石利水渗湿，丹皮清热凉血，黄柏、黄芩苦寒，清热燥湿，偏入下焦，苍术苦温燥湿，川牛膝引药下行，兼祛风湿。守法导湿清热，一月而安。

案二 脾虚湿盛

刘某某，女，52 岁。初诊：1998 年 6 月 6 日。

主诉：皮肤瘙痒、渗出、肥厚，反复发作近 3 年，再发 1 周。

诊查：从事家庭养殖业 10 余年，喂奶牛、挤奶常处于潮湿环境中。1995 年 7 月 23 日曾因左手瘙痒，皮肤起红斑、丘疱疹、渗出、糜烂，在本院门诊服中药 12 剂好转，以后时有复发。1 周前两手与双侧腋窝、肘、腘处先后出现瘙痒，搔后出水，自服激素与脱敏药无效，遂又来门诊求治。刻诊：双手及双侧腋窝、肘、腘处皮疹肥厚、浸润，搔痒出水，渗出糜烂，有色素沉着。左手手指皲裂。面色萎黄，胃脘时疼，纳食不佳，口渴不思饮，身倦乏力，腿脚浮肿，大便溏，小溲微黄。舌淡、胖、有齿痕、苔白略腻，脉沉缓。

中医诊断：浸淫疮。

西医诊断：慢性湿疹。

辨证：脾虚湿盛，浸淫肌肤。

治法：健脾除湿。

选方：除湿胃苓汤加减。

处方：炒苍术 10g，陈皮 10g，厚朴 10g，炒白术 10g，猪苓 10g，赤茯苓 15g，泽泻 10g，飞滑石（包煎）15g，甘草 10g，炒薏苡仁 30g，赤小豆 30g，白鲜皮 15g，地肤子 12g。水煎服，每日 1 剂。

二诊（1998 年 9 月 10 日）：服上方 18 剂后，前症已有明显好转，瘙痒减轻，局部皮损变薄，已无糜烂渗出，胃脘已无疼痛，纳食增加，乏力减轻，患者遂自行停药。3 天前病情复发，双手为重，每侧各起两小片丘疱疹，发痒，搔破后渗水；双侧腋窝、肘、腘皮疹干燥脱屑，搔痕结痂，部分呈暗褐色，舌脉如前，嘱其守方再进。

三诊（1998 年 11 月 8 日）：间断守方服 21 剂，前述皮损处瘙痒减轻，无疱疹及糜烂渗出，胃脘无疼，纳食较好，已无乏力及腿脚浮肿，二便正常。前方减滑石、甘草，加苦参 10g，黄柏 10g，当归 10g，赤芍

10g。再服。

四诊（1999年1月31日）：间断服上方28剂后，已自行停药1月，现皮损平复，已无瘙痒，身体亦无其他不适。

随访（2001年3月）：因患咳嗽来诊，言湿疹未再复发。

【**按**】湿邪因水液代谢障碍而变生，本案患者自身脾胃虚弱，脾失健运，饮入之水谷不能生津化液而变为湿浊，外加工作环境潮湿，致水湿停滞，外串浸淫肌肤，发为浸淫疮。除湿胃苓汤出自《医宗金鉴》，由苍术、厚朴、陈皮、猪苓、泽泻、赤茯苓、白术、滑石、防风、栀子、木通、肉桂、甘草组成，系由平胃散、五苓散合方加味而得，原为治缠腰火丹之湿盛方，今减防风、栀子、木通、肉桂，加薏苡仁、赤小豆、白鲜皮、地肤子而治脾虚湿盛之湿疹。案中以平胃散健脾燥湿，五苓散、滑石淡渗利湿，加薏苡仁健脾利水渗湿；赤小豆利水消肿解毒；白鲜皮、地肤子清热除湿止痒。由于患者未能积极配合，经常中断治疗，造成了病情的迁延与治疗的困难。

案三　湿热伤阴

连某某，男，25岁。初诊：1999年7月4日。

主诉：双小腿及阴囊起红疹，瘙痒5年，加重2月。

诊查：自诉发病始于5年前田间劳动常在田埂边睡卧，红疹时轻时重，经治无效。2月前阴囊灼热瘙痒，之后出现丘疱疹，夜间加重，皮损因痒而被搔抓，渗液流津，直至疼痛，以疼胜痒，方得休止。刻诊：阴囊处皮肤浸润，部分搔破处呈鲜红色之糜烂面，结痂、皲裂处可见黄色脓样物渗出，痒痛交加，夜不成眠。双侧腹股沟皮肤呈褐色，皮肤粗糙呈苔藓样改变。口干口苦，大便干燥，2～3日一行，小便黄赤而少。舌红苔剥，脉沉略数。

中医诊断：浸淫疮（肾囊风）。

西医诊断：慢性阴囊湿疹合并感染。

辨证：湿热内蕴，外感毒邪。

治法：清热利湿，凉血解毒。

选方：朱仁康经验方"消炎方"合二妙散加减。

处方：黄连10g，黄芩12g，丹皮10g，赤芍10g，金银花12g，连翘12g，黄柏10g，炒苍术12g，赤茯苓12g，泽泻12g，白鲜皮15g，地肤子12g，甘草10g，蒲公英15g，大青叶15g。水煎服，7剂。

二诊（1999年7月12日）：服后皮损之结痂、皲裂处已无黄水渗出，瘙痒减轻，糜烂面大部已被粉红色之新生上皮所覆盖，部分区域干燥脱屑，口干，便秘，舌脉如前。考虑病延日久，渗水过多，致伤阴耗血，血燥生风。治以滋阴养血，除湿止痒。选方：朱仁康经验方"滋阴除湿汤"加味。

处方：生地30g，元参12g，当归12g，丹参12g，茯苓12g，泽泻9g，白鲜皮15g，蛇床子10g，地肤子12g，白芍12g，丹皮10g。水煎服，每日1剂。

三诊（1999年8月12日）：服上方28剂后，皮疹基本平复，阴囊及其他部位均无搔痒，口干、便秘均见好转，舌淡红、苔薄白，脉沉细。5年之恙得以告愈。

【按】慢性湿疹发于阴囊，中医称之谓肾囊风。本患湿热内蕴，病延日久，渗水过多，致伤阴耗血，血燥生风，造成皮肤浸润，干燥脱屑，瘙痒剧烈，同时外感毒邪，皮损处出现黄色脓液。初诊时急则治标，治以清热利湿、凉血解毒，以朱仁康经验方"消炎方"合二妙散加减化裁。消炎方出自《朱仁康临床经验集》[30]，由黄连、黄芩、丹皮、赤芍、蚤休、银花、连翘、甘草组成，功用清热解毒消肿。案中黄连、黄芩苦寒泻火，丹皮、赤芍、大青叶凉血清热，银花、连翘、蒲公英、甘草清热解毒，二妙散（苍术、黄柏）清热燥湿，赤茯苓、泽泻利水渗湿，白鲜皮、地肤子清热利湿止痒，7剂后使外感毒邪渐消。患者舌红剥苔，据朱老经验，此乃伤阴的主要辨证指标，故二诊大胆使用朱老所创"滋阴除湿汤"加味。滋阴除湿汤亦出自《朱仁康临床经验集》[30]，由生地、元参、当归、丹参、茯苓、泽泻、白鲜皮、蛇床子组成，功用滋阴养血，除湿止痒。用于湿疹反复不愈，日久伤阴耗血，舌淡苔净或光之证。案中生地、元参滋阴清热，当归、丹参养血和营，茯苓、泽泻利水渗湿，白鲜皮、蛇床子除湿止痒，另加白芍养血敛阴，丹皮清热凉血，地肤子清热利湿止痒。朱老曾特别指出此方要点，滋阴除湿之法，看来似有矛盾，一般认为滋阴可能助湿，利湿可能伤阴，本方用于渗水日久伤阴耗血之证，生地、元参、当归、丹参滋阴养血不致助湿，茯苓、泽泻除湿而不伤阴。[30]

4.3 应用抗敏消斑汤治疗过敏性紫癜（紫斑）

张某，男，18 岁。初诊：2010 年 1 月 22 日。

主诉：皮肤紫斑反复发作 3 个月，加重 5 日。

诊查：近 3 月来，患者两小腿及背部出现红色瘀点，不久即变成紫红色斑，隔几天渐消退，反复发生，且逐渐增多，稍感关节痛，自觉疲乏、纳呆。经当地某三甲医院化验血、尿常规与出凝血时间无异常；过敏原检测，对鳕鱼、人造黄油、山梨酸钾、肉豆蔻、红辣椒、胡椒粉、噻苯咪唑等过敏，诊为过敏性紫癜。曾用西药西替利嗪、枸橼酸钙、白芍总苷胶囊、甘草酸苷等治疗，瘀点瘀斑，时疏时密，时发时愈。近 5 日感冒后紫斑又加重，因不愿意再服西药，故来中医科就诊。刻诊：两小腿及背部可见密集紫红色瘀点，如针头至蚕豆大小不等，部分集簇成片，压之不褪色，伴咽干口苦、口渴、大便干、尿少而黄、关节无疼痛。舌质红、苔薄黄，脉滑数。

中医诊断：紫斑。

西医诊断：过敏性紫癜。

辨证：风邪袭表，热壅血瘀，血不归经。

治法：疏风清热，凉血解毒，化瘀止血。

选方：抗敏消斑汤加减。

处方：金银花 15g，连翘 10g，蝉蜕 10g，荆芥 10g，防风 10g，栀子 10g，生地黄 30g，当归 10g，玄参 10g，黄芩 12g，牡丹皮 10g，槐花 10g，紫草 10g，茜草 10g，甘草 8g，白芍 12g。水煎服，14 剂。

二诊（2010 年 2 月 6 日）：服药后两小腿及背部原有紫红色瘀点及斑片渐退，留有黄褐色色素沉着，依稀可见数枚新起之瘀点，咽干口苦、口渴、便干均见好转，舌质红、苔薄布，脉滑。上方减金银花、连翘、玄参、槐花，加银柴胡12g，五味子12g，乌梅12g，白鲜皮12g，地肤子12g。7剂。

三诊（2010年2月14日）：服上方后紫斑消退未有新起，已无咽干、口苦、口渴，饮食、二便正常，精神转佳，舌淡红、苔薄白，脉细滑。继服7剂以善后。

随访：于2012年4月复发1次，依前法治疗3周痊愈，嘱其忌辛辣及过敏原检测阳性之食物、药物。2019年9月随访，言旧疾至今未发。

【按】过敏性紫癜属中医"血证""紫斑""发斑"范畴，根据临床观察，本病多以实、热、瘀证多见，血热妄行是其最常见的原因。正如《景岳全书》所云："动者多由于火，火盛则逼血妄行。"本案病因病机总属风邪袭表，热毒伏于血分，热壅血瘀，血不归经，溢于脉外所致。针对其发病机理，用抗敏消斑汤（《中医杂志》载经验方）加减治疗。此方为中医专家朱银花所创，原方[31]由金银花、连翘、蝉蜕、柴胡、荆芥、防风、栀子、生地黄、当归、玄参、黄芩、牡丹皮、槐花、益母草、紫草、茜草、甘草组成。方中金银花、连翘、荆芥、防风、柴胡、蝉蜕疏风清热散邪，生地黄、玄参、槐花、紫草、黄芩、栀子凉血解毒，清气分伏热，当归、牡丹皮、茜草、益母草化瘀通络，行血止血，甘草调和诸药。全方共奏疏风清热，凉血解毒，化瘀止血之功，案中减柴胡、益母草，加白芍而用之。二诊时风热渐去，紫斑渐消，故减金银花、连翘、玄参、槐花，合过敏煎（方见1.1篇）以增强脱敏作用，加白鲜皮、地肤子以清利湿热。

对于过敏性紫癜，必须找出过敏之原因，否则发病将会反复不已，渐发渐重。本案中某院所做的过敏原检测，已提示了患者对鳕鱼、人造黄油等多种食药过敏，为患者治愈提供了很好的帮助。

4.4 寻常痤疮（肺风粉刺、面疱）验案二则

案一 肺风型

李某，男，21 岁。初诊：2014 年 7 月 18 日。

主诉：面部、后背泛发粉刺 1 年余。

诊查：1 年来面部额头、双颊及后背泛发红色丘疹、白头粉刺，并可见少许脓疱，彼此混杂而生，经常自己挤出粉渣物与脓血，瘙痒不甚，视其总病灶数为 40 余个，伴口臭便结、小便短赤。舌红、苔薄黄，脉弦滑。自诉在南方上大学 3 年，发病与常吃辛辣、甘腻之物有关。

中医诊断：肺风粉刺。

西医诊断：寻常痤疮。

辨证：肺胃热盛，气血两燔。

治法：清泄肺胃，凉血泻火。

选方：枇杷清肺饮合清瘟败毒饮加减。

处方：枇杷叶 12g，桑白皮 15g，黄芩 12g，黄连 8g，甘草 8g，石膏（先煎）30g，知母 12g，栀子 10g，赤芍 10g，连翘 12g，丹皮 12g，生地 15g，丹参 12g，银花 15g，蒲公英 15g。水煎服，14 剂。

二诊（2014 年 8 月 3 日）：服后原有丘疹、白色粉刺回缩，颜色变暗，脓疱干瘪，便通，新起之皮疹很少。原方减甘草，加桔梗 10g。续服。

三诊（2014 年 8 月 25 日）：再服上方 21 剂，原有皮损逐渐趋轻，未有新起之痘，已无口臭，二便正常，舌淡红、苔薄白，脉沉滑。遂停药。

医嘱：忌辛辣、甘腻食物。

【按】寻常痤疮，中医称"肺风粉刺""面疱"等。本案患者生长于北

方，今居南方三载，不适其炎热气候，加之常吃辛辣甘腻，致脾胃积热，上熏于肺，气血两燔，治以枇杷清肺饮合清瘟败毒饮加减清泄肺胃、凉血泻火。枇杷清肺饮，方出《医宗金鉴》，由枇杷叶、桑白皮、黄连、黄芩、黄柏、甘草、人参组成，今减方中人参、黄柏，使清肺之力更专。清瘟败毒饮，方出《疫疹一得》，由生石膏、生地、犀角、黄连、栀子、桔梗、黄芩、知母、赤芍、玄参、连翘、甘草、丹皮、竹叶组成，功用清热解毒，凉血泻火。案中枇杷叶、桑白皮、黄芩清肺热；石膏配知母、甘草，取法白虎汤，意在清热保津；黄连、栀子合黄芩，是仿黄连解毒汤方义，意在通泻三焦火热；生地、赤芍、丹皮相配，即犀角地黄汤减犀角，是为清热凉血散瘀而设；桔梗取其载药上行。另加入银花、蒲公英，合连翘清热解毒；丹参活血散瘀。全方清泄肺胃经之热，泻火凉血以达到气血两清之效。

案二　痰瘀型

侯某，女，26岁。初诊：2005年2月13日。

主诉：面、胸部反复出现粉刺、脓疱、囊肿、结节4年。

诊查：4年来面部、上胸经常出现"白头粉刺"，并起脓疱、囊肿、结节，对称分布，伴有皮脂溢出，瘙痒，挤出脓后形成疤痕疙瘩，时轻时重，屡治罔效，自诉以经期或考试期间为重，嗜辛辣食物。刻诊：脸面两颊、鼻部、两颌部可见密集之白头粉刺，散在有脓疱、结节、疤痕疙瘩，凹凸不平，上胸亦有类似皮肤损害，总病灶计50余个，便秘，1～2日一行。舌质红、苔薄黄微腻，脉细数。

中医诊断：面疱。

西医诊断：囊肿性痤疮。

辨证：脾胃积热，熏蒸于肺，痰瘀积聚。

治法：凉血清热，活血化瘀，消痰软坚。

选方：朱仁康经验方"化瘀散结丸"合五味消毒饮加减。

处方：当归 10g，赤芍 10g，昆布 12g，海藻 12g，炒三棱 10g，炒莪术 10g，夏枯草 10g，陈皮 10g，制半夏 9g，生地 30g，丹皮 10g，蒲公英 15g，地丁 15g，银花 15g，连翘 10g。水煎服，12 剂。

二诊（2005 年 2 月 26 日）：上方服 12 剂后，脸面、上胸部白头粉刺回缩，未有新起，囊肿、结节渐小，已无脓疱，遂以上方加丹参 12g，开 6 剂，共为末加蜜适量，自制蜜丸，每丸 10g，日服 2 次，每服 1 丸，长期服用以缓缓求功。

三诊（2005 年 5 月 30 日）：服前药后，面部粉刺、囊肿、结节、凹凸不平大致趋平，未有新起，病损处遗留少许色素沉着。

【按】该患痤疮之皮损有白头粉刺、脓疱、囊肿、结节，脸面、上胸部可见疤痕疙瘩，从病因病机而论，粉刺以肺经湿热郁滞为多；脓疱为偏食辛辣、甘腻之物致使邪热之毒郁滞为多；囊肿则属痰湿血瘀互结；结节为血瘀肌腠遂致气滞结块。本案因脾胃积热，熏蒸于肺，日久湿热痰瘀积聚成疱，故治以凉血清热、活血化瘀、消痰软坚。方用朱仁康经验方"化瘀散结丸"合五味消毒饮（方见 3.13 篇）加减。化瘀散结丸出自《朱仁康临床经验集》[30]，原方为当归尾 60g，赤芍 60g，夏枯草 60g，陈皮 60g，制半夏 60g，桃仁 30g，红花 30g，昆布 30g，海藻 30g，炒三棱 30g，炒莪术 30g，功用活血化瘀，消痰软坚。案中当归补血活血生肌；生地、丹皮、赤芍清热凉血；海藻、昆布消痰软坚；三棱、莪术破血祛瘀；半夏、陈皮燥湿化痰；夏枯草清热散结；公英、地丁、银花、连翘清热解毒。

4.5 应用朱仁康"疏风清热饮" 加减治疗玫瑰糠疹（风热疮）

李某某，女，14岁。初诊：2008年12月20日。

主诉： 上半身粉红色斑疹1周，伴瘙痒与薄细鳞屑。

诊查： 患者1周前胸前、后背出现4个豆粒大红色皮疹，后逐渐扩大到硬币大小之粉红色斑疹，3天后两上肢出现成批同样小片斑疹，伴瘙痒，服抗过敏药、静滴葡萄糖酸钙等未见好转。刻诊：前胸、后背、双侧上肢可见多数类圆形或椭圆形大小不等之斑疹，色红，境界清楚，边缘不齐，表面附有微薄细鳞屑，状如麸秕，其长轴与皮肤纹理一致，便干。舌质红、苔白，脉弦滑。

中医诊断： 风热疮。

西医诊断： 玫瑰糠疹。

辨证： 血热内盛，外感风邪。

治法： 凉营清热，疏风止痒。

选方： 朱仁康经验方"疏风清热饮"加减。

处方： 生地黄20g，荆芥10g，防风10g，白蒺藜12g，蝉蜕9g，丹参10g，赤芍12g，炒山栀10g，黄芩10g，金银花12g，连翘10g，甘草9g，白鲜皮10g，地肤子10g。水煎服，7剂。

二诊（2008年12月27日）： 服上方后，疹块减少，未有新起，红色皮疹趋淡、蜕皮，瘙痒减轻，守方7剂续服。

三诊（2009年1月5日）： 服后胸、背及上肢皮疹均消退、蜕皮，微有痒感，遂告愈停药。

【按】 玫瑰糠疹是一种红斑鳞屑性皮肤病，其发病多与病毒感染有关。

本案证属血热内盛，外感风邪，闭塞腠理而致。治以凉营清热、疏风止痒，方用朱仁康经验方"疏风清热饮"[30]加减。原方由荆芥、防风、牛蒡子、白蒺藜、蝉蜕、生地、丹参、赤芍、炒山栀、黄芩、银花、连翘、甘草组成。方中荆芥、防风、牛蒡子、白蒺藜、蝉蜕疏表祛风，生地、丹参、赤芍凉营清热，黄芩、山栀、银花、连翘、甘草清热解毒。今用原方减牛蒡子，加白鲜皮、地肤子清热利湿止痒。

4.6 清瘟败毒饮加减治疗远心性环状红斑（风热疮）

靳某某，女，34 岁。初诊：1998 年 10 月 13 日。

主诉：躯干泛发环形红斑 2 月。

诊查：自诉 2 月前被蚊虫叮咬后局部发痒，起小红疙瘩，日渐增大，中心好转但向外扩大，伴瘙痒。曾在某医院皮肤科就诊，诊为远心性环状红斑，予脱敏药加维生素 C 等，初服稍见效，继服变化不显，遂来本院中医科求治。刻诊：躯干部可见大小不等的环状淡红斑，中心色正常，边缘略隆起，个别红斑融合，环环相扣，如花环形，压之褪色，部分皮疹有小量细薄鳞屑，口干口渴，大便秘结，小便黄赤。舌质红绛，苔薄白，脉滑数。

中医诊断：风热疮。

西医诊断：远心性环状红斑。

辨证：热毒炽盛，燔营灼血。

治法：泄热解毒，凉血消斑。

选方：清瘟败毒饮加减。

处方：生地黄 30g，丹皮 10g，赤芍 10g，石膏（先煎）30g，知母 12g，黄芩 12g，黄连 8g，连翘 12g，淡竹叶 10g，栀子 10g，桔梗 10g，甘草 10g，大青叶 15g。水煎服，7 剂。

治疗经过：患者服 7 剂后，皮疹颜色变浅，未有新起，瘙痒减轻，共服 21 剂，皮损消退，已无瘙痒，二便正常，告愈。

【按】远心性环状红斑由达里埃（Darrien）于 1916 年首先描述，其临床表现开始为淡红色扁平丘疹，远心性向外扩大，中央消退，边缘略隆起，逐渐形成环状或半环状淡红斑，环之直径可达几厘米或更大。本案依据疹色红、口干口渴、便秘尿赤，参以舌质红绛、脉滑数，辨为热毒炽盛、燔营灼血、郁于肌肤，予以清瘟败毒饮加减。清瘟败毒饮（方见4.4篇）清热解毒、凉血泻火，原治瘟疫热毒所致之证。案方熔白虎汤（生石膏、知母、甘草，无粳米）、犀角地黄汤（生地、赤芍、丹皮，减犀角）、黄连解毒汤（黄连、黄芩、栀子，无黄柏）于一炉，清肺保津、凉血散瘀、通泻三焦；再以连翘、淡竹叶透热转气，使营血不为毒热煎熬；桔梗载药上行；大青叶清热解毒，凉血消斑。此乃宗泄热解毒、凉血消斑之法，使邪去正安，其疾渐愈。

4.7 应用朱仁康"风癣汤"加味治疗泛发性
神经性皮炎（牛皮癣）

刘某某，男，40 岁。初诊：2005 年 3 月 8 日。

主诉：周身皮肤瘙痒变粗糙 1 年余。

诊查：患者多年在香蕉库劳作，1 年前出现颈部、双下肢皮肤瘙痒，逐渐发展至躯干部，皮肤变粗变厚，晚间瘙痒加重，曾经某医院诊断为泛发性神经性皮炎，屡治乏效。刻诊：颈项、双下肢伸侧面及躯干部有散发硬币大之皮损，肥厚角化，边缘不整齐，皮纹变深，颜色较正常皮肤稍暗，表面有菲薄落屑，皮损周围抓痕累累，无渗出。舌淡、苔薄白，脉细滑。

中医诊断：牛皮癣。

西医诊断：泛发性神经性皮炎。

辨证：血热日久，风燥伤血，肌肤失养。

治法：凉血润燥，养血除湿，消风止痒。

选方：朱仁康经验方"风癣汤"加味。

处方：生地黄 30g，元参 12g，丹参 12g，当归 10g，白芍 12g，茜草 10g，红花 10g，黄芩 12g，苦参 12g，苍耳子 10g，白鲜皮 12g，地肤子 12g，甘草 6g，全蝎（研末冲服）2g，皂角刺 12g。水煎服，14 剂。

二诊（2005 年 3 月 24 日）：服后瘙痒减轻，皮损较前为薄，继服前药。

治疗经过：守方续服 2 月余，皮损基本变为正常皮肤，遂以上方加减做丸药服之巩固 2 月。

随访（2007 年 6 月）：愈后未发。

【按】神经性皮炎，属中医"牛皮癣"范畴。本病以内因为主，与七情内伤、内生心火有关。心主血脉，心火亢盛，伏于营血，血热生风，风盛则燥，风燥伤血。且该患香蕉库劳作多年，环境潮湿，湿邪外受。病久肌肤失养，皮损肥厚，纹理粗重，呈苔藓化，皮损色淡，以瘙痒较剧烈为特点。

风癣汤，出自《朱仁康临床经验集》[30]，由生地、元参、丹参、当归、白芍、茜草、红花、黄芩、苦参、苍耳子、白鲜皮、地肤子、甘草组成，功用凉血润燥、养血除湿、消风止痒。方中生地、当归、白芍、丹参养血和营，元参、甘草滋阴润燥，茜草、红花活血化瘀，黄芩除湿清热，苦参、苍耳子祛风除湿，白鲜皮、地肤子除湿止痒。案中另加全蝎辛平入肝经，走而不守，能息内外表里之风；皂刺辛散温通，消肿托毒，治风杀虫。

4.8 龙胆泻肝汤加减治疗带状疱疹（蛇串疮）

胡某，女，41 岁。初诊：2014 年 9 月 19 日。

主诉：左上肢疱疹，呈带状分布，疼痛 6 天。

诊查：患者于 6 天前左侧手背、前臂、上臂突然出现密集成簇的大米至黄豆大水疱，至下而上呈带状分布，逐渐增多，基底鲜红，疱壁紧张，皮肤灼红，刺疼甚剧，不敢碰触，寤寐不安，口渴思饮，大便干结，小便色黄。曾口服阿昔洛韦等西药不效，前来求诊。舌质红、苔黄微腻，脉沉滑。

中医诊断：蛇串疮。

西医诊断：带状疱疹。

辨证：湿热内盛，化火化毒。

治法：清热利湿，泻火解毒。

选方：龙胆泻肝汤加减。

处方：龙胆草 12g，栀子 10g，黄芩 12g，柴胡 10g，生地 15g，车前子（包煎）10g，泽泻 12g，甘草 10g，当归 10g，大青叶 20g，板蓝根 20g，金银花 12g，延胡索 10g，姜黄 12g，紫草 10g。水煎服，5 剂。

二诊（2014 年 9 月 24 日）：水疱明显消退，留褐红色痂皮，疼痛减轻，得以安睡，大便通畅。上方减柴胡，加赤芍 12g，川楝子 10g。续服 5 剂。

三诊（2014 年 9 月 29 日）：皮损全部消退，无疼痛，告愈。

【按】带状疱疹中医称为"缠腰火丹""蛇丹""蛇串疮"等，多因肝胆火盛，内蕴湿热而发。中医对本病分干湿两型，如《医宗金鉴》曰："蛇串疮，有干湿不同，红黄之异，皆如垒垒珠形。干者色红赤，形如云片，上起风粟，作痒发热……；湿者色黄白，水疱大小不等，作烂流水，较之干者多疼……"本案根据中医辨证，辨其为湿热内盛、化火化毒，拟龙胆泻肝汤（方见4.2篇）清热利湿、泻火解毒为主，并配伍现代药理研究证实有抗病毒作用且能增强人体免疫力的中药，如大青叶、板蓝根、金银花等；加延胡索、姜黄、赤芍、川楝子行气活血止痛，且姜黄长于行肢臂而利痹止痛；紫草凉血活血，解毒透疹。

4.9 五味消毒饮合延胡索汤加减治疗
带状疱疹（蛇串疮）后遗症

张某某，女，86 岁。初诊：2012 年 6 月 24 日。

主诉：右背成串疱疹消退 1 年后仍疼痛。

诊查：患者 1 年前右背部沿肋间走向出现数群簇集成串之水泡，状如绿豆大小，成带状分布，周围皮肤红晕，之后个别疱液浑浊溃破，大多数自行萎缩消退，自觉灼热刺痛，夜难成寐。经某医院诊断为带状疱疹。既往有肺心病、脑梗死、胆石症等病史，并多次住院治疗好转。刻诊：右背部原皮损之处无痕迹，但自诉常疼痛如针刺，有灼热感，时而隐痛绵绵，时而加重难忍。常伴心烦，夜寐不安，纳差，咳嗽，气短，便秘。舌红、苔薄黄，脉细涩。

中医诊断：蛇串疮。

西医诊断：带状疱疹后遗症。

辨证：湿热余毒未清，气机阻滞。

治法：清热解毒，活血化瘀，行气止痛。

选方：五味消毒饮合延胡索汤加减。

处方：金银花 15g，蒲公英 12g，地丁 12g，板蓝根 12g，大青叶 15g，延胡索 10g，当归 10g，赤芍 10g，甘草 10g，乳香 10g，没药 10g，片姜黄 10g，川楝子 10g，白芍 12g，细辛 3g。水煎服，7 剂。

二诊（2012 年 7 月 1 日）：服上药后右背疼痛减轻，心烦亦减，夜寐得安，便秘改善。原方减细辛、川楝子。续服 7 剂。

随访（2012 年 10 月 21 日）：患者二诊之后中断治疗，今日其女来诊，言患者服药后再未提及背痛之事，唯余咳嗽、气短继续医治、调养。

【按】带状疱疹为自限性疾病，预后较好，据国内外文献报道，本病好发年龄正逐渐移向中老年，尤以免疫力低下及恶性肿瘤者较多见；大约有10%的患者皮损消失后可遗留神经痛，以中老年身体虚弱者居多。本案患者年迈体弱，罹患"肺心病""脑梗死""胆石症"等疾病，免疫力低下，病毒侵犯肋间神经，皮损消失后遗留神经痛1年。究其病位在肝胆经脉循行之区，起病为肝胆湿热、心火相扇，湿毒流窜其间，气血凝结，经络阻滞，故有灼热刺痛难忍之感。今余邪未尽，虽皮疹消退，但仍自觉疼痛。治当清热解毒、活血化瘀、行气止痛。以五味消毒饮（方见3.13篇）合延胡索汤加减组方。延胡索汤，方出《济生方》，由当归、延胡索、炒蒲黄、赤芍、肉桂、片子姜黄、乳香、没药、木香、甘草组成。案中银花、蒲公英、地丁、板蓝根、大青叶清热解毒、泻火凉血，同时抗病毒且能增强人体免疫力；延胡索、当归、赤芍、乳香、没药、片姜黄、川楝子活血化瘀、行气止痛；白芍、甘草缓急止痛；细辛芳香走窜，祛风止痛。众药合力，使顽疾顿瘥。

4.10 应用朱仁康"马齿苋合剂三方" 加味治疗扁平疣（扁瘊）

张某，男，13 岁。初诊：2010 年 6 月 28 日。

主诉：面、胸及手背起扁平疣赘 1 年余。

诊查：1 年前在浴池洗澡后，隔几天面部即出现几个扁平丘疹，2 周后遍及脸颊、胸部及手背，无明显自觉症状，曾经治疗未见明显效果。刻诊：面颊、胸、手背可见 60～70 个 0.1～0.3 厘米大小扁平疣赘，稍隆起于皮面，浅褐色，咽干，大便秘结。舌尖红，苔薄白，脉沉滑。

中医诊断：扁瘊。

西医诊断：扁平疣。

辨证：风热邪搏于肌肤。

治法：清热凉血，活血化瘀，清解疣毒。

选方：朱仁康经验方"马齿苋合剂三方"加味治之。

处方：马齿苋 60g，败酱草 15g，紫草 15g，大青叶 15g，薏苡仁 30g，赤芍 10g，丹皮 12g，茜草 15g，莪术 10g，丹参 15g，蒲公英 15g，地丁 15g。水煎服，每日 1 剂。

治疗经过：服药 21 剂，疣赘全部脱落，未留痕迹而愈。

【按】发生在皮肤浅表的赘生物称为疣，目前较为常见的疣赘有寻常疣、扁平疣及传染性软疣，均由人类疣病毒引起。扁平疣，中医称"扁瘊"，多见于青年人，尤以青春期前后的少女为多，好发于面部和手背。薛已《外科枢要》指出"疣属肝胆少阳经，风热血燥，或怒动肝火，或肝客淫气所致"，可见本病多由风热邪搏于肌肤而生，或由怒动肝火，肝旺血燥，筋气不荣所成。

"马齿苋合剂三方"出自《朱仁康临床经验集》，原方[30]为马齿苋60g，败酱草15g，紫草15g，大青叶15g。水煎服，7剂为一疗程。方中以马齿苋、败酱草清热解毒，紫草、大青叶凉血清热。案中加赤芍、丹皮助紫草清热凉血；蒲公英、地丁助马齿苋、败酱草清热解毒，茜草、莪术、丹参活血化瘀，薏苡仁除湿去疣，众药合力共奏清解疣毒之效。

4.11 脂溢性脱发（发蛀脱发）验案二则

案一　肝肾亏虚，风盛血燥

石某某，女，26 岁。初诊：2011 年 9 月 18 日。

主诉：脱发、头皮痒 2 个月。

诊查：半年前因浴后出门而患头皮发痒，2 月前出现脱发，开始仅限于前额上方和头顶部位，以后逐渐蔓延整个头部，曾在某医院皮肤科诊为脂溢性脱发，服七宝美髯丹与养血生发胶囊等，随生随脱，常现汗出，经行量少，时有愆期。刻诊：面色无华，腰酸乏力，头晕时作。头皮多屑呈糠秕状，头发干燥而无光泽，痒若虫行，前额两侧及头顶部头发稀疏而细。舌质嫩红，苔少，脉沉细。

中医诊断：发蛀脱发。

西医诊断：脂溢性脱发。

辨证：肝肾亏虚，风盛血燥，发失所养。

治法：滋补肝肾，养血生发，祛风止痒。

选方：神应养真丹加减。

处方：当归 12g，天麻 6g，川芎 9g，羌活 6g，白芍 15g，熟地黄 15g，木瓜 12g，菟丝子 12g，制首乌 12g，枸杞子 9g，苦参 9g，荆芥 12g，防风 12g，白蒺藜 12g。水煎服，每日 1 剂。

外用洗方：透骨草 20g，侧柏叶 15g，煎水 2000mL 外洗，每周 2 次。

二诊（2011 年 10 月 4 日）：内服药已进 14 剂，外洗方已用 4 次，自诉头痒不作，脱发减轻，脱发处现绒状毛发长出，效不更方，继用前法。

三诊（2011 年 10 月 21 日）：再进内服药 14 剂，外洗同前，头皮无痒，脱发基本停止，有黄色细微头发长出，原方加减化裁，再服14剂。

四诊（2011年11月10日）：自诉近期无明显脱发，原脱发处毛发已不见稀疏。

随访（2013年2月）：毛发黑，头皮无痒，头发不再见到稀疏之状。

【按】本病的发生，中医认为每与肝肾亏虚、气血不和、气滞血瘀、风热血燥、湿热上蒸等因素有关。盖肾者，精之处也，其华在发；肝藏血，肾受五脏六腑之精而藏之。发为血之余，精与血互为滋生，乙癸同源，其乃司毛发生长之根本。本案患者面色无华，腰酸乏力，头晕时作，常现汗出，伴经行量少，时有愆期，结合舌脉，考虑其为肝肾亏虚。窃思其发病始于禀赋素弱，浴后出门，诚如《医宗金鉴》所云"由毛孔开张，邪风乘虚袭入，以致风盛燥血，不能荣养毛发"而致，故治以滋补肝肾、养血祛风生发，方用神应养真丹加减。

神应养真丹，出自《三因极一病证方论》，原方组成与用法：当归、天麻、川芎、羌活、白芍、熟地各等分。为末，炼蜜为丸，鸡子黄大，每服1丸，木瓜、菟丝子浸酒送下。此方由四物汤加味而成，原治四气侵袭肝脏，半身不遂、手足顽麻、心神恍惚，以及妇人产后中风、跌打损伤等，中医外科将其加减、延用治疗脱发。案中以四物汤补血调血，羌活、白蒺藜、防风、荆芥祛风止痒，天麻祛风养肝，菟丝子、枸杞、首乌补益肝肾，且首乌又能养血祛风，木瓜舒筋活络，苦参清热祛风。众药合力以达滋补肝肾、养血祛风之效，风静叶茂，毛发得润而生。另外，透骨草祛风除湿，舒筋活血，内服治疗风湿痹痛，而其止痒祛脂作用较好，故用于脂溢性脱发患者外洗。

案二 湿热内蕴，外受风邪

李某，男，23岁。初诊：2018年6月30日。

主诉：脱发伴头皮瘙痒3年。

诊查：自述去南方上学3年以来，头发不明原因脱落，头皮油腻黏着，如涂膏脂，头皮多屑、瘙痒，前额及头顶部头发逐渐稀疏变细，现近乎秃顶，面赤多油，经某医院皮肤科诊为脂溢性脱发，多次医治乏效。舌红、苔黄而腻，脉滑数。

中医诊断：发蛀脱发。

西医诊断：脂溢性脱发。

辨证：湿热内蕴，外受风邪。

治法：清热利湿，祛风凉血。

选方：经验方"苦参丸"加减化裁。

处方：苦参12g，防风10g，黄芩12g，栀子10g，白芷6g，生地12g，丹皮15g，地肤子12g，土茯苓12g，萆薢15g，炒白术12g，泽泻10g，猪苓12g，川芎10g。水煎服，每日1剂。

二诊（2018年7月31日）：服上方30剂，脱发与头皮油腻明显减轻，鳞屑减少，瘙痒不作，新生茸毛细发可见，面赤减轻，守方继服。

三诊（2018年9月15日）：再服上方40剂，毛发无明显脱落，新生茸毛细发渐渐变黑，增粗，舌淡红、苔白微腻，脉沉滑。以原方减炒白术、泽泻、猪苓，加当归12g，制首乌12g，白芍15g。10剂，嘱其加工为丸药，每丸10g，日服2次，每服1丸，以巩固疗效。

【按】该患生于北方，不适应南方潮湿环境，岭南气候湿热，湿热之气容易蒸腾，多由口鼻而受，留着而归于脾，导致湿热内蕴，一旦毛孔腠开，邪风乘虚袭入，湿热上蒸高巅，蕴于肌肤，毛发失于荣养而致脱落。所用苦参丸方为北京中医药大学一附院之经验方[32]，由苦参、防风、黄芩、山栀子、白芷、地黄、丹皮、地肤子、土茯苓组成，本案加入草薢、炒白术、泽泻、猪苓、川芎。案中以苦参、黄芩、栀子清热燥湿，地肤子、草薢、泽泻、猪苓利水渗湿，土茯苓利水解毒，防风、白芷祛风胜湿，生地、丹皮、川芎清热凉血活血，白术健脾燥湿。全方使热清湿去风祛血和而发自生，三诊时加当归、制首乌、白芍以养血和血。

5

五官科

5.1 半夏白术天麻汤加味治疗梅尼埃病（眩晕）

吴某某，女，46 岁。初诊：2001 年 5 月 23 日。

主诉：头晕、呕恶反复发作 4 年，加重 3 天。

诊查：患者自诉 4 年来每因劳累过度与急躁恼怒而诱发头晕目眩，恶心呕吐，曾多次在市内医院就医，诊断为梅尼埃病。3 天前晨起突然头昏目眩，首如绵裹，起则眩晕仆地，睁眼则觉天旋地转如坐舟车，卧床不能起动，恶心，稍动或睁眼即呕吐频作，吐出物为痰涎，在家自服眩晕停、维生素 B_6 等药无效而来就诊。刻诊：急性病容，表情痛苦，呻吟不止，胸闷心烦，耳鸣，口苦咽干，不欲食。舌尖红、苔黄腻，脉弦滑。

中医诊断：眩晕。

西医诊断：梅尼埃病。

辨证：痰蒙清阳，夹风上扰，湿阻气机。

治法：健脾祛湿，化痰息风，和胃止呕。

选方：半夏白术天麻汤加味。

处方：天麻 15g，制半夏 10g，炒白术 10g，茯苓 12g，陈皮 10g，甘草 10g，生姜 3 片，大枣 10g，炒枳实 15g，竹茹 15g。水煎服，3 剂。

二诊（2001 年 5 月 27 日）：头晕好转，已无目眩呕吐，能进食，仍有胸闷心烦、耳鸣、口苦咽干。舌质淡红、苔黄腻，脉滑。原方加入黄连 10g，黄芩 10g，石菖蒲 12g，郁金 12g。再服 5 剂。

随访（2001 年 6 月 12 日）：服后诸症悉除。2018 年 10 月再次追访，旧疾未再复发。

【按】梅尼埃病属中医"眩晕"范畴，发作时典型症状为头重、目眩如坐舟车、胸闷、恶心、呕吐、舌苔腻、脉滑等。中医认为痰浊中阻则胸闷，上蒙清窍则头晕目眩，痰浊干胃则恶心呕吐，痰浊上泛则舌苔腻，可见痰在眩晕的发病中起着最主要的作用，"风"和"虚"则常与"痰"兼夹为患。方用半夏白术天麻汤加味，该方出《医学心悟》，由半夏、白术、天麻、陈皮、茯苓、甘草、生姜、大枣组成。案中用二陈汤燥湿化痰，白术健脾利水，天麻祛风化痰，竹茹、生姜镇逆止呕，枳实行气消痰，以通痞塞，大枣调和脾胃。二诊加入黄连、黄芩以助清热之功，加菖蒲、郁金以开窍。

5.2 五苓散加减治疗梅尼埃病（眩晕）

陆某某，女，49岁。初诊：2012年10月25日。

主诉：头晕伴呕吐、耳鸣反复发作1年，加重1周。

诊查：患者自诉头昏反复发作已1年余，发作时如坐舟车，头昏眼花，不能站立，恶心呕吐，伴有耳鸣耳聋，一身困重，步履踉跄。曾经专科检查，神经系统无异常。此次发病已1周，刻诊：眩晕头重，耳中堵塞憋气如蝉鸣，眼下卧蚕之状，胃中不适，泛恶上涌，呕吐痰涎，胸闷，心烦心悸，口渴不多饮，小腹悸动，小便不利，血压130/90mmHg。舌淡、边有齿痕、苔白腻，脉濡数。

中医诊断：眩晕。

西医诊断：梅尼埃病。

辨证：水邪上逆，肝阳不潜。

治法：温阳化气利水。

选方：五苓散化裁。

处方：茯苓15g，泽泻20g，炒白术12g，猪苓12g，桂枝10g，制半夏10g，钩藤（后下）15g，竹茹15g，车前子（包煎）12g，石菖蒲15g。水煎服，5剂。

二诊（2012年10月31日）：服后眩晕、呕恶均减，已能下床活动，小便增加，身体困重、小腹悸动减轻，仍有耳中蝉鸣时作，血压126/86mmHg，舌脉如前。守方续服7剂。

三诊（2012年11月8日）：患者喜形于色，告知诸症均大减，虽偶发头昏、耳鸣，但时间短暂，经休息片刻即能自行恢复，睡眠欠佳。舌淡、边有齿痕、苔白，脉濡。原方减猪苓、钩藤、半夏、竹茹，加党参

12g，炙甘草 10g，炒枣仁 12g，合欢花 12g。续服 7 剂。

四诊（2012 年 11 月 15 日）：诸恙悉除，活动自如，上方稍做更改以资调理，7 剂。

随访（2014 年 1 月）：眩晕未见复发。

【按】本案致病之因系内耳膜迷路积水，此乃水饮停蓄为患所致。《素问》曰"饮入于胃，游溢精气，上输于脾。脾气散精，上归于肺，通调水道，下输膀胱。水精四布，五经并行"，说明人体水液流行之情况。今脾胃运化失常，谷入于胃不能散其精而聚液生痰，水入于胃不能输化其气，则凝水为饮以致健运失司，水气交阻，清阳不升，浊阴不降，发为眩晕。胃失和降，则反而上逆，故出现呕吐。膀胱气化不行，故一身困重，小便不利，口渴不多饮，小腹悸动，眼下卧蚕之状。内耳膜迷路积水，故耳鸣、耳聋。舌淡、边有齿痕、苔白腻、脉濡，为脾虚湿胜之象。

《金匮要略》云："假令瘦人脐下有悸，吐涎沫而癫眩，此水也，五苓散主之。"案中重用泽泻，取其甘淡性寒，直达膀胱，利水渗湿；茯苓、猪苓之淡渗，增强利水蠲饮之功；白术健脾气而运化水湿；桂枝助膀胱气化；另加半夏燥湿降逆，钩藤清热平肝，竹茹化痰止呕，车前子利水化饮，石菖蒲利九窍以开湿浊蒙蔽之清窍。全方温阳蠲饮，健脾利水，使水降风息，治水则眩自愈。

5.3 小柴胡汤加减治疗神经性耳鸣（耳鸣）

石某某，女，22 岁。初诊：1988 年 10 月 15 日。

主诉：耳鸣间断发生 5 个月。

诊查：耳鸣 5 个月，间断发生，自诉发病与生气有关，经某医院专科诊断为神经性耳鸣。刻诊：两耳间断性突发蝉鸣，时大时小，听力渐减，耳道发胀，口苦咽干，心烦易怒，夜寐不安。舌淡苔白，脉弦。

中医诊断：耳鸣。

西医诊断：神经性耳鸣。

辨证：少阳经络闭阻，肝火上扰清窍。

治法：和解少阳枢机，清肝化瘀通窍。

选方：小柴胡汤加减。

处方：柴胡 15g，制半夏 10g，炒黄芩 10g，甘草 12g，郁金 10g，石菖蒲 20g，灵磁石（醋淬，先煎）30g，五味子 15g，川芎 10g，葛根 15g，白芍 15g，骨碎补 15g，龙胆草 15g，栀子 10g。水煎服，8 剂。

二诊（1988 年 10 月 27 日）：耳鸣声音减轻，时鸣时止，耳道胀感消失，心烦、睡眠亦有好转，守方继进 8 剂。

三诊（1988 年 11 月 5 日）：再服上方 8 剂后耳鸣基本停止，听力有加，余症渐却。遂开耳聋左慈丸服 1 月以善其后。

随访（1989 年 5 月）：言耳鸣未再发。

【按】神经性耳鸣是耳科常见病症，以病人自觉耳内鸣响，如闻潮声，或细或暴，妨碍听觉为特征，可进一步发展为神经性耳聋，诚如《医学入门》所言"耳鸣乃是聋之渐也"。中医学认为，耳鸣耳聋与肾、心、肝胆、脾有关，肾气虚弱、肾阴亏虚、肝风内动、肝郁气滞、心气不足、脾失健运等皆可导致耳鸣耳聋。徐灵胎评叶天士《临证指南医案》载："肾开窍于耳，心亦寄窍于耳，胆络脉附于耳，体虚失聪，治在心肾，邪干窍闭，治在胆经。"

本案患者病起于生气后，肝气失于疏泄，郁而化火，循经上扰。少阳经脉起于目锐眦，下耳后，入耳中，其支者，会缺盆，下胸中，贯膈循胁，络肝属胆，故致足少阳经络闭阻，清窍不利，耳道瘀阻。治宜和解少阳枢机、清肝泻热、化瘀通络、开郁通窍，方用小柴胡汤加减。小柴胡汤，方出《伤寒论》，由柴胡、黄芩、半夏、人参、甘草、生姜、大枣组成，功用和解少阳。案中柴胡为少阳专药，轻清升散，疏邪透表；黄芩苦寒，善清少阳相火，配合柴胡，一散一清，共解少阳之邪。半夏和胃降逆，散结消痞；石菖蒲、郁金芳香化浊，辛开气郁以宣窍，且后者能活血祛瘀；龙胆草、栀子清泻肝胆，苦寒直折火势；五味子滋肾涩津，宁心安神；磁石重坠平肝潜阳降火，养肾聪耳；白芍养血柔肝，平抑肝阳；葛根升发清阳，引药上升；川芎活血行气，骨碎补益肾活血，甘草缓和药性。

现代药理学研究证实，磁石中铁含量高达 72.4%，主要成分为四氧化三铁与氧化铁，我国古代医学文献中早有以含铁量很高的磁石治疗肾虚耳鸣耳聋的记载。有关研究认为，微量元素铁可能是肾主耳理论的重要生化物质基础；肾主要经血管纹途径影响耳蜗含铁酶活性，参与听毛细胞的细胞呼吸和生物氧化过程，从而实现对耳蜗功能的制导作用。另外，葛根含黄酮甙、川芎含川芎嗪，二者均具有扩张心脏血管作用。葛根黄酮有改善内耳循环、轻度促进细胞代谢的作用。[33]

5.4 苍耳子散合干祖望"截敏乌梅汤"
加减治疗过敏性鼻炎（鼻鼽）

李某某，男，26 岁。初诊：2004 年 1 月 4 日。

主诉：反复鼻塞流涕 2 年。

诊查：每当气温突变、穿衣单薄、风吹着凉或接触异物（如游泳池之漂白粉）之后，即出现鼻孔发痒，痒则喷嚏，狂嚏不止，清涕滂沱，鼻塞不通，病发已 2 年有余，发作无时，经治罔效。曾在某医院诊为过敏性鼻炎，近日为发作期，经专科医生检查，两下甲肥大水肿，鼻腔黏膜苍白、水肿。体常畏寒怕冷，舌淡、苔薄白，脉细涩。

中医诊断：鼻鼽。

西医诊断：过敏性鼻炎。

辨证：卫阳不固，外邪易侵。

治法：散风通窍，祛邪脱敏。

选方：苍耳子散合干祖望"截敏乌梅汤"加减。

处方：苍耳子 12g，辛夷（包煎）10g，白芷 12g，薄荷（后下）10g，乌梅 12g，防风 12g，柴胡 12g，五味子 12g，桑螵蛸 12g，牡蛎（先煎）30g，蝉蜕 10g，地龙 10g，荆芥 10g。水煎服，14 剂。

随访（2006 年 3 月 15 日）：服上方 14 剂后，鼻部症状日趋减轻，遂自行停药，2 年未再发作，畏寒怕冷之体亦有改变。近日游泳后旧病复发，但症状较前明显减轻，仍守原方投之。2008 年 5 月 5 日再次随访，2 年前鼻炎复发，守方 10 剂，服之应手而效，至今未发。

【按】过敏性鼻炎是一种变态反应性疾病，又称"变态反应性鼻炎"，本病是由禀质特异，脏腑虚损，感受外邪或花粉及不洁之气所致，以发作性鼻痒、鼻塞、喷嚏、流清水样鼻涕为主要症状，属中医"鼻鼽""鼽嚏"范畴。刘完素论鼻鼽曾指出："鼽者，鼻出清涕也。"又曰："嚏，鼻中因痒而气喷作于声也"。

患者素禀不耐，卫阳不固，常因温度变化、风吹着凉或接触异物而发病。感受外邪，正邪相争，格邪外出，故鼻痒、喷嚏；外邪遏肺，肺失清肃，气不摄津，故流清涕；体常畏寒怕冷，舌淡、苔薄白、脉细，均为卫阳不固之象。遂治以散风通窍、祛邪脱敏，方予苍耳子散合干祖望"截敏乌梅汤"加减。苍耳子散，出自《济生方》，原方以辛夷仁半两，苍耳子二钱半，白芷一两，薄荷半钱。为细末，每服二钱，食后用葱、茶清调下。"截敏乌梅汤"为国医大师干祖望之经验方，原方[33]为乌梅12g，防风12g，柴胡12g，五味子12g，桑螵蛸12g，牡蛎30g，蜂蜜10g（每次药汁加）。案中苍耳子散四味温宣祛风利窍以通鼻窍，且辛夷、苍耳子、薄荷加荆芥气味轻清，引药上达，更能芳香通窍。截敏乌梅汤中防风辛温解表，散风胜湿；柴胡疏解半表半里之邪气，且能升举清阳之气；五味子酸甘而温，益气敛肺，补肾养阴；乌梅酸涩收敛，化阴生津，四药配合，有收有散，有补有泄，有升有降，阴阳并调。桑螵蛸、牡蛎收敛固涩，以保津液，且前者亦能补肾助阳。蝉蜕、地龙均有很好的脱敏作用。

5.5 六味汤、养阴清肺汤加减治疗
慢性单纯性咽炎（虚火喉痹）

高某某，男，69 岁。初诊：2015 年 4 月 19 日。

主诉：咽干咽痛反复发作 2 年余，加重 1 周。

诊查：2 年来患者咽干咽痛反复发作，时轻时重。发作时自觉咽中干燥，频频喜饮，饮量不多，咽痒，微咳，有异物感，嗜烟酒辛辣。1 周前感冒，咽部症状加重，且伴有发热、恶寒、头痛、便秘，经专科检查可见咽后壁黏膜充血、肿胀，色暗红，淋巴滤泡簇集增生。舌淡质嫩、边有齿痕、苔白微腻，脉浮数。

中医诊断：喉痹。

西医诊断：慢性单纯性咽炎急性发作。

辨证：虚火上炎，热毒攻喉。

治法：疏风清热，利咽解毒。

选方：六味汤加减。

处方：荆芥 12g，防风 12g，薄荷（后下）10g，僵蚕 10g，桔梗 12g，甘草 10g，金银花 15g，连翘 12g，栀子 10g，浙贝母 10g，炒牛蒡子 10g，玄参 12g，知母 12g，芦根 15g。水煎服，7 剂。

二诊（2015 年 4 月 26 日）：药后发热、恶寒、头痛已却，大便得通，仍有咽干、咽痛、咽痒、咽中不适及异物感。今在标之风热邪毒得解，乃以养阴清肺治本为要，以养阴清肺汤加减。

处方：生地黄 12g，麦冬 12g，甘草 10g，玄参 12g，浙贝母 10g，丹皮 12g，薄荷 10g，炒白芍 12g，桔梗 12g，百合 10g，当归 10g，木蝴蝶 3g，芦根 15g。水煎服，每日 1 剂。

三诊（2015年5月18日）：上方服21剂后，咽干咽痛、咽痒微咳及异物感均减，查咽部黏膜渐转红润，无肿胀，淋巴滤泡增生明显减轻，上方减木蝴蝶、芦根，加石斛12g。每日1剂，继服。

随访（2016年4月14日）：因腹泻前来就诊，言上方服21剂后，诸症消失，至今未发。

【按】慢性单纯性咽炎是以咽干不适、微痒微痛及异物感为常见症状的慢性咽部疾患，为咽喉科的常见病、多发病，其旷日持久，症状顽固，类似于中医之"虚火喉痹"。喉痹一病，始见于《素问》"一阴一阳结，谓之喉痹"。因脏腑亏损，虚火上炎为主而致病的，称为虚火喉痹。

该患起病本应为急性喉痹，治不及时或不彻底，且不注重生息调养，嗜好烟酒辛辣，日久伤及肺阴，咽部失养，虚火上炎，致使病情转为缠绵难愈之虚火喉痹。初诊适逢风热邪毒又袭，由口鼻而入，咽喉首当其冲，为内外邪热之毒所灼而发风热喉痹。急则治标，遂治以疏风清热、利咽解毒，方用六味汤加减。六味汤出自清代张宗良《喉科指掌》，由荆芥、防风、薄荷、僵蚕、桔梗、甘草组成，方中荆芥、防风、薄荷疏表散邪；桔梗、甘草散热结、开喉痹，解毒利咽；僵蚕祛风化痰散结，宣畅气机。恐其清热解毒化痰之力不足，案中加入银花、连翘、栀子以助清热解毒；玄参、知母滋阴降火解毒；牛蒡子疏散风热，解毒利咽；浙贝母清热化痰散结；芦根清热生津润喉。诸药合之，疏风清热、利咽解毒、化痰散结、滋阴生津，使风热邪毒得解。

二诊标病已却，遂以养阴清肺汤加减缓以治本。养阴清肺汤，出自《重楼玉钥》，由生地、麦冬、甘草、玄参、贝母、丹皮、薄荷、白芍组成，功用养阴清肺。方中以生地养肾阴，麦冬养肺阴，玄参清虚火而解毒，丹皮凉血而消肿，贝母润肺化痰，白芍敛阴泄热，薄荷散邪利咽，甘草和药解毒。案中另加桔梗宣利肺气，祛痰利咽，百合润肺养阴，当归养血润燥，木蝴蝶清肺利咽，芦根清热生津润喉。

5.6 咽部神经官能症（梅核气）验案二则

案一　痰湿阻滞，气机不利

郭某某，女，41岁。初诊：1988年7月11日。

主诉：咽部如物阻塞感2年，加重1月。

诊查：咽部似有异物，如痰卡阻，咯之不出，咽之不下，时历两载，经多方治疗得以缓解，1月前因生气后旧疾复发。患者秉性内向，沉默寡言，言行稳健，自诉物阻之感常在工作紧张时，熟睡中或偶尔看电视时消失，一待闲暇，复感存在；空咽口水、饮茶时觉梗塞明显存在，进食时则吞咽顺利，一无梗介。自己怀疑得了癌症，经某医院专科系统检查已排除肿瘤等器质性病变。刻诊：胸闷不舒，恶心泛吐，纳呆梦多，苦楚难言。舌淡、苔白腻，脉沉滑。

中医诊断：梅核气。

西医诊断：咽部神经官能症。

辨证：痰湿阻滞，气机不利。

治法：开胸降逆，理气豁痰。

选方：半夏厚朴汤加味。

处方：制半夏10g，厚朴10g，茯苓12g，苏梗10g，生姜10g，陈皮10g，薤白10g，路路通10g，郁金12g，旋覆花（包煎）10g，竹茹10g，降香6g，合欢花12g。水煎服，7剂。

二诊（1988年7月19日）：服上方，自觉咽间堵塞减轻，心中疑虑略解，痰能咳出，呕恶已除，食欲增加，舌腻稍减，脉转微滑。原方去薤白、生姜，加瓜蒌皮10g，桔梗12g，连翘10g。14剂。

三诊（1988年8月4日）：服后咽间物阻消失，诸症若失，心中疑虑已解。

医嘱：嘱其停药后避免精神刺激，重视心理调节。

随访（1998年8月20日）：路遇得以随访，言咽间物阻之症至今未发。

案二　肝气夹痰，久郁化热

云某某，女，31岁。初诊：1993年7月25日。

主诉：咽中如有炙脔阻于喉间1年余。

诊查：患者自觉咽中如有炙脔，咽干痰多，阻于喉间，咯之不出，已1年有余，常在生气后加重。刻诊：胸闷不适，胁肋胀满，进食无妨，口干喜饮，便干溲赤，平时心情烦躁，多郁善怒。咽部轻度充血，咽后壁滤泡增生，食道钡透视呈阴性。舌红、苔白腻，脉细弦。

中医诊断：梅核气。

西医诊断：咽部神经官能症。

辨证：肝气夹痰，久郁化热，燥热伤阴。

治法：疏肝理气，化痰清热，佐以滋阴。

选方：许履和"治疗梅核气经验方"加减。

处方：昆布10g，海藻10g，海浮石10g，旋覆花（包煎）10g，瓜蒌皮10g，青皮10g，陈皮10g，桔梗10g，郁金12g，丹皮10g，夏枯草10g，银花15g，连翘10g，麦冬12g，玄参10g。水煎服，7剂。

二诊（1993年8月2日）：咽梗、咽干略见减轻，口干、便干改善，守方再进7剂。

三诊（1993年8月9日）：咽梗、咽干明显好转，胸胁得舒，心情得畅，咽部已无充血，今减旋覆花、陈皮、银花，加绿萼梅10g，白芍

12g，生地 15g。7 剂。

四诊（1993 年 8 月 17 日）：服后自诉咽部已无异常症状，原方再进 7 剂以善其后。

【按】咽部神经官能症以患者主诉咽部似有梅核样物阻为主要特征，不妨碍饮食，临床检查无器质性病变，中医称之为梅核气。《金匮要略》云"妇人咽中如有炙脔，半夏厚朴汤主之"，这是对于本病的最早记载。《仁斋直指方》曰"塞咽喉如梅核粉絮样，咯不出，咽不下，每发欲绝，逆害饮食"，则是对本病更为详尽的描述。本病的发生，多由肝失条达，脏腑气机失调，肝郁乘脾，脾运不健，生湿聚痰，痰气郁结于胸膈之上，故自觉咽中不适如有物阻感，咯之不出，咽之不下。

案一郭姓，证属痰气相搏，气滞痰凝，结于咽喉，治以半夏厚朴汤加味。半夏厚朴汤，方出《金匮要略》，由半夏、厚朴、茯苓、生姜、苏叶组成，功用开结化痰，顺气降逆。案中半夏、厚朴、生姜辛以散结，苦以降逆；佐以茯苓利饮化痰；今以苏梗代苏叶，宽胸利膈。加陈皮理气燥湿化痰，薤白通阳行气散结，郁金、降香活血行瘀，且郁金能行气解郁，旋覆花消痰降气止呕，竹茹清热化痰，除烦止呕，合欢花解郁安神，路路通通络除湿。合而用之使气顺痰消，咽中异物之感得除。

案二云姓，证属肝气夹痰，久郁化热，燥热伤阴。治以疏肝理气，化痰清热，佐以滋阴。方用"治疗梅核气经验方"加减，该方出《许履和外科医案医话集》，原方[35]为昆布 10g，海藻 10g，海浮石 10g，旋覆花（包）6g，夏枯草 10g，瓜蒌皮 10g，川郁金 6g，青陈皮各 5g，黛蛤散（包）12g，桔梗 1.5g，丹皮 6g。案中昆布、海藻、海浮石消痰软坚散结；夏枯草清肝火，散郁结；旋覆花消痰降气；瓜蒌皮清肺化痰，利气宽胸；青皮、郁金疏肝行气；陈皮理气化痰；桔梗宣肺祛痰；丹皮清热凉血，活血散瘀，另加银花、连翘、玄参清热解毒，连翘、玄参兼能散结，麦冬益肺养阴生津。

华岫云曰："郁则气滞，久必化热。热郁则津液耗而不流，升降之机失度，初伤气分，久延血分，而为郁痨沉疴。用药大旨以苦辛凉润宣通，不投燥热敛涩呆补，此治疗之大法也。"案二所用许老先生之经验方，既有理气化痰降逆之效，又有清肺解郁生津之功，正合华氏之"苦辛凉润宣通之法"。案一之证，邪在气分，以半夏厚朴汤加减尚能应之；案二之证，初伤气分，久延入血，郁火伤阴，故用许老斯方加减，方得痊愈。

5.7 复发性口腔炎（口疮）验案二则

案一 肾水亏乏，阴虚火旺

钱某某，女，80 岁。初诊：2006 年 1 月 5 日。

主诉：口腔反复溃疡 17 个月。

诊查：自诉从 2004 年 8 月初始发口疮，以后反复发作，经多家医院诊为复发性口腔炎，曾口服维生素 B 族和多种中成药，外用冰硼散、锡类散、养阴生肌散，只能短期见效。口腔内溃疡此起彼伏，缠绵难愈，伴口干、口燥喜饮、头晕耳鸣、腰膝酸软、大便燥结。刻诊：舌根部多处生疮溃疡，呈圆形或椭圆形，边界清楚略高起，周围绕以窄的红晕，中心色泽淡红，上布白斑，疼痛不剧，昼轻夜重。舌红露底、舌体龟裂、苔少花剥，脉沉细数。

中医诊断：口疮。

西医诊断：复发性口腔炎。

辨证：肾水亏乏，阴虚火旺。

治法：滋阴补肾，清降虚火。

选方：大补阴丸、知柏地黄丸合交泰丸加减。

处方：炙龟板（先煎）10g，生地 20g，黄柏 12g，知母 12g，山茱萸 12g，山药 12g，丹皮 10g，茯苓 10g，泽泻 10g，黄连 6g，肉桂（后下）3g，麦冬 15g，金银花 15g，玄参 12g。水煎服，每日 1 剂。

二诊（2006 年 1 月 26 日）：上方共服 21 剂，舌根部溃疡面逐渐愈合，上布白斑消失，已无疼痛。舌尖部又有一处新起如绿豆大小之溃疡，口干舌燥、喜饮等症减少，大便燥结有改善，舌脉如前。舌尖部溃疡多为心经之火，上方减金银花、玄参，加竹叶 10g，甘草 10g，莲子心 3g。每日 1 剂。

三诊（2006 年 3 月 10 日）：上方迭进 14 剂后，舌尖部溃疡亦愈合，一段时间感觉较好，饮食增加，头晕减轻，大便 2 日一解。前几日又出现唇颊黏膜 2 处先后疼痛，昨日已成溃疡，口黏不欲饮。舌红、舌心剥苔、周边苔黄微腻，脉沉微弦。本为肾阴亏乏，今现脾胃之阴亦显亏虚，以致湿热蕴积。治法：滋阴降火，滋脾益胃，化湿清热。选方：大补阴丸合甘露饮加减。

处方：炙龟板（先煎）10g，生地 20g，黄柏 12g，知母 12g，天门冬 12g，麦门冬 12g，石斛 12g，甘草 10g，黄连 6g，沙参 12g，佩兰（后下）10g，藿香 8g，金银花 12g，白花蛇舌草 12g。水煎服，每日 1 剂。

四诊（2006 年 4 月 1 日）：上方共服 21 剂，唇颊黏膜 2 处溃疡已愈，口干舌燥、口黏不欲饮等症均有明显好转。嘱其再守方取药 10 剂，加工为散剂，每次 14g，一日 2 次，煮沸 10 分钟后服。

随访（2008 年 3 月 24 日）：服上药后口疮之疾至今未发。

医嘱：再次叮嘱其保持口腔清洁，慎食辛热炙煿，如辣椒、火锅及油炸等食品，常吃菜泥、水果榨汁及复合维生素 B 等，以防复发。

案二　心脾积热，脾胃伏火

张某某，女，48 岁。初诊：2016 年 10 月 26 日。

主诉：口腔反复溃疡 1 年余。

诊查：患者 1 年来口腔黏膜反复溃疡，素嗜食辛辣，多服枸杞子，常易发牙龈肿痛、口干、便秘。刻诊：唇龈、上腭黏膜红赤，有多处溃疡，形状不规则，小而散在，表面有黄色伪膜覆盖，较表浅，周围充血广泛。

中医诊断：口疮。

西医诊断：复发性口腔炎。

辨证：心脾积热，脾胃伏火。

治法：清胃泻火，凉血解毒。

选方：黄连解毒汤合玉女煎加减。

处方：黄连 8g，黄芩 10g，黄柏 10g，栀子 10g，生地 15g，石膏（先煎）30g，知母 12g，麦冬 12g，怀牛膝 10g，丹皮 12g，金银花 15g，连翘 10g，蒲公英 15g，白花蛇舌草 12g，玄参 12g。水煎服，7 剂。

二诊（2016 年 11 月 3 日）：唇龈、上腭黏膜红赤减轻，部分溃疡已好转，已无口干、牙龈肿痛，大便日一解，舌脉同前。守方 7 剂。

随访（2019 年 6 月 17 日）：先后就诊 3 次，服药 21 剂，诸症悉瘥，至今未再复发。

【按】复发性口腔炎是一种常见的口腔黏膜病，无年龄性别差异，发病率很高，主要特点是反复发作且有自限性，属中医"口疮""口疳""口糜"等范畴。《诸病源候论》对本病的病因、病位做了精辟论述，尝谓："手少阴，心之经也，心气通于舌；足太阴，脾之经也，脾气通于口。脏腑热盛，热乘心脾，气冲于口与舌，故令口舌生疮也。"言下之意，其病因病位在于心脾热甚，上熏口舌使然。其辨证分型主要有：阴虚火旺、脾虚湿困、心火上炎、脾胃伏火、肺胃热壅等。

案一钱姓，初诊时溃烂发于舌根部，伴见腰膝酸软、头晕耳鸣、舌红露底、舌根龟裂、苔少花剥、脉细数等，辨为肾水亏乏、阴虚火旺，方以大补阴丸、知柏地黄丸合交泰丸加减。二诊时溃烂发于舌尖部，责之心火上炎，故加导赤散之竹叶、甘草、木通（可用莲子心代），引心火下行，从小便而泄。三诊时溃烂发于唇颊黏膜，且伴有口黏不欲饮、舌红、舌心剥苔、周边苔黄腻，虑其肾与脾胃之阴俱虚，治以滋阴降火、滋脾益胃、化湿清热，方用大补阴丸合甘露饮加减。

案二张姓，证属心脾积热、脾胃伏火之实火口疮，治以清胃泻火、滋阴、凉血解毒，方以黄连解毒汤合玉女煎加减。案中加丹皮、玄参助以清热凉血，且后者又具滋阴作用；金银花、连翘、蒲公英、白花蛇舌草以增强清热解毒之作用。近代研究认为本病患者多有细胞免疫缺陷，T淋巴细胞功能低下，故加入白花蛇舌草有调节免疫功能的作用。

口疮之疾，病因多种，证候复杂，治法有常有变，不可囿于局部炎症之说，滥施苦寒泻火之品。张景岳曾说"口疮连年不愈，此虚火也"，实经验之谈。治疗必补中益气，甘温助阳，方可平阴火之上燎，而使炎症消失。前贤与当代大师多用补中益气、理中汤、参苓白术散之属治疗虚火口疮，成功病例甚多。

本篇所涉及的方剂如下：

1. 大补阴丸：出自《丹溪心法》，由黄柏、知母、熟地黄、炙龟板组成。上为末，以猪脊髓蜜丸，功用滋阴降火。方中以熟地黄、龟板滋补真阴，潜阳制火；猪脊髓、蜂蜜俱为血肉甘润之品，用以填精补阴以生津液。黄柏苦寒泻相火以坚真阴；知母苦寒，上以清润肺热，下以滋润肾阴。补清配合，以收培本清源之效。

2. 知柏地黄丸：出自《医宗金鉴》，系六味地黄丸加知母、黄柏，功用滋阴降火。

3. 导赤散：出自《小儿药证直诀》，由生地黄、木通、生甘草梢、竹叶组成。功用清心火，利小便。方中生地黄凉血滋阴以制心火；木通上清心经之热，下则清利小肠，利水通淋；甘草清热解毒；竹叶清心除烦。

4. 甘露饮：出自《太平惠民和剂局方》，由熟地黄、天门冬、枳壳、茵陈、干地黄、麦门冬、石斛、甘草、枇杷叶、黄芩组成，功用滋脾益胃，清热化湿。方中以熟地养血滋阴；生地、麦冬、天冬、石斛清热养阴，润燥生津；黄芩、枇杷叶一燥一润，以清胃热；茵陈清利湿热；枳壳降气宽中；甘草解毒而调和诸药。

5. **黄连解毒汤**：出自《外台秘要》引崔氏方，由黄连、黄芩、黄柏、栀子组成，功用泻火解毒。方用黄连泻心火，兼泻中焦之火，黄芩清肺热，泻上焦之火，黄柏泻下焦之火，栀子通泻三焦之火，导热下行。

6. **玉女煎**：出自《景岳全书》，由石膏、熟地黄（一般用生地黄）、麦门冬、知母、牛膝组成，功用清胃养阴。方用石膏辛甘大寒以清"阳明有余"之热，熟地甘而微温，以补"少阴不足"之阴，二药相伍为清火滋水并用。知母助石膏清胃热，麦冬助熟地滋胃阴，牛膝滋补肾水，并可引热下行。

7. **交泰丸**：出自《韩氏医通》，由黄连、肉桂组成，功用交通心肾。黄连清心泻火，解毒燥湿，为治疗口疮之要药；肉桂温中补阳、散寒止痛，为引火归原要药。二者一阴一阳，一寒一热，互相配合，调整脏腑功能的平衡，对虚证口疮具有良好的治疗作用。

5.8 四妙丸合清胃散、甘露饮治疗剥脱性唇炎（唇风）

石某某，男，48 岁。初诊：2006 年 5 月 29 日。

主诉：下唇反复红肿、干裂、糜烂、结痂，伴疼痛、瘙痒 1 年。

诊查：患者平素嗜烟酒辛辣，1 年前出现下唇反复红肿、干裂、糜烂、结痂、脱痂，伴疼痛、瘙痒，经某医院诊断为剥脱性唇炎，中西药多方调治无显效，形成了脱痂→再红肿→糜烂、干裂→结痂→再脱痂这样无休止的循环过程。刻诊：下唇唇红部约四分之三呈痂皮覆盖糜烂面，肿胀，创面可见白色网纹，痒痛相兼，口干不欲饮。舌红苔腻，脉滑数。

中医诊断：唇风。

西医诊断：剥脱性唇炎。

辨证：风热客脾，湿毒久困。

治法：祛风燥湿，清热解毒。

选方：四妙丸合清胃散加减。

处方：荆芥 10g，防风 10g，炒苍术 10g，黄柏 12g，怀牛膝 10g，薏苡仁 20g，黄连 10g，升麻 8g，生地 20g，丹皮 12g，石膏（先煎）30g，当归 10g，蝉蜕 10g，苦参 10g，泽泻 10g，茯苓 12g。水煎服，7 剂。

用黄连冰片膏外涂患处（自制，黄连与冰片剂量比例为 6：1）。

二诊（2006 年 6 月 6 日）：下唇痂皮破裂后出血、疼痛，轻度肿胀，余症同前。治法：滋脾益胃，清热化湿。选方：甘露饮合四妙丸加减。

处方：生地黄 15g，麦门冬 12g，天门冬 12g，枳壳 10g，黄芩 10g，茵陈 10g，黄柏 12g，炒苍术 12g，怀牛膝 10g，薏苡仁 20g，金银花 15g，土茯苓 12g，玄参 12g，苦参 10g，甘草 10g。水煎服，每日 1 剂。

治疗经过：以上 2 方交替服用 2 月后，下唇光润无异常，未再出现红肿、干裂、糜烂、疼痛、脱痂之反复，遂停药观察。

随访（2018年6月27日）：路遇得以随访，自诉治愈后未见复发。

【按】剥脱性唇炎，属中医"唇风""紧唇"范畴，中医五官科专家干祖望认为，本病系专发生在下唇唇红部的湿疹型损害，在3型唇炎中属糜烂型。由于长期糜烂与渗液，渗出液结成干痂，以唇为模型，干痂自行脱落后，一如半片的蚕茧壳，故中医称其为茧唇风。[34]《诸病源候论》中对此病早有记载"脾胃有热，气发于唇，则唇生疮，而重被风邪、寒湿之气搏于疮，则微肿湿烂，或冷或热，乍瘥乍发，积月累年，谓之紧唇，亦名沈唇"，明确指出了本病的病因病机与顽固难愈之特点。《医碥》曰："唇干拆裂出血，名紧唇，皆燥热所致，治须润燥、清火、消风。"

脾开窍于口，其华在唇，下唇更属胃，故病缘于脾胃两经；糜烂，为热毒；渗出物多，则湿热；疼痛属热，痒且有渗出物，为湿，舌红苔腻，脉滑数，皆为湿热；病顽难治，病程漫长，属风。证属风热客于脾经，湿毒久困，邪气客于下唇。初诊予以四妙丸合清胃散加减，四妙丸（方见4.2篇），功用清热利湿；清胃散出自《兰室秘藏》，由生地黄、当归、牡丹皮、黄连、升麻、石膏（《医方集解》加）组成，功用清胃凉血。案中加荆芥、防风、蝉蜕以祛风；苦参、泽泻、茯苓助以清热利湿，共奏祛风燥湿、清热解毒之效。二诊方用四妙丸合甘露饮加减，甘露饮（方见5.7篇）功用滋脾益胃，清热化湿。案中以四妙丸清热利湿；生地、麦冬、天冬、玄参清热养阴，润燥生津，黄芩、苦参助四妙丸以清热燥湿，茵陈清利湿热，枳壳降气宽中，金银花清热解毒，土茯苓除湿解毒，甘草解毒而调和诸药。众药合方，滋脾益胃之阴，清热化湿，标本同治，经治2月而见功效。

6

男科

6.1 黄连清心饮加减治疗遗精

徐某，男，25 岁，未婚。初诊：2009 年 11 月 28 日。

主诉：遗精 5 年余，加重 3 个月。

诊查：患者自诉遗精 5 年余，常 3～5 天 1 次，有时连续 2 天出现，近 3 个月加重。屡以益肾填精之品为治皆无效果。刻诊：头痛如蒙，少寐多梦，甚则梦遗，伴有心中烦热，倦怠神疲，心悸怔忡，目眩口干，小溲短赤。舌红、苔燥，脉细数。

中医诊断：遗精。

西医诊断：性功能障碍。

辨证：君相火动，心肾不交。

治法：清心安神，滋阴清热。

选方：黄连清心饮加减。

处方：黄连 6g，生地黄 12g，当归 12g，甘草 10g，炒枣仁 15g，茯神 12g，远志 12g，石莲肉 12g，石菖蒲 12g，灯心草 10g，天冬 12g，黄柏 10g，龙骨（先煎）15g，牡蛎（先煎）20g。水煎服，14 剂。

二诊（2009 年 12 月 14 日）：服药后梦遗发生过 2 次，另有 2 次有梦无遗，头痛、失眠、心中烦热稍见好转，小溲短赤见轻，守方续服。

三诊（2010 年 1 月 4 日）：再服 21 剂，寐安神爽，心悸渐平，头痛若失，有梦无遗，守方 14 剂续服。

随访（2010 年 4 月 8 日）：上方再服 14 剂后停药，自诉之后遗精很少发生，每月偶尔 1～2 次，身无不适。

【按】遗精，指精液不固而自遗的一类病证，其中有梦而遗精的，名为"梦遗"，无梦而遗精，甚至清醒时精液流出者，名为"滑精"。本案患者心火内动，神不守舍，故寐少梦多，心中烦热；心火久动，汲伤肾水，则水不济火，于是君火动越于上，肝肾相火应之于下，火扰精室，故梦则遗精；寐少故倦怠神疲；精不养神以上奉于脑，故头痛目眩；心主神志，心火旺则火耗心血，故心悸怔忡；火灼阴伤，阴虚火旺，故口干；心火下移小肠，故小溲短赤；心主血脉，开窍于舌，心火旺则舌质红、苔燥，脉细数。《景岳全书》曰"治遗精法，凡心火甚者，当清心降火；相火盛者，当壮水滋阴"，今君相火动，心肾不交，故治以清心安神、滋阴清热，方予黄连清心饮加减。该方出自《内经拾遗》，由黄连、生地黄、当归、甘草、酸枣仁、茯神、远志、人参、石莲肉组成。案中黄连清心泻火，生地滋阴凉血，当归、酸枣仁和血安神，茯神、远志、石菖蒲养心宁志，石莲肉补益心脾，收摄精气，灯心草清心除烦，天冬滋水养阴，黄柏坚阴泻火，龙骨、牡蛎固涩止遗，甘草益气和中，调和诸药。

6.2 赞育丹加减治疗男子勃起功能障碍（阳痿）

王某，男，27 岁，已婚。初诊：2007 年 3 月 18 日。

主诉：阳物勃起不坚 6 月余。

诊查：结婚 1 年，自述素嗜烟酒，婚后房事过频，渐进性性欲减退，阳物勃起不坚已 6 月有余。屡服龟龄集、五子衍宗丸、丙酸睾丸素等罔效。时有早泄，精液清稀，阴囊发凉，腰膝酸软，形神萎靡，抑郁寡欢，头晕耳鸣，体胖少动，畏寒肢冷，面色㿠白。舌质淡、苔薄白，脉沉尺弱。

中医诊断：阳痿。

西医诊断：男子勃起功能障碍。

辨证：肾元亏损，命门火衰，肝郁不舒。

治法：温补肝肾，疏肝通闭，振阳起痿。

选方：赞育丹合"亢痿灵"加减。

处方：熟地黄 15g，当归 12g，杜仲 12g，巴戟肉 9g，肉苁蓉 9g，仙灵脾（羊油炒）12g，蛇床子 12g，肉桂（后下）6g，枸杞子 9g，仙茅 12g，山茱萸 12g，韭子 9g，鹿角胶（另烊）9g，蜈蚣 2 条，白芍 15g，甘草 12g，菟丝子 12g。水煎服，每日 1 剂。

二诊（2007 年 4 月 10 日）：上方服 21 剂后，阳物勃起不坚、性欲减退逐渐好转，早泄减少，阴囊发凉、腰膝酸软、头晕耳鸣诸症均见减轻，精神渐见好转。守上方开 10 剂，嘱其加工为丸药缓进，每丸 9g，每日 2 次，每次 2 丸。

三诊（2007 年 6 月 24 日）：共服丸药 70 天，阳物勃起正常，诸症向愈，遂停药。

医嘱：注意节欲，戒烟酒，调理情志。

随访（2009年4月）：停药后性生活正常，现膝下已有一子。

【按】阳痿一症，可独立出现，亦可因某一原发病而继发。其病因繁多，可涉及精神心理因素、血管病变、药物因素、神经系、内分泌系、局部炎症以及吸烟、饮酒等多方面。病机繁杂，概而言之，不外虚实两端。其虚责阴阳、气血、精液亏损；其实由气滞、血瘀、痰浊、郁火、寒凝、湿热等病邪阻遏；间或虚实兼夹，皆可致宗筋失于濡养，或精气血不能畅达。张景岳云："宗筋为精血之孔道，精血实宗筋之化源""男子阳痿不起，多由命门火衰，精气虚冷。"精血充则阳道健，精血衰则阳道痿，阴精是阳物功能活动的物质基础。阳道强弱，除需阴精之濡养外，尚需阳气之温煦振奋。

本患素嗜烟酒、体胖少动，婚后因房事过频，纵欲伤阳及不良生活习惯耗损元气，致使肾元亏损，阴损及阳，命门火衰，宗筋失其激发鼓动之力，阳物痿而难起，随之早泄、精液清稀、阴囊发凉诸症接踵而生。肝主疏泄，又主宗筋，肾气有赖于肝之疏畅条达自如，气机畅达，血气平和，阳物易举。患者抑郁寡欢、形神萎靡，肝气郁滞，疏泄失职，气血遏阻，宗筋失其充养，则阴茎痿弱不用，正如沈金鳌《杂病源流犀烛》所谓"失志之人，抑郁伤肝，肝木不能疏达，亦致阴痿不起"，故治以温补肝肾、疏肝通闭、振阳起痿，方用赞育丹合"亢痿灵"加减。赞育丹，方出《景岳全书》，由熟地黄、当归、杜仲、巴戟、肉苁蓉、仙灵脾、蛇床子、肉桂、白术、枸杞子、仙茅、山茱萸、韭子、附子（或加人参、鹿茸）组成，功用补肾壮阳。案中熟地黄、山茱萸、枸杞、杜仲、菟丝子，俱为滋阴益肾养肝而设；肉桂、巴戟、肉苁蓉、仙茅、仙灵脾、韭子、蛇床子加血肉有情之鹿角胶，均属温补肾阳，填精补髓养肝之品。"亢痿灵"为陈玉梅之经验方，原处方与制法[36]：蜈蚣 18g，当归 60g，白芍 60g，甘草 60g。后三味研细，过 90～120 目筛，后将蜈蚣研末加入，混合均匀，分为 40 包，每次 0.5～1 包，早晚各 1 次。方中蜈蚣辛温有毒，入肝经，其走窜力最速，内而脏腑，外而经络，凡气血凝聚之处皆能开之。其通经逐邪，开肝经之气血郁闭，使肝气条达，疏泄正常，经络畅通，气血得行。更佐以白芍、当归养血活血，补肝柔肝，荣养宗筋，既能养血养精和调阴阳，又能监制蜈蚣辛温走窜伤阴之弊。甘草培补中土，以后天养先天。二方合之，肝肾同治，阴阳共补，有补有通，肾阳亏损得以温养，肝经郁闭得以疏通，阳痿之症得以痊愈。

6.3 前列腺炎（淋浊）验案三则

案一 肾虚湿热下注

胡某某，男，31 岁，已婚。初诊：2007 年 3 月 31 日。

主诉：会阴部不适、疼痛伴尿白 3 月余。

诊查：3 月前因会阴部不适、疼痛、尿白，曾至某医院就诊，前列腺液常规：镜检 WBC 30 个 /HP，卵磷脂小体（＋），细菌培养（＋）；直肠指检示：前列腺压痛明显，中央沟存在，表面不规则，硬度不均。B 超提示：前列腺大小约为 4.5cm×4cm。诊断为慢性前列腺炎。刻诊：会阴部坠胀不适、疼痛，莫名其状，阴囊潮湿，尿频，小便黄赤，排尿余沥不尽，时有尿道滴白，阳物勃起不能如愿，阳事淡漠已 2 月，头晕，腰酸膝软。舌淡红、苔黄根腻，脉沉细数。

中医诊断：①淋浊；②阳痿。

西医诊断：①前列腺炎；②勃起功能障碍。

辨证：湿浊下注，宗筋弛纵不用。

治法：清热解毒，导湿渗浊。

选方：程氏萆薢分清饮加味。

处方：川萆薢 15g，黄柏 9g，石菖蒲 9g，茯苓 15g，白术 10g，莲子心 9g，丹参 15g，车前子（包煎）12g，泽泻 12g，土茯苓 15g，石韦 12g，萹蓄 15g，瞿麦 15g。水煎服，每日 1 剂。

二诊（2007 年 5 月 2 日）：上方加减，稍事出入，共服 28 剂后，会阴部坠胀不适、疼痛、阴囊潮湿、尿频、余沥不尽基本消失，尿白现象减少，但阳事不能如愿、头晕、腰酸膝软变化不大。舌淡、苔白微腻，脉沉尺弱。前列腺液常规：WBC 12 个 /HP，细菌培养阴性。此时下焦湿热渐退，精气虚寒，命门火衰愈显，乃本虚标实之候。治法：温补下元，益肾振痿。选方：赞育丹加减。

处方：熟地黄 18g，山茱萸 12g，山药 15g，茯苓 12g，枸杞子 9g，菟丝子 12g，肉桂（后下）6g，当归 10g，鹿角胶（另烊）9g，巴戟肉 10g，肉苁蓉 9g，仙灵脾（羊油炒）12g，仙茅 12g，韭子 9g，杜仲 12g。水煎服，每日 1 剂。

三诊（2007 年 6 月 3 日）：上方共服 28 剂，自觉症状完全消失。外科会诊，直肠指检前列腺无压痛；前列腺液常规：白细胞 2 个 /HP，细菌培养阴性，卵磷脂小体（++++）。阳事恢复正常。

医嘱：在治疗中强调温水坐浴、节欲和体育锻炼。

随访（2008 年 7 月）：路遇得以随访，言病未复发。

【按】前列腺炎是青壮年男性的常见病，中医学虽无前列腺炎这一病名，但从本病临床症状看，似与中医"白淫""膏淋""白浊""精浊""赤浊""阳痿""遗精"等病证有关。本病的典型症状之一是尿道滴出白色分泌物，中医古籍中称之为"白浊"或"精浊"。其病变部位，《类证治裁》云："肾有两窍，一溺窍，二精窍。淋出溺窍，病在肝脾；浊出精窍，病在心肾。同户异路，分别宜详。"具体说来，其病位在精室，又称精宫或精房。

本案既有头晕、腰酸膝软、阳痿等肾虚之症，又有会阴部坠胀疼痛、尿频、小便黄赤、尿道滴白等湿热下注表现，实为本虚标实之证。初诊以治标为主，方用程氏萆薢分清饮加味以清热解毒、导湿渗浊；复诊则以治本为主，方予赞育丹（方见 6.2 篇）加减以温补下元、益肾振痿。程氏萆薢分清饮，方出《医学心悟》，由川萆薢、黄柏、石菖蒲、茯苓、白术、莲子心、丹参、车前子组成，功用清热利湿，分清化浊。案中以萆薢、菖蒲利湿化浊；黄柏、土茯苓清热解毒、除湿；白术、茯苓健脾渗湿；泽泻、车前子、石韦、萹蓄、瞿麦利水通淋、导湿渗浊，兼清下焦湿热；莲子心味苦性寒，清心去热；丹参活血通络、祛瘀生新。二诊案中熟地、山茱萸、山药、菟丝子、枸杞、杜仲，俱为滋阴益肾，养肝补脾而设；肉桂、巴戟、肉苁蓉、仙茅、仙灵脾、韭子加血肉有情之鹿角胶，均属温补肾阳，填精补髓养肝；另加当归补血养肝。诸药配伍，共具温阳益肾，填精补血以收培补肾中元阳之效。

案二　湿热蕴结，瘀阻脉络

秦某某，男，44岁，已婚。初诊：2005年7月27日。

主诉：会阴部不适，尿白伴小便灼热1年余。

诊查：会阴部坠胀不适、尿末滴白1年余，伴有小便灼热、余沥不尽。2月前又发生尿频、尿急，诊断为慢性前列腺炎，予阿奇霉素、替硝唑及头孢类药物治疗后尿频、尿急减轻，但余症未见好转。经外科直肠指检，提示前列腺腺体肿胀，触痛，表面有结节，硬度不均。前列腺液常规：脓细胞（＋＋），红细胞少许，卵磷脂小体（＋）。前列腺液培养：金黄色葡萄球菌。刻诊：症如前述，会阴部隐痛，茎中作痛，痛引小腹，小便黄赤。舌红、有瘀点、苔黄微腻，脉紧而滑数。

中医诊断：淋浊。

西医诊断：慢性前列腺炎。

辨证：湿热蕴结，瘀阻脉络。

治法：活血清热，消癥散结。

选方：王占玺经验方"前列腺汤"加减。

处方：丹参12g，桃仁10g，红花10g，没药10g，败酱草25g，蒲公英 30g，炒王不留行 15g，炮山甲（研末冲服）6g，赤芍 10g，金银花 15g，连翘 12g，地丁 12g，黄柏 10g。水煎服，每日 1 剂。

二诊（2005 年 8 月 19 日）：服上方 21 剂后，已无尿频、尿急与茎中疼痛，无小便灼热与尿末滴白，会阴部与小腹仍有隐痛，小便仍有余沥不尽之感。前列腺液常规：脓细胞（－），WBC（＋＋），RBC（－），卵磷脂小体（＋＋）。前列腺液培养无异常。遂以原方减金银花、连翘、地丁、黄柏，加乳香 10g，川楝子 10g，延胡索 10g，三棱 10g，莪术 10g，每日 1 剂。医嘱：每日坚持温水坐浴与体育锻炼。

三诊（2005 年 9 月 12 日）：再服 21 剂，诸自觉症状消失，复查前列腺液常规及培养均无异常，遂停药。

随访（2007 年 1 月 8 日）：今来院看其他病得以随访，一年来无治疗前之诸症，言停药 1 月后又曾复查前列腺液常规未见异常。

【按】前列腺与精囊紧密相连、状如蜂巢，其内部血管分布较少，造成药物很难达到有效抑菌浓度。前列腺炎其病位以肝、肾、膀胱、下焦为主，病性以湿热瘀阻之实证为多，中医认为其本质问题是瘀阻经脉，凝积成块的瘀血证。本案患者感受湿热之邪，蕴结下焦，日久不去则瘀阻脉络，故治以活血清热、消癥散结。案中所用"前列腺汤"系著名中医王占玺之经验方，载于《临床验集》[37]，由丹参、桃仁、红花、没药、败酱草、蒲公英、王不留行、穿山甲、覆盆子、桑螵蛸组成。本案初诊方以丹参、桃仁、红花、没药、赤芍活血化瘀；败酱草、蒲公英、银花、连翘、地丁清热解毒；黄柏清热燥湿；炮山甲活血祛瘀，消癥通络；王不留行活血通经，利尿通淋。二诊减部分清热解毒药，加乳香、川楝子、延胡索活血行气止痛；三棱、莪术破血行气，消癥散结，从而加强了理气散瘀、通络化结之效。大队活血化瘀药物的运用，其目的为改善前列腺的血液循环，促使炎症的吸收和消退，防止血液黏滞造成的前列腺纤维化。

案三 阴虚火旺，湿热下注。

刘某，男，48岁，已婚。初诊：2014年3月3日。

主诉：大便时尿道白物滴出2年。

诊查：患者尿道口滴白2年，大便时常常尿道有白物滴出无度，便结时加重，会阴部作胀不适、潮湿多汗。外科直肠指检：前列腺腺体肿胀，中央沟存在，触痛，表面不规则。前列腺液常规无异常。刻诊：尿道口分泌物多，头昏乏力，失眠健忘，腰酸膝软，面色潮红，掌心发热，口干纳呆，溲赤便结，大便日1次。舌红苔少，脉沉细弱。

中医诊断：白淫。

西医诊断：非细菌性前列腺炎。

辨证：阴虚火旺，湿热下注。

治法：滋阴降火，利湿导浊。

选方：知柏地黄丸、水陆二仙丹合四妙丸加减。

处方：生地黄15g，山茱萸15g，山药20g，茯苓15g，泽泻10g，丹皮10g，炒黄柏10g，炒知母10g，炒苍术12g，薏苡仁20g，芡实15g，金樱子15g，萆薢15g，土茯苓15g，石菖蒲10g，煅龙骨（先煎）15g，煅牡蛎（先煎）20g。水煎服，14剂。

二诊（2014年3月18日）：药后大便时尿道滴白减少，会阴部不适感稍减，余症均有不同程度减轻，药病相当，继服原方。

三诊（2014年4月9日）：续服上方21剂，大便时尿道已无白物滴出，会阴部亦无不适，腰酸膝软、头昏乏力、失眠健忘、掌心发热、口干纳呆等均有明显好转，遂停中药，嘱其服知柏地黄丸2月以善其后。

【按】湿热污垢之邪沉积下焦，留恋久居，极难药涤，耗伤真阴。《素问》云："肾者主蛰，封藏之本，精之处也。"肾亏则封藏失职，精关不固，精离其位，阴亏则阳无以化，故见会阴部胀痛不适，小便时常滴白。其证以肾阴亏虚为主，兼有湿热之邪留恋，本虚标实，阴虚火旺，湿热下注。方予知柏地黄丸（方见1.30篇）滋肾阴、清相火；水陆二仙丹（方见1.26篇）健脾去湿，益肾固精；四妙丸（方见4.2篇）去牛膝以清热利湿。另加草薢分清去浊；土茯苓解毒除湿；石菖蒲化湿豁痰；煅龙、牡收敛固涩。全方治湿而不伤阴，补阴而不腻湿，用之而获良效。

6.4 祛风胜湿、清热泄毒治疗龟头炎合并溃疡（湿阴疮）

张某某，男，33 岁，已婚。初诊：1988 年 5 月 20 日。

主诉：龟头瘙痒、红肿 2 周，伴溃疡 4 天。

诊查：患者 2 周前感冒并生气后出现龟头瘙痒，继而红肿、疼痛，4 天前出现溃疡，小便后疼痛加剧，伴口干、小腹胀痛。刻诊：龟头红肿，局部 0.8cm×1.0cm 片状溃疡面，表面覆盖脓性分泌物。舌红、苔薄黄微腻，脉弦滑而数。

中医诊断：湿阴疮。

西医诊断：龟头炎合并溃疡。

辨证：风邪所伤，肝经湿热。

治法：祛风胜湿，清热泻毒。

选方：《中医杂志》所载经验方加减。

处方：荆芥 9g，防风 9g，蝉衣 9g，晚蚕沙 15g，龙胆草 9g，川牛膝 9g，银花 15g，连翘 9g，生地 15g，当归 12g，地肤子 12g，苍耳子 9g，白鲜皮 15g。水煎服，7 剂。

二诊（1988 年 5 月 30 日）：服上方后小腹胀痛减轻，龟头已无疼痛、瘙痒及脓性分泌物，红肿渐消，溃疡面缩小。舌边尖红、苔薄黄，脉弦滑。上方减苍耳子、白鲜皮，加白花蛇舌草 12g，栀子 9g，黄芩 12g。7 剂。

随访（1988 年 6 月）：服后痊愈，2 年后再随访未见复发。

【按】龟头炎、龟头溃疡属中医"湿阴疮"范畴，临床表现为局部红、肿、瘙痒、疼痛，易于溃烂。本案所用处方乃根据《中医杂志》所刊载经验方[38]化裁，其原方为：荆芥 9g，防风 9g，蝉衣 9g，晚蚕沙 15g，龙胆草 9g，川牛膝 9g，方后备有加减法。案中以荆芥、防风、蝉衣祛风，龙胆草清肝经湿热，晚蚕沙祛风除湿，川牛膝活血化瘀、利尿通淋、引热下行；再以银花、连翘清热解毒，生地清热凉血，当归、地肤子、苍耳子活血祛风。另加白鲜皮、白花蛇舌草、栀子、黄芩，意在清热解毒，且白鲜皮又有除湿止痒之功效。全方祛风胜湿，清热以消肿，利湿以泻毒。

6.5 橘核丸合四妙丸加减治疗睾丸、附睾炎（子痈）

郭某某，32岁，男，已婚。初诊：2014年8月16日。

主诉：左侧睾丸疼痛1年。

诊查：患者15岁时曾患腮腺炎合并睾丸炎，经治痊愈。1年前突发左侧睾丸疼痛、肿胀，疼痛向左腹股沟放射，步履时牵引作痛，不能下蹲，性生活过后症状加重，年内反复发作。曾在某医院检查，B超提示：左侧睾丸及附睾肿大，测值偏大，已排除结核性可能，诊为左侧睾丸、附睾炎。经抗生素治疗效果不明显。刻诊：左侧阴囊粗大下垂，附睾肿胀，行动时少腹牵引作痛，溺时不畅。舌边尖红、苔白腻而厚，脉沉弦。

中医诊断：子痈。

西医诊断：左侧睾丸、附睾炎。

辨证：湿热下注，肝气失疏，气血凝滞。

治法：清热利湿，疏肝理气，活血软坚。

选方：橘核丸合四妙丸加减。

处方：橘核10g，川楝子10g，木香10g，桃仁10g，延胡索15g，海藻12g，昆布12g，厚朴10g，炒枳实10g，黄柏10g，炒苍术10g，怀牛膝10g，薏苡仁20g，赤茯苓12g，柴胡10g，蒲公英15g。水煎服，7剂。

二诊（2014年8月23日）：左侧睾丸肿胀、疼痛渐减，下垂之阴囊亦见上缩，余症同前，守方续服14剂。

三诊（2014年9月8日）：服后左侧睾丸肿胀渐消，阴囊回缩与健侧相差无几，溺时畅利，站立长久时左侧少腹有牵引痛，减海藻、昆布、柴胡，加丹参12g，赤芍12g。14剂。

随访（2014年10月26日）：服后因睾丸已无疼痛、肿胀遂自行停药，今介绍他人就诊时顺告诸症悉除，性生活亦恢复正常。

【按】睾丸炎、附睾炎可归属于中医"子痈""疝瘕"范畴，症见睾丸胀坠疼痛，活动劳累加重。睾丸隶属于肝经而统辖于宗筋之会，肝脉络于阴器，上抵少腹，肝郁气滞、肾虚失养、湿热下注、寒凝肝脉均可导致睾丸偏坠胀痛。本案患者起病急骤，证属湿热下注、肝气失疏、气血凝滞，治以清热利湿、疏肝理气、活血软坚散结，方予橘核丸合四妙丸加减。橘核丸，方出《济生方》，由橘核、海藻、昆布、川楝子、桃仁、厚朴、木通、枳实、延胡索、桂心、木香组成，功用行气止痛，软坚散结。原治寒湿疝气，睾丸肿胀偏坠，或坚硬如石，或痛引脐腹之症。其病机为寒湿内侵，留滞厥阴肝经，气血郁滞而致，病位在肾（睾丸为外肾），病变在肝经。今患者病变、病位亦属肝肾，而病性为湿热下注，与原方证治迥然不同。

案中橘核为君，助以川楝子、木香行气散结止痛；桃仁、延胡索活血散结，后者并善行气止痛，合前共散厥阴肝经气血之郁滞。厚朴下气燥湿；枳实行气破坚；海藻、昆布软坚散结；四妙丸（方见4.2篇）清热燥湿而专治下焦湿热，另加柴胡疏肝解郁；赤茯苓清热利湿；蒲公英清热解毒。本案减橘核丸原方之桂心、木通，以清热利湿药物取而代之，所加减之方，取其病位通治，改变其药性而取效。

7

骨科

7.1 白芍木瓜汤加减治疗颈椎病（项痹）

武某某，女，68 岁。初诊：2008 年 6 月 21 日。

主诉：颈部疼痛、发僵 1 年余，左手麻木 40 余日。

诊查：患者颈部疼痛、发僵 1 年余，牵引左肩臂痛，左手麻木 40 余日。今在本院拍颈椎 X 线片示：颈椎 2～7 见明显骨赘形成，第 3～5 椎间孔明显变窄，项韧带见多发高密度钙化影，椎体间隙不等宽，诊为颈椎病。刻诊：颈肩僵硬不适，颈旋转及俯仰均受限，颈椎 3～5 棘突间有明显压痛并向左臂放射，伴左手麻木、头晕、耳鸣、精神萎靡，血压正常。舌体瘦、舌质红绛、苔白，脉细涩。

中医诊断：项痹。

西医诊断：颈椎病。

辨证：肝肾亏虚，经络阻滞。

治法：培补肝肾，通络止痛。

选方：白芍木瓜汤加减。

处方：白芍 20g，木瓜 12g，鸡血藤 15g，威灵仙 15g，甘草 12g，葛根 15g，熟地 15g，肉苁蓉 10g，天麻 10g，蜈蚣（研末冲服）1 条，桂枝 10g，桑枝 30g，羌活 10g，姜黄 12g。水煎服，14 剂。

二诊（2008 年 7 月 6 日）：药后颈项疼痛、发僵及左肩臂疼痛略减，颈部可轻度旋转，精神转佳，左手麻木未减。

治疗经过：以上方加减治疗 3 个月，颈部已无疼痛、发僵，左肩臂疼痛消失，左手麻木感渐减。

随访（2009 年 7 月）：病情未见复发，除左手拇、食指略有麻胀之感外，余无任何症状。

【按】颈椎病因颈椎间盘退行性病变及骨质增生，压迫颈部脊髓或颈神经根所致，中医属于"项痹""眩晕"范畴。本案患者颈项僵痛、肩臂痛、左手麻木，当属颈椎病之神经根型。中医认为肝主筋、肾主骨，而督脉主一身之阳。《素问》云："男子……七八肝气衰，筋不能动，天癸竭，精少，肾脏衰，形体皆极。"无论男女，年老肝肾亏虚，精血不足，不能生髓充骨，以养督脉与筋骨，再加长年积劳受损，待腠理空虚之时，风寒湿气乘虚而入，致使气滞血瘀，凝而不流，运而不畅，经络阻滞，痹阻固结，着筋伏骨，从而引起椎间盘退化、颈部韧带肥厚钙化、骨赘增生等病变，进而导致椎间孔变窄、神经根受压，遂逐渐出现颈椎病的各种症状。证属本虚标实，治以培补肝肾、舒筋通络止痛，方予白芍木瓜汤加减。

白芍木瓜汤为王之术治疗骨质增生之经验方，载于《新中医》，原方[39]为白芍30g，木瓜12g，鸡血藤15g，威灵仙15g，甘草12g。加减法：颈椎加葛根12g，胸椎加狗脊12g，腰椎加杜仲12g，怀牛膝12g。方中以白芍养血敛阴，柔肝止痛，合甘草即为《伤寒论》之芍药甘草汤，有缓急止痛的作用；木瓜益筋和血，舒筋活络，祛湿除痹；威灵仙祛风胜湿，通络止痛；鸡血藤行血补血，舒筋活络；葛根解肌发汗，使药物作用上达颈项，缓解其拘紧不舒，全方具有养血柔肝、舒筋通络止痛的功效。案中加熟地养血滋阴，肉苁蓉补肾助阳，二药均能补精益髓；天麻、蜈蚣熄风止痉，且有良好的祛风通络止痛功效。桂枝祛风寒湿邪，温经通络而缓解疼痛；桑枝祛风通络，《本草撮要》论其配伍"桑枝，得桂枝治肩臂疼痛"；羌活祛风胜湿，去诸关节疼痛；姜黄活血利痹止痛，上四药均尤宜于上半身或上肢痹痛。

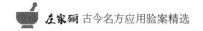

7.2 白芍木瓜汤加减治疗腰椎骨质增生（骨痹）

王某某，女，38 岁。初诊：2009 年 9 月 13 日。

主诉：腰痛 1 年余，加重 2 月。

诊查：患者腰痛，转侧不利 1 年余，经本院拍腰椎 X 光片示：腰椎 3 ～ 5 呈唇状样改变，后角模糊，有骨桥形成，第 5 腰椎横突肥大、骶化，诊为腰椎骨质增生。近 2 月来腰部酸痛、胀痛、僵硬，弯腰受限，足软无力，不能久立。刻诊：双脚麻木，步履困难，腰部及下肢常觉冷感，伴头晕、神疲乏力。舌质淡、苔薄白，脉沉细。

中医诊断：骨痹。

西医诊断：腰椎骨质增生。

辨证：肾阳虚弱，精血亏损，筋骨失养，气滞血瘀。

治法：温补肾阳，补精填髓，舒筋活血，通络止痛。

选方：白芍木瓜汤合黄振鸣"治疗骨质增生经验方"加减。

处方：白芍 20g，木瓜 12g，鸡血藤 15g，威灵仙 15g，甘草 12g，杜仲 12g，怀牛膝 12g，熟地 15g，肉苁蓉 10g，淫羊藿（羊油炒）12g，骨碎补 15g，豨莶草 15g，金毛狗 15g，当归 12g，丹参 12g，没药 10g。水煎服，14 剂。

二诊（2009 年 9 月 28 日）：药后腰痛与双脚麻木稍减，精神好转，余症如前，继前法治疗。

治疗经过：以上方加减治疗 2 个月，腰痛缓解，双脚已无麻木，腰腿已无冷感，俯仰、转侧自如，行走随意，无头晕乏力，唯见腹泻，遂减原方中肉苁蓉、当归，续服 1 月以巩固疗效。

随访（2010 年 4 月 4 日）：因他病前来就诊，言前疾未复发，已能上班干活儿。

【按】腰椎骨质增生是腰椎间盘与关节软骨的退行性病变，中医属"骨疣""骨痹"范畴。其病因病机与肝肾亏虚致筋骨不坚，风寒湿邪致经脉痹阻，外伤劳损致筋损骨伤，痰湿内阻致血运不畅有关。

本案患者根据其临床症状和体征，辨为肾阳虚弱、精血亏损、筋骨失养、气滞血瘀。肾主骨藏精生髓，肝藏血主筋束骨利关节，脊椎属督脉，为诸阳之会，腰两侧属足太阳膀胱经，其与足少阴肾经相表里。今督脉之阳气不振，足太阳经内寒凝郁，肾精亏损，命门火衰，致筋骨不坚、营养乏源，而外界之风寒湿邪乘虚内袭，凝着于腰部，致气血运行阻滞，经脉痹阻，筋骨失养，渐致关节退变而成骨痹，此"至虚之处，便是客邪之所"也。方予白芍木瓜汤（方见7.1篇）合黄振鸣治疗骨质增生经验方[40]加减，后方由熟地、肉苁蓉、鸡血藤、淫羊藿、玳瑁、豨莶草、威灵仙、骨碎补组成。黄老之经验方中，用熟地养血滋阴，肉苁蓉补肾助阳，二药均能补精益髓；淫羊藿补肾壮阳坚骨，祛风除湿；骨碎补补肾活血续伤；鸡血藤行血补血，舒筋活络；威灵仙、豨莶草祛风湿，通经络。案中加入杜仲、金毛狗、牛膝补肝肾、强筋骨，后者又能活血祛瘀，引血下行；当归补血活血；丹参、没药活血祛瘀止痛。与白芍木瓜汤合之，达到了温补肾阳、补精填髓、强骨舒筋、活血通络之目的。

7.3 白芍木瓜汤合独活寄生汤加减治疗膝关节骨质增生（膝骨痹）

柴某某，女，55 岁。初诊：2003 年 11 月 20 日。

主诉：右膝关节疼痛、肿胀半年余。

诊查：患者半年前出现右膝关节疼痛、肿胀，活动受限，每于气温降低时加重。曾在某医院拍膝关节 X 光片示：右膝关节周围骨赘形成，边缘增生、硬化，关节面毛糙不平，其内侧胫股关节面受累明显，关节间隙变窄，诊为右膝关节骨质增生。刻诊：右膝关节肿胀、无力，疼痛绵绵不休，久站久行及上下楼痛甚，行走不稳，不负重则疼痛减轻，伸屈活动有弹响声，腰酸困乏。舌胖质淡、苔薄白，脉沉缓。

中医诊断：右膝骨痹。

西医诊断：右膝关节骨质增生。

辨证：肝肾不足，正邪交争，筋骨失养，气滞血瘀。

治法：培补肝肾，活血通络，祛风除湿，宣痹止痛。

选方：白芍木瓜汤合独活寄生汤加减。

处方：白芍 20g，木瓜 12g，鸡血藤 15g，威灵仙 15g，甘草 12g，杜仲 12g，独活 10g，桑寄生 15g，怀牛膝 10g，熟地 15g，赤芍 10g，川芎 10g，细辛 3g，当归 10g，防风 10g，炮山甲（研末冲服）10g。水煎服，14 剂。

二诊（2003 年 12 月 5 日）：药后右膝关节疼痛、肿胀减轻，尤以不负重时感觉明显，续前法治疗。

治疗经过：以上方加减再服 56 剂，右膝关节已无疼痛、肿胀，行走自如，上下楼无疼痛，伸屈活动已无弹响声，腰无酸困，遂停药。

【按】膝关节骨质增生多见于中老年人，女性发病率高于男性，系膝关节软骨的退行性病变，中医属"膝骨痹"范畴。巢元方提出的"肾主腰脚"一说，为腿膝疼痛从肾辨证论治提供了依据。《诸病源候论》曰："肾气不足，受风邪之所为也。劳伤则肾虚，虚则受于风冷，风冷与真气交争，故腰脚疼痛。"现代医学脊髓节段理论也证明腰部脊髓神经主管着下肢腿、膝、足的运动和感觉神经。《素问》云："痹在骨则重，在于脉则血凝而不流，在于筋则屈不伸，在于肉则不仁。"

本案证属肝肾不足，正邪交争，筋骨失养，气滞血瘀。方用白芍木瓜汤合独活寄生汤加减。白芍木瓜汤（方见7.1篇）养血柔肝、舒筋通络止痛。独活寄生汤，方出《备急千金要方》，由独活、桑寄生、杜仲、牛膝、细辛、秦艽、茯苓、肉桂心、防风、川芎、人参、甘草、当归、芍药、干地黄组成，功用祛风湿、止痹痛、益肝肾、补气血。案中独活善祛下焦与筋骨间之风寒湿邪，桑寄生、杜仲、牛膝补肝肾兼祛风湿，熟地滋阴养血，补精益髓，当归、川芎养血活血，赤芍祛瘀止痛，穿山甲善于走窜，性专行散，能通经络而达病所，细辛发散阴经风寒，搜剔筋骨风湿而止痛，防风祛风邪以胜湿。二方合之，标本同治，具有较强的益肝肾、祛风湿、通经络、止痹痛的作用，契合本案患者膝骨痹之病机，收到较好的临床效果。

7.4 五味消毒饮合四妙丸加减治疗
膝关节滑膜炎（膝骨痹）

于某某，男，52岁。初诊：2012年11月11日。

主诉：右膝关节间歇性疼痛2年，加重1月。

诊查：患者2年前出现右膝关节间歇性疼痛，劳累后加重，休息可缓解，未予治疗。1月前关节疼痛加重，周围红肿有热感，行走困难。2周前入某医院住院，经X线片示：右膝关节髌上下脂肪垫明显消失，关节滑膜肿胀，关节腔积液，骨质未见异常。诊断为右侧膝关节慢性滑膜炎、关节腔积液。经用青霉素、激素等输液1周，关节周围红肿热感减轻，但仍疼痛、肿胀，行动不便，遂出院来门诊求治。刻诊：右膝关节疼痛、肿胀、沉重无力，屈曲时胀痛明显，浮髌试验阳性，轻度压痛，关节周围温度略高于体温。舌尖红、苔白腻，脉沉滑。

中医诊断：右膝骨痹。

西医诊断：右膝关节慢性滑膜炎。

辨证：气血瘀阻，痰湿聚结，湿热下注。

治法：清热燥湿解毒，活血化瘀通络。

选方：五味消毒饮、四妙丸合活络效灵丹加减。

处方：金银花12g，连翘12g，蒲公英12g，地丁12g，黄柏12g，炒苍术12g，怀牛膝10g，薏苡仁20g，当归10g，丹参12g，乳香10g，没药10g，红花10g，赤芍12g，鸡血藤15g。水煎服，7剂。

二诊（2012年11月18日）：右膝关节疼痛、肿胀、沉重均减轻，温度正常，能走几步，不堪重负，守上方7剂，嘱其加强功能锻炼。

三诊（2012年11月26日）：右膝关节疼痛、肿胀明显减轻，行动自如，守方迭进7剂。

随访（2012年12月20日）：患者右膝关节已无疼痛、肿胀，能上班干活儿。

【按】膝关节慢性滑膜炎是骨科常见病，多发于中老年患者。是由于长期劳累，膝关节负重，或感受风寒湿邪，闭阻经络，致使气血瘀阻，痰湿聚结，日久郁而化热，湿热下注于筋骨，着于下肢，留于膝关节，导致膝关节疼痛、肿胀，关节腔积液。方用五味消毒饮（方见4.9篇）之银花、蒲公英、地丁，加连翘清热解毒；四妙丸（方见4.2篇）清热利湿；活络效灵丹（方见1.35篇）加红花、赤芍、鸡血藤活血化瘀、通络止痛。达到解热毒、化湿热、逐凝瘀、活气血、通经络、利关节、止疼痛之目的。

8

其他

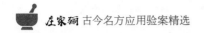

8.1 周围性颜面神经麻痹（口眼㖞斜）验案二则

案一　风痰阻络

张某某，男，23岁。初诊：2010年12月3日。

主诉：左侧面瘫3天。

诊查：4天前患者因在空旷通风大厅午休，次日晨起始觉左侧面部发紧，有麻木、胀感，之后口唇逐渐向右歪斜，遂在附近一中医门诊接受针灸治疗，无任何效果。刻诊：左侧额纹消失，不能皱眉闭目，左眼常流泪，患侧鼻唇沟变浅，口角下垂，嘴向右侧歪斜，鼓腮漏气，说话口型不正，发音不准，血压116/76mmHg。舌淡、苔白腻，脉浮滑。

中医诊断：口眼㖞斜。

西医诊断：左侧周围性颜面神经麻痹。

辨证：邪风外袭，风痰阻络。

治法：祛风化痰，活络止痉。

选方：牵正散加味。

处方：全蝎（研末冲服）2g，蜈蚣（研末冲服）1条，白附子10g，僵蚕10g，荆芥10g，防风10g，当归10g，川芎10g，白芍10g，赤芍12g，白芷10g，丹参12g。水煎服，每日1剂。

治疗经过：上方服6剂后，前症变化不大。再服6剂，口唇已基本无歪斜，左侧额纹恢复，闭目、鼓腮、说话均已正常，嘱其继服3剂以巩固疗效。

随访（2011年7月6日）：患侧表情肌运动自如，与健侧对称，面瘫症状未再发。

案二 风痰阻络

焦某某，男，42岁。初诊：2009年12月13日。

主诉：左侧面瘫2天。

诊查：患者近日干活儿劳累，前日晚间自觉左侧面部有紧迫感，昨日起床后左侧面部有麻木感，洗漱时发现左侧口角向右下方歪斜、左侧口角流口水，遂于今日来诊。刻诊：视其口角向右侧歪斜，无面部表情，左额纹消失、眉毛下垂、睑裂变大，闭眼时左侧眼球转向左上方并露出白色巩膜，鼻唇沟平坦，左眼流泪，口中鼓气时左侧口角露风。血压120/80mmHg。舌苔薄白，脉浮涩。

中医诊断：口眼㖞斜。

西医诊断：左侧周围性颜面神经麻痹。

辨证：邪风外袭，风痰阻络。

治法：祛风化痰止痉。

选方：牵正散加味。

处方：全蝎7g，蜈蚣10g，僵蚕15g，白附子35g，防风45g，荆芥45g。共为末，分7日服，1日2次分服，服时加小量水煮沸10分钟，7日为1个疗程。

另外，加服西药：地塞米松0.75mg、维生素$B_1$20mg，一日2次；10日后改为每日1次，共服20日。

二诊（2010年1月4日）：中药再进2个疗程，共服21天后口角歪斜已完全恢复正常。

随访（2010年3月）：面部无异常发现。

【按】颜面神经麻痹中医称之为"口眼㖞斜""口㖞""口僻"等。《灵枢》曰"筋急，则口目为僻，而急不能正视"，又谓"筋弛纵，缓不能收，故僻"。僻者，不正也。《医醇賸义》云："足阳明之脉，夹口环唇；足太阳之脉，起于目内眦。胃有痰火，又风从太阳而来，兼扰阳明，故筋脉牵掣而口眼㖞斜。"其所指病机与本篇两病案较为贴近。阳明内蓄痰浊，太阳外中于风，风痰阻于头面经络，则经隧不利，筋肉失养，故不用而缓。无邪之处，气血尚能运行，相对而急，缓者为急者牵引，故口眼㖞斜。

因病机相似，两案治法大同小异，均以祛风化痰止痉之牵正散（方见1.24篇）为基础方加味。方中白附子辛散，祛风化痰，并长于治头面之风；僵蚕、全蝎均能祛风止痉，且僵蚕并有化痰作用，全蝎功擅通络。案一加蜈蚣助其熄风止痉通络；荆芥、防风祛风解表、解痉；白芷入阳明经以祛风解表；归、芎、白芍补血活血，乃"治风先治血，血行风自灭"之意，且白芍又有缓急止痛作用；赤芍、丹参活血逐瘀以通络。众药合力，以达祛风化痰，活络止痉之目的。案二加入蜈蚣、荆芥、防风，共为末，药简力专，经济方便，同样达到了很好疗效。

对于本病应抓好时机、积极治疗，争取在发病后一月内治愈，否则有连绵不愈迁延数月或数载不愈之虑。部分病例加地塞米松服用3周可提高疗效，对治疗3周未愈者可结合针灸治疗。

8.2 陈达夫"生蒲黄散"治疗视网膜静脉周围炎
合并眼底出血（云雾移睛）

刘某，男，34 岁。初诊：1991 年 11 月 16 日。

主诉：右眼眼前云雾样黑影飘移反复发生 4 年余。

诊查：患者于 1987 年春季发病，因头痛、右眼眼前云雾样黑影飘移而住某医院，经眼底荧光造影诊断为右眼视网膜静脉周围炎、眼底出血、玻璃体混浊，经治好转。出院后右眼眼底出血反复发作，从 1987 年至今已复发 14 次。今因劳累数天后，忽觉头痛，同时右眼眼前视野外围有黑影如浮云飘移，渐渐向中央移来，黑影逐渐增大，视物昏蒙前来求治，遂与本院眼科合作会诊共治（下同）。刻诊：头痛耳鸣，两目干涩，口燥口苦，舌苔黄腻，脉沉滑。视力：右眼手动 /30cm、左眼 1.0，检视右眼玻璃体内可见点、絮、团状之弥漫性混浊，视网膜出血，眼底不能窥入。

中医诊断：云雾移睛（右眼）。

西医诊断：①右眼视网膜静脉周围炎；②右眼眼底出血；③右眼玻璃体混浊。

辨证：阴虚内热，目络被灼。

治法：滋阴凉血，化瘀止血。

选方：陈达夫"生蒲黄散"加减。

处方：生蒲黄（包煎）15g，旱莲草 30g，丹参 10g，荆芥炭 10g，生地 15g，川芎 6g，丹皮 15g，藕节 30g，白芍 12g，栀子 10g，白茅根 15g，茜草炭 10g，龙胆草 12g。水煎服，7 剂。

二诊（1991 年 11 月 24 日）：服后自觉右眼眼前云雾样黑影飘移逐渐缩小，视力较前好转，查视力右眼 0.1、左眼 1.0，头痛耳鸣、目涩口苦渐减，舌苔黄腻，脉沉滑，守方6剂。

三诊（1991年11月30日）：服后右眼眼前云雾样黑影继续缩小，右眼视力继续好转，查右眼视力为0.2，时有头痛耳鸣，两目干涩，口苦口燥，胸闷胁胀，舌苔黄腻，脉弦滑。考虑肝经郁热，肝肾不足，阴虚火旺，出血控制后以治本为先，治以滋阴清热疏肝。以加味逍遥散、二至丸合知柏地黄丸加减。

处方：丹皮12g，栀子10g，当归10g，白芍15g，柴胡6g，茯苓12g，炒白术10g，甘草10g，生地15g，旱莲草15g，女贞子15g，龙胆草10g，山药12g，炒知母10g，炒黄柏10g，山茱萸10g。水煎服，10剂。

四诊（1991年12月20日）：服后右眼眼前微有火柴棍状物飞舞，右眼视力恢复较好，查右眼视力为0.3，已无头痛耳鸣、两目干涩、口苦口燥、胸闷胁胀诸症，舌脉如前，续服6剂。

五诊（1991年12月27日）：药后患者自诉视力恢复较好。今晨搬重物后，忽然头痛，右眼眼前视野外围有黑影如浮云飘移，渐渐移向中央，视力急降，两目干涩，耳鸣，查右眼视力为0.02，经眼底镜检查证实为右眼眼底再次出血、玻璃体混浊。辨证同前，继续用初诊所拟陈达夫"生蒲黄散"加减治疗。

六诊（1992年1月12日）：自诉上方服用13剂后，右眼眼前黑影缩小，视力好转。查右眼视力为0.3，头痛、耳鸣、两目干涩已无，舌脉如前，继服加味逍遥散、二至丸合知柏地黄汤加减方。

七诊（1992年2月23日）：患者迭进上方12剂，右眼眼前已无黑影飘动，视力恢复较好，诸症悉除，舌脉正常。查视力右眼0.7，左眼1.0，眼底镜下可见右眼玻璃体内有轻度点状混浊，眼底出血基本吸收，眼底血管荧光造影示静脉基本正常，遂停止治疗。

随访（1995年7月25日）：自诉1992年3月开始上班，眼底出血未再发，亦未再治疗，精力充沛，近日经某医院体检，查视力为右眼1.0，左眼1.0。2018年11月再次随访：患者自诉眼病治愈后从未复发，视力一直很好。

【按】本例视网膜静脉周围炎患者眼底前后15次出血，病程达5年之久。根据五轮学说瞳神属肾属水，以及陈达夫"内眼组织与六经所属脏腑相属"理论，视网膜属于少阴心经，考虑患者眼底出血多次，久病必虚，又逢劳累，综观脉症，四诊合参，审证论因，证属肾水不足，心火亢盛，阴虚内热，脉络被热邪所伤，血不循经，溢于络外，血热妄行，窜于目中。急则治其标，在急性出血期用陈老所创制"生蒲黄散"加减治疗，该方出《中医眼科六经法要》，原方[41]由生蒲黄、旱莲草、丹参、荆芥炭、郁金、生地、川芎、丹皮组成。案中以生蒲黄化瘀止血为君药，辅以旱莲草、荆芥炭、生地滋阴凉血止血，丹参、丹皮凉血散血，佐以川芎行气活血，相辅相成，相互制约，起到了微妙的化瘀止血的作用。由于本案眼底出血严重且反复性大，故在原方中加藕节、白茅根、茜草炭以加强止血作用，再加白芍柔肝敛阴，龙胆草、栀子以清肝经郁热。诸药合用，温清兼顾，行止并用，相反相成，共奏滋阴凉血、化瘀止血之功。本例再次证明陈老创制的"生蒲黄散"用于视网膜静脉周围炎新出血者，不仅有明显的止血效果，而且有良好的恢复视力作用。待出血稳定后，标症已除，治宜缓图，遂拟滋阴清热疏肝之法，予加味逍遥散、二至丸（方见3.2篇）合知柏地黄丸（方见1.30篇）加减以善后，收到满意的疗效。加味逍遥散，方出《内科摘要》，由柴胡、当归、白芍、白术、茯苓、炙甘草、丹皮、栀子、生姜、薄荷组成。

8.3 桑菊驱风汤加味治疗麻痹性斜视（风牵偏视）

郝某某，男，51岁。初诊：2017年5月29日。

主诉：双眼视物，视一为二2天。

诊查：2天前稍感右侧头目不舒、头痛，伴有眩晕、恶心、目胀，继则出现双眼视物复视，走路时偏斜，头位倾侧，自诉起病与疲劳、饮酒有关。曾在某眼科医院查，左视力1.2，右视力0.6，右眼球上斜，运动受限，复象不规则，水平有距离差，诊断为右眼下直肌不全麻痹（麻痹性斜视），建议中医治疗。刻诊（与本院眼科合作检查）：右眼球不能向下运动，双眼注视物体时，上下成双、视一为二，步态欠稳，遮盖一眼，复视多可消失。右眼睑、球结膜充血（白睛红赤），左眼睑结膜亦有充血，自觉眼干涩，视物不清晰，血压正常，眼底、眼压检查无异常。舌红、苔薄白，脉浮滑。

中医诊断：风牵偏视。

西医诊断：麻痹性斜视（右眼下直肌不全麻痹）。

辨证：风热外乘，挟痰上壅，肝火外风交郁。

治法：清肝祛风，化痰止痉。

选方：桑菊驱风汤加味。

处方：桑叶10g，野菊花12g，银花12g，防风12g，当归12g，赤芍12g，黄连8g，生地黄12g，黄芩12g，桔梗10g，薄荷（后下）10g，白附子10g，僵蚕10g，钩藤（后下）10g。水煎服，6剂。

二诊（2017年6月6日）：双眼视物复视服1剂后已减轻，继服5剂后偶尔发生，视物不清晰、结膜充血减轻，右眼稍有酸胀之感，已无头痛、眩晕、恶心，守方6剂。

三诊（2017年6月13日）：双眼复视现象完全消失，余症若失，停药告愈。

随访（2019年8月30日）：2年中眼疾未发。

【按】麻痹性斜视是以眼球突然偏斜，转动受限，视一为二为临床特征的眼病，属中医"上睑下垂""风牵偏视"等范畴。古人将眼分成五轮八廓，其肉轮（包括眼肌）为脾所主。

本案患者劳倦及饮酒伤脾，脾失健运，聚湿生痰，风邪乘虚而入，挟痰上壅，阻滞脉络，气血不行，则经筋失养，脾主肌肉，肌肉弛缓不用，双眼视物猝然复视。其右眼下直肌（由动眼神经所管辖之肌肉）不全麻痹，下拉无力，右眼眼球遂由上直肌牵拉向上，导致双眼视物上下成双、视一为二。又肝开窍于目，今肝火内存，风热外乘，肝火与风热交郁，内外合邪，上攻于目，致使头痛、眩晕、恶心、目胀、结膜充血（白睛红赤），遂以桑菊驱风汤加味清肝祛风，化痰止痉。原方见于国医大师秦伯未主编之《中医临证备要》[18]，由桑叶、菊花、银花、防风、当归、赤芍、黄连组成。方中以桑叶、菊花、银花、防风清热疏风，黄连直折肝火，赤芍、当归凉血化瘀。案中加生地助其凉血，黄芩助清肝热，薄荷疏散风热，清利头目，白附子、僵蚕祛风化痰止痉，钩藤息风止痉，清热平肝；桔梗载药上升。诸药协同，清肝祛风，平肝调血，化痰止痉，共筑殊功。

附

录

一、选方索引

二　　画

二至丸（《医方集解》）女贞子　旱莲草

二妙散（《丹溪心法》）黄柏　苍术

二陈汤（《太平惠民和剂局方》）陈皮　半夏　茯苓　炙甘草　生姜　乌梅

八正散（《太平惠民和剂局方》）木通　瞿麦　车前子　萹蓄　滑石　甘草　大黄　栀子　灯心草

三　　画

下乳涌泉散（《清太医院配方》）当归　川芎　白芍　生地黄　柴胡　天花粉　漏芦　青皮　桔梗　通草（或木通）　白芷　穿山甲　甘草　王不留行

大补阴丸（《丹溪心法》）知母　黄柏　熟地黄　龟板　猪脊髓

大柴胡汤（《伤寒论》）柴胡　黄芩　半夏　枳实　白芍药　大黄　生姜　大枣

大黄牡丹汤（《金匮要略》）大黄　牡丹皮　桃仁　冬瓜子　芒硝

大黄黄连泻心汤（《金匮要略》）大黄　黄连　黄芩

上中下通用痛风方（《丹溪心法》）苍术　黄柏　南星　桂枝　防己　威灵仙　桃仁　龙胆草　羌活　白芷　川芎　红花　神曲

川芎茶调散（《太平惠民和剂局方》）川芎　荆芥　白芷　羌活　炙甘草　细辛　防风　薄荷　细茶叶

小青龙汤（《伤寒论》）麻黄　芍药　细辛　干姜　甘草　桂枝　半

夏　五味子

小柴胡汤（《伤寒论》）柴胡　黄芩　生姜　半夏　人参　甘草　大枣

马齿苋合剂三方（《朱仁康临床经验集》）马齿苋　败酱草　紫草　大青叶

四　画

天麻钩藤饮（《杂病证治新义》）天麻　钩藤　生石决明　栀子　黄芩　川牛膝　杜仲　益母草　桑寄生　夜交藤　朱茯神

五仁丸（《世医得效方》）桃仁　杏仁　柏子仁　松子仁　郁李仁　陈皮　白蜜

五皮饮（散）（《华氏中藏经》）生姜皮　桑白皮　陈橘皮　大腹皮　茯苓皮

五味消毒饮（《医宗金鉴》）金银花　野菊花　蒲公英　紫花地丁　紫背天葵子

五苓散（《伤寒论》）桂枝　白术　茯苓　猪苓　泽泻

止嗽散（《医学心悟》）荆芥　桔梗　甘草　白前　陈皮　百部　紫菀

乌贝散（《实用中药学》）海螵蛸　浙贝母

乌及散（经验方，《上海中医杂志》1958，9 期）海螵蛸　白及

乌蛇驱风汤（《朱仁康临床经验集》）乌蛇　蝉蜕　荆芥　防风　羌活　白芷　黄连　黄芩　金银花　连翘　甘草

乌梅丸（《伤寒论》）乌梅　细辛　干姜　黄连　附子　当归　川椒　桂枝　人参　黄柏

丹参饮（《时方歌括》）丹参　檀香　砂仁

化瘀散结丸（《朱仁康临床经验集》）当归尾　赤芍　夏枯草　陈

皮　半夏　桃仁　红花　昆布　海藻　三棱　莪术

　　风癣汤（《朱仁康临床经验集》）生地　元参　丹参　当归　白芍　茜草　红花　黄芩　苦参　苍耳子　白鲜皮　地肤子　甘草

　　六君子汤（《妇人大全良方》）人参　白术　茯苓　炙甘草　陈皮　半夏

　　六味地黄丸（《小儿药证直诀》）熟地黄　山萸肉　山药　茯苓　泽泻　丹皮

　　六味汤（《喉科指掌》）荆芥　防风　薄荷　僵蚕　桔梗　甘草

　　亢瘰灵（陈玉梅经验方）蜈蚣　当归　白芍　甘草

　　少腹逐瘀汤（《医林改错》）小茴香　干姜　延胡索　没药　当归　川芎　官桂　赤芍　生蒲黄　五灵脂

　　水陆二仙丹（《洪氏集验方》）芡实　金樱子

五　　画

　　玉女煎（《景岳全书》）石膏　熟地黄（一般用生地黄）　麦冬　知母　牛膝

　　玉屏风散（《究原方》）黄芪　白术　防风

　　甘麦大枣汤（《金匮要略》）甘草　小麦　大枣

　　甘露饮（《太平惠民和剂局方》）熟地黄　天门冬　枳壳　茵陈　干地黄　麦门冬　石斛　甘草　枇杷叶　黄芩

　　左金丸（《丹溪心法》）黄连　吴茱萸

　　龙胆泻肝汤（《医方集解》）龙胆草　栀子　黄芩　木通　车前子　泽泻　当归　生地　柴胡　甘草

　　平胃散（《太平惠民和剂局方》）陈皮　甘草　厚朴　苍术　生姜　大枣

四妙丸（散）（《成方便读》）苍术　黄柏　薏苡仁　怀牛膝

四君子汤（《太平惠民和剂局方》）人参　白术　茯苓　甘草

四物汤（《太平惠民和剂局方》）当归　白芍药　川芎　熟地黄

四苓散（《明医指掌》）白术　茯苓　猪苓　泽泻

四逆汤（《伤寒论》）附子　干姜　炙甘草

四逆散（《伤寒论》）柴胡　枳实　芍药　甘草

四神丸（《证治准绳》）肉豆蔻　补骨脂　五味子　吴茱萸　生姜　大枣

归肾丸（《景岳全书》）熟地　山药　山茱萸　茯苓　枸杞　杜仲　菟丝子　当归

生蒲黄散（陈达夫经验方，《中医眼科六经法要》）生蒲黄　旱莲草　丹参　荆芥炭　郁金　生地　川芎　丹皮

白头翁汤（《伤寒论》）白头翁　黄连　黄柏　秦皮

白芍木瓜汤（王之术经验方）白芍　木瓜　鸡血藤　威灵仙　甘草

白金丸（《外科全生集》）明矾　郁金　皂角汁

白虎加桂枝汤（《金匮要略》）知母　石膏　甘草　粳米　桂枝

白虎汤（《伤寒论》）石膏　知母　甘草　粳米

瓜蒌薤白半夏汤（《金匮要略》）金瓜蒌　薤白　半夏　白酒

半夏白术天麻汤（《医学心悟》）半夏　白术　天麻　陈皮　茯苓　甘草　生姜　大枣

半夏泻心汤（《伤寒论》）半夏　黄芩　黄连　干姜　人参　甘草　大枣

半夏厚朴汤（《金匮要略》）半夏　厚朴　茯苓　紫苏　生姜

加味逍遥散（《内科摘要》）当归　芍药　茯苓　白术　柴胡　丹

皮　栀子　甘草　生姜　薄荷

六　画

芍药甘草汤（《伤寒论》）芍药　甘草

芎芷石膏汤（《医宗金鉴》）川芎　白芷　石膏　菊花　藁本　羌活

过敏煎（祝谌予经验方）银柴胡　防风　五味子　乌梅

当归四逆汤（《伤寒论》）当归　桂枝　芍药　细辛　甘草　通草　大枣

延胡索汤（《济生方》）当归　延胡索　蒲黄　赤芍药　肉桂　片子姜黄　乳香　没药　木香　甘草

血府逐瘀汤（《医林改错》）当归　生地　桃仁　红花　枳壳　赤芍　柴胡　甘草　桔梗　川芎　牛膝

交泰丸（《韩氏医通》）黄连　肉桂

阳和汤（《外科全生集》）熟地黄　白芥子　鹿角胶　肉桂　炮姜炭　麻黄　生甘草

导赤散（《小儿药证直诀》）生地　木通　生甘草　淡竹叶

红藤煎（山西省中医研究所《中医方剂手册》）红藤　银花　连翘　地丁　乳香　没药　丹皮　延胡索　甘草

七　画

苍耳子散（《重订严氏济生方》）辛夷　苍耳子　白芷　薄荷

杏苏散（《温病条辨》）杏仁　紫苏叶　橘皮　半夏　生姜　枳壳　桔梗　前胡　茯苓　甘草　大枣

芡实合剂（广东省东莞市中医院经验方，方见《岳美中医学文集》）

芡实　党参　白术　茯苓　山药　菟丝子　金樱子　黄精　百合　枇杷叶

　　寿胎丸（《医学衷中参西录》）菟丝子　桑寄生　川续断　阿胶

　　沙参麦冬汤（《温病条辨》）沙参　麦冬　玉竹　甘草　桑叶　白扁豆　天花粉

　　补阳还五汤（《医林改错》）黄芪　当归尾　赤芍　地龙　川芎　桃仁　红花

　　补肾促卵泡汤（《夏桂成实用中医妇科学》）炒当归　赤白芍　怀山药　熟地　丹皮　茯苓　山萸肉　川续断　菟丝子　鹿角片　五灵脂　红花

八　画

　　枕中丹（《备急千金要方》）龟板　龙骨　远志　菖蒲

　　枇杷清肺饮（《医宗金鉴》）枇杷叶　桑白皮　黄连　黄芩　黄柏　甘草　人参

　　苦参丸（北京中医药大学一附院经验方）苦参　防风　黄芩　栀子　白芷　地黄　丹皮　地肤子　土茯苓

　　易黄汤（《傅青主女科》）山药　芡实　黄柏　车前子　白果

　　固冲汤（《医学衷中参西录》）白术　黄芪　煅龙骨　煅牡蛎　山萸肉　白芍　海螵蛸　茜草　棕榈炭　五倍子

　　知柏地黄丸（《医宗金鉴》）熟地　山药　山萸肉　茯苓　泽泻　丹皮　知母　黄柏

　　金匮肾气丸（《金匮要略》）附子　桂枝　熟地黄　山药　山茱萸　茯苓　丹皮　泽泻

　　炙甘草汤（《伤寒论》）炙甘草　生姜　人参　麦门冬　生地黄　桂枝　阿胶　火麻仁　大枣

定痫丸（《医学心悟》）天麻　川贝母　半夏　茯苓　茯神　胆南星　石菖蒲　全蝎　甘草　僵蚕　琥珀　灯草　陈皮　远志　丹参　麦冬　辰砂　竹沥　姜汁

定喘汤（《摄生众妙方》）白果　麻黄　桑白皮　款冬花　半夏　杏仁　苏子　黄芩　甘草

实脾散（饮）（《重订严氏济生方》）附子　干姜　白术　甘草　厚朴　木香　草果　大腹子　木瓜　生姜　大枣　茯苓

参苓白术散（《太平惠民和剂局方》）人参　白术　茯苓　甘草　山药　白扁豆　莲子肉　薏苡仁　砂仁　桔梗　枣

参赭镇气汤（《医学衷中参西录》）野山参　赭石　芡实　山药　山茱萸　龙骨　牡蛎　白芍　苏子

九　　画

牵正散（《杨氏家藏方》）白附子　僵蚕　全蝎

香砂六君子汤（《医方集解》）人参　白术　茯苓　甘草　陈皮　半夏　香附　砂仁

复方大承气汤（天津市南开医院《中西医结合治疗急腹症》）厚朴　炒莱菔子　枳实　桃仁　赤芍　大黄　芒硝

保元汤（《博爱心鉴》）黄芪　人参　肉桂　甘草　生姜

保阴煎（《景岳全书》）生地　熟地　白芍　山药　川续断　黄芩　黄柏　甘草

胎元饮（《景岳全书》）人参　当归　杜仲　白芍　熟地　白术　陈皮　炙甘草

独活寄生汤（《备急千金要方》）独活　桑寄生　秦艽　防风　细

辛　川芎　当归　干地黄　肉桂心　茯苓　杜仲　牛膝　人参　甘草　芍药

"急性肾炎经验方"（姚正平经验方，见《北京市老中医经验选编》）连翘　射干　银花　霜桑叶　杭菊花　板蓝根　石膏　薄荷　蒲公英　杏仁　鲜茅根　甘草

盆腔炎 I 号方（《夏桂成实用中医妇科学》）金银花　蒲公英　红藤　败酱草　赤芍　丹皮　延胡索　黄柏　薏苡仁　车前草　广木香　五灵脂

盆腔炎 II 号方（《夏桂成实用中医妇科学》）丹参　赤白芍　桃仁　红藤　败酱草　薏苡仁　三棱　莪术　穿山甲　陈皮　山楂　延胡索　炒枳实　桔梗　皂角刺

"类风湿关节炎经验方"（王为兰经验方，见《北京市老中医经验选编》）当归　熟地黄　鹿角胶　龟板胶　蜈蚣　全蝎　蕲蛇　炒山甲　露蜂房　皂刺　乳香　没药　麻黄　鸡血藤　赤芍　炒白芥子　豨莶草　老鹳草　丝瓜络　桑枝

养阴清肺汤（《重楼玉钥》）生地　麦冬　甘草　玄参　贝母　丹皮　薄荷　白芍

举元煎（《景岳全书》）人参　黄芪　炙甘草　升麻　白术

前列腺汤（王占玺经验方，《临床验集》）丹参　桃仁　红花　没药　败酱草　蒲公英　王不留行　穿山甲　覆盆子　桑螵蛸

神应养真丹（《三因极一病证方论》）当归　天麻　川芎　羌活　白芍　熟地　木瓜　菟丝子

活络效灵丹（《医学衷中参西录》）当归　丹参　生乳香　生没药

活血排石汤（潘树和经验方）金钱草　海金砂　鸡内金　木香　川

楝子　石韦　车前子　皂角刺　丹参　三棱　延胡索　红花　大黄

　　除湿胃苓汤（《医宗金鉴》）苍术　厚朴　陈皮　猪苓　泽泻　赤茯苓　白术　滑石　防风　栀子　木通　肉桂　甘草

十　　画

　　真武汤（《伤寒论》）炮附子　茯苓　白术　芍药　生姜

　　桂枝芍药知母汤（《金匮要略》）桂枝　芍药　知母　麻黄　白术　防风　甘草　附子　生姜

　　桂枝汤（《伤寒论》）桂枝　白芍　生姜　大枣　甘草

　　桂枝茯苓丸（《金匮要略》）桂枝　茯苓　赤芍　丹皮　桃仁

　　柴胡疏肝散（《景岳全书》）柴胡　枳壳　香附　陈皮　川芎　白芍　甘草

　　逍遥散（《太平惠民和剂局方》）柴胡　当归　白芍　白术　茯苓　甘草　薄荷　煨姜

　　逍遥蒌贝散（赵尚华经验方，《中医外科心得集》）柴胡　当归　白芍　茯苓　白术　瓜蒌　浙贝母　半夏　胆南星　牡蛎　山慈菇

　　射干麻黄汤（《金匮要略》）射干　麻黄　细辛　紫菀　款冬花　生姜　半夏　大枣　五味子

　　益胃汤（《温病条辨》）沙参　麦冬　玉竹　生地　冰糖

　　消炎方（《朱仁康临床经验集》）黄连　黄芩　丹皮　赤芍　蚤休　银花　连翘　甘草

　　桑菊饮（《温病条辨》）桑叶　菊花　连翘　薄荷　杏仁　桔梗　甘草　鲜芦根

　　桑菊驱风汤（《中医临证备要》）桑叶　菊花　银花　防风　当归　赤

芍　黄连

十 一 画

黄芪建中汤（《金匮要略》）黄芪　芍药　桂枝　炙甘草　生姜　大枣　饴糖

黄芪桂枝五物汤（《金匮要略》）黄芪　芍药　桂枝　生姜　大枣

黄连阿胶汤（《伤寒论》）黄连　黄芩　芍药　阿胶　鸡子黄

黄连清心饮（《内经拾遗》）黄连　生地黄　当归　甘草　酸枣仁　茯神　远志　人参　石莲肉

黄连温胆汤（《六因条辨》）黄连　陈皮　半夏　茯苓　枳壳　竹茹　甘草　生姜

黄连解毒汤（《外台秘要》）黄连　黄芩　黄柏　栀子

黄精四草汤（董建华经验方）黄精　夏枯草　益母草　车前草　豨莶草

萎缩性胃炎基础方（《俞氏中医消化病学》）炙黄芪　党参　炙甘草　白芍　桂枝　当归　莪术　红花（或三七粉）白花蛇舌草（或七叶一枝花或败酱草）茯苓

萆薢分清饮（《医学心悟》）川萆薢　黄柏　石菖蒲　茯苓　白术　莲子心　丹参　车前子

萆薢渗湿汤（《疡科心得集》）萆薢　薏苡仁　丹皮　黄柏　赤茯苓　泽泻　通草　滑石

梅核气经验方（《许履和外科医案医话集》）昆布　海藻　海浮石　旋覆花　夏枯草　瓜蒌皮　郁金　青陈皮　黛蛤散　桔梗　丹皮

猪苓汤（《伤寒论》）猪苓　茯苓　泽泻　阿胶　滑石

麻杏甘石汤（《伤寒论》）麻黄　杏仁　甘草　石膏

麻黄加术汤（《金匮要略》）麻黄　桂枝　杏仁　甘草　白术

麻黄连轺赤小豆汤（《伤寒论》）麻黄　连翘（轺）　杏仁　赤小豆　生梓白皮　大枣　生姜　炙甘草

旋覆代赭汤（《伤寒论》）旋覆花　代赭石　人参　生姜　甘草　半夏　大枣

清心莲子饮（《太平惠民和剂局方》）黄芩　麦门冬　地骨皮　车前子　甘草　石莲肉　白茯苓　黄芪　人参

清胃散（《兰室秘藏》）当归　生地　丹皮　升麻　黄连　石膏（《医方集解》加）

清带汤（《医学衷中参西录》）山药　龙骨　牡蛎　海螵蛸　茜草

清营汤（《温病条辨》）犀角　生地　玄参　麦冬　竹叶心　金银花　连翘　黄连　丹参

清瘟败毒饮（《疫疹一得》）生石膏　生地　犀角　黄连　栀子　桔梗　黄芩　知母　赤芍　玄参　连翘　甘草　丹皮　鲜竹叶

羚角钩藤汤（《通俗伤寒论》）羚角片　桑叶　川贝母　鲜生地　钩藤　菊花　白芍　茯神　甘草　竹茹

十 二 画

葛根芩连汤（《伤寒论》）葛根　黄芩　黄连　炙甘草

葶苈大枣泻肺汤（《金匮要略》）葶苈子　大枣

散偏汤（《辨证录》）白芍药　川芎　郁李仁　柴胡　甘草　白芥子　香附　白芷

越婢加术汤（《金匮要略》）即越婢汤加白术，麻黄　石膏　白术　生姜　甘草　大枣

痛泻要方（《丹溪心法》，一云刘草窗方）防风　陈皮　白术　白芍

滋阴除湿汤（《朱仁康临床经验集》）生地　元参　当归　丹参　茯苓　泽泻　白鲜皮　蛇床子

温胆汤（《三因极一病证方论》）半夏　竹茹　枳实　陈皮　甘草　茯苓　大枣　生姜

犀角地黄汤（《备急千金要方》）犀角　生地黄　赤芍　牡丹皮

疏风清热饮（《朱仁康临床经验集》）荆芥　防风　牛蒡子　白蒺藜　蝉蜕　生地　丹参　赤芍　山栀　黄芩　银花　连翘　甘草

十三画以上

解语丹（《医学心悟》）白附子　石菖蒲　远志　天麻　全蝎　羌活　胆南星　木香　甘草

截敏乌梅汤（《干祖望经验集》）乌梅　防风　柴胡　五味子　桑螵蛸　牡蛎　蜂蜜

增液汤（《温病条辨》）生地黄　玄参　麦冬

赞育丹（《景岳全书》）熟地黄　当归　杜仲　巴戟肉　肉苁蓉　淫羊藿　蛇床子　肉桂　白术　枸杞子　仙茅　山茱萸　韭子　附子（或加人参、鹿茸）

薏苡仁汤（《张氏医通》）薏苡仁（姜汤泡）　芍药　当归　麻黄　桂枝　苍术　炙甘草　生姜

橘核丸（《济生方》）橘核　海藻　昆布　川楝子　桃仁　厚朴　木通　枳实　延胡索　桂心　木香

藿朴夏苓汤（《感证辑要》）藿香　半夏　赤茯苓　杏仁　生薏苡仁　白蔻仁　猪苓　淡豆豉　泽泻　厚朴

二、参考文献

[1] 朱曾柏.顽固性哮喘及阳虚高热治验二则 [J].中医杂志，1980，21（8）：19-21.

[2] 阴健，郭力弓.中药现代研究与临床应用（1）[M].北京：学苑出版社，1994：202，672.

[3] 阴健.中药现代研究与临床应用（2）[M].北京：中医古籍出版社，1995：172.

[4] 王强，程胜军.中医药防治慢性心力衰竭临床研究概况 [J].中医杂志，2008，49（7）：656-658.

[5] 董建华.黄精四草汤 [J].中医杂志，1989，30（9）：23.

[6] 王行法，周孝达，钱可久.补阳还五汤治疗脑血栓形成的临床及血液流变学观察 [J].中医杂志，1984，25（6）：34-36.

[7] 赵新先，邹恒勤，韦雄，等.补阳还五汤对家兔动脉粥样硬化的药理研究 [J] 新中医，1984，（1）：48.

[8] 阴健，郭力弓.中药现代研究与临床应用（1）[M].北京：学苑出版社，1994，199，242，252，345，388，491，494，551，601.

[9] 阴健.中药现代研究与临床应用（2）[M].北京：中医古籍出版社，1995：119，254，320.

[10] 徐艺，叶柏，单兆伟，等.中草药单味药与复方对幽门螺旋杆菌抑菌作用研究 [J].中国中西医结合脾胃杂志，2000，8（5）：292-293.

[11] 喻长远，李家邦.中医药抗消化性溃疡复发研究进展 [J].中医杂志，2002，43（8）：631-632.

[12] 厉兰娜，孔繁智，沈金美，等.半夏泻心汤与 HP 感染关系的临床研究 [J].中医杂志，1998，39（4）：220-221.

[13] 俞尚德，高寒，俞文武，等.俞氏中医消化病学 [M].北京：中国医药科技出版社，2003：265，391-392.

[14] 柳梅，许克先，梁方信，等 . 中药治疗慢性萎缩性胃炎伴肠上皮化生及不典型增生的临床观察 [J]. 中医杂志，1993，34（5）：285-286.

[15] 唐旭东，王维武 . 消化系统疾病中医药研究述评（下）[J]. 中医杂志，2005，46（3）：166-168.

[16] 齐锦生 . 健脾祛湿方药对慢性溃疡性直结肠炎变态反应影响的对照观察 [J]. 中医杂志，1996，37（1）：32-33.

[17] 周胜红 . 针刺配合大柴胡汤加减治疗慢性胆囊炎 30 例 [J]. 中医杂志，2007，48（10）：910.

[18] 秦伯未，李岩，张田仁，等 . 中医临证备要 [M]. 北京：人民卫生出版社，1973：35，74，46.

[19]《北京市老中医经验选编》编委会 . 北京市老中医经验选编 [M]. 北京：北京出版社，1980，91-113，114-117，199-210.

[20] 潘树和 . 活血排石汤内服配合总攻疗法治疗尿石症 61 例 [J]. 中西医结合杂志，1990，10（4）：245.

[21] 唐吉文，罗元恺，孙宁翰，等 . 闭经证治 [J]. 中医杂志，1985，26（8）：9-14.

[22] 夏桂成，谈勇 . 夏桂成实用中医妇科学 [M]. 北京：中国中医药出版社，2009：39.

[23] 江西省莲花县"五七"大军省西中班 . "肾—冲任—子宫"之间机转建立与平衡及"中药人工周期"疗法，内部资料，1971.

[24] 徐晋勋，周前贵，符式珪，等 . "促卵泡汤"女性激素样作用的观察 [J]. 中医杂志，1982，23（1）：65-66.

[25] 夏桂成，谈勇 . 夏桂成实用中医妇科学 [M]. 北京：中国中医药出版社，2009：367-368.

[26] 施瑞兰，杜蕙芬 . 寿胎丸方加味治疗先兆流产 [J]. 中医杂志，1983，24（12）：21.

[27] 顾伯华，朱仁康，夏少农，等 . 急性乳腺炎（外吹乳痈）证治 [J]. 中医杂志，1985，26（9）：4-8.

[28] 方志沂 . 乳腺囊性增生症与乳腺癌 [J]. 中国实用外科杂志，2000：20（5）：

265-266.

[29] 赵尚华. 中医外科心得集 [M]. 山西：山西人民出版社，1983：85.

[30] 中医研究院广安门医院. 朱仁康临床经验集 [M]. 北京：人民卫生出版社，1979：237，239，233，101，197，245，241，240.

[31] 朱银花，温励志. 抗敏消斑汤治疗过敏性紫癜 34 例 [J]. 中医杂志，2005，46（1）：18.

[32] 朱仁康，秦汉琨，李秀敏，等. 脱发证治 [J]. 中医杂志，1986，27（12）：9-13.

[33] 孙爱华，李津婴，叶丹. 补肾法为主治疗内耳疾病的思路与方法 [J]. 中医杂志，1998（39）5：305-307.

[34] 干祖望，干千，俞无名. 干祖望经验集 [M]. 北京：人民卫生出版社，2000：166，311-314.

[35] 徐福松. 许履和外科医案医话集 [M]. 南京：江苏科技出版社，1980：50.

[36] 陈玉梅. "亢痿灵" 治疗阳痿 737 例疗效观察 [J]. 中医杂志，1981，22（4）：37.

[37] 王占玺，张荣显，张雅林，等. 临床验集 [M]. 北京：科学技术文献出版社，1981：233-235.

[38] 余家琦，程志清. 中药治疗龟头炎及溃疡 20 例报道 [J]. 中医杂志，1982，23（2）：42.

[39] 王之术. 白芍木瓜汤治疗骨质增生症的体会（附 160 例疗效分析）[J]. 新中医，1980（1）：18-19.

[40] 黄振鸣. 奇难杂症 [M]. 广州：广东科技出版社，1983：186.

[41] 陈达夫. 中医眼科六经法要 [M]. 成都：四川人民出版社，1978：73.

三、常用检查项目及英文缩写

AKA	抗角蛋白抗体	GLU	血糖
ALB	白蛋白	HCG	人绒毛膜促性腺激素
ALP	碱性磷酸酶	HB	血红蛋白
ALT	谷丙转氨酶	HP	幽门螺旋杆菌
ANA	抗核抗体	HP	高倍镜下视野
Anti-CCP	抗环瓜氨酸肽抗体	L	淋巴细胞
Anti-TPO	抗甲状腺过氧化物酶抗体	LEU	白细胞脂酶
		LH	促黄体生成素
ASO	抗链球菌溶血素"O"简称抗"O"	MUCS	尿黏液丝
		N	中性粒细胞
AST	天冬氨酸转氨酶	P(PROG)	孕酮
BRT	血常规	PLT	血小板
CAST	管型	PRL	泌乳素
CRP	C-反应蛋白	PRO	尿蛋白
E_2	雌二醇	PTA	凝血酶原活动度
EC	上皮细胞	RBC	红细胞
ERY	尿潜血	RF	类风湿因子
ESR	血沉	SQEP	鳞化上皮细胞
FT3	游离三碘甲状腺原氨酸	T	睾酮
FT4	游离甲状腺素	TB	血清胆红素
FSH	卵泡刺激素	TC	总胆固醇

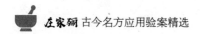

TG	甘油三酯	URT	尿常规
TSH	促甲状腺激素	WBC	白细胞